AF643894

Hausmittel

Karin Buchart

Hausmittel

in einfacher Anwendung
zum Heilen und Lindern

Servus

FSC
www.fsc.org
MIX
Papier | Fördert gute Waldnutzung
FSC® C020353

Sämtliche Angaben in diesem Werk erfolgen trotz sorgfältiger Bearbeitung ohne Gewähr. Eine Haftung der Autoren bzw. Herausgeber und des Verlages ist ausgeschlossen.

3. Auflage 2024
© 2019 Servus Verlag bei Benevento Publishing,
eine Marke der Red Bull Media House GmbH, Wals bei Salzburg

Alle Rechte vorbehalten, insbesondere das des öffentlichen Vortrags, der Übertragung durch Rundfunk und Fernsehen sowie der Übersetzung, auch einzelner Teile. Kein Teil des Werkes darf in irgendeiner Form (durch Fotografie, Mikrofilm oder andere Verfahren) ohne schriftliche Genehmigung des Verlages reproduziert oder unter Verwendung elektronischer Systeme verarbeitet, vervielfältigt oder verbreitet werden.
Gesetzt aus der Lucida Grande, Hoefler Text und Two Fingers Bodoni.

Medieninhaber, Verleger und Herausgeber:
Red Bull Media House GmbH
Oberst-Lepperdinger-Straße 11-15
5071 Wals bei Salzburg, Österreich

Ilustrationen, Layout und Satz: Anita Buchart
Umschlaggestaltung: wirsindartisten, Alex Stieg
Coverfoto: Michaela Gabler
Printed by Neografia, Slovakia

ISBN 978-3-7104-0205-0

Inhalt

Einleitung

Abrupt fängt mein Hals an zu kratzen oder der Kopf schmerzt. Das Hausmittel brauche ich immer sofort. Und einfach. Ich verwende also Zutaten, die ich in der Küchenschublade, im Kühlschrank oder im Bad finde. Es sind ganz gängige Dinge wie Joghurt, Zitrone oder Essig. Und wenn wirklich etwas nicht vorrätig ist, so finde ich es im nächsten Lebensmittelgeschäft.

Verfügbar

So ist die Idee zu diesem Buch entstanden, denn bei einem Hausmittel geht es um einfache Linderung. Der Rahmen für die Zutaten ist deswegen ein durchschnittlicher mitteleuropäischer Haushalt. Ich habe Listen angefertigt mit Lebensmitteln und Rohstoffen, die in so einem Haushalt zu finden sind. Natürlich ist nicht jede beschriebene Zutat überall vorrätig, das ist aber auch nicht nötig, denn dafür gibt es zu jedem Anlass eine Reihe von Rezepten. Jeder wählt für sich das aus, was er mag und wofür die Zutaten greifbar sind.

Schnell muss es gehen

Und da ist noch etwas: Nicht nur einfach muss es sein, sondern auch schnell muss es gehen, weil unsere Zeit kostbar ist. Deshalb habe ich nur Rezepte aufgeschrieben, die sofort innerhalb weniger Minuten fix und fertig sind. Alles, was reifen und ziehen muss oder aus sonst irgendeinem Grund mehr Zeit braucht, habe ich weggelassen, denn das zeitgemäße Hausmittel ist im Nu einsatzbereit.

Anlassbezogen

Insgesamt gibt es 40 Kategorien für den Einsatz der Hausmittel in diesem Buch. Da findet man bei den verschiedenen Anwendungen manchmal ähnliche Zutaten, es gibt jedoch stets kleine Unterschiede in den Zubereitungen. Damit etwa die Zwiebel das Polyphenol Quercetin aus der Schale herausrückt, muss sie ganz lange gekocht werden, wie zum Beispiel in der Suppe. Um die Sulfide freizusetzen, braucht es nur einen Schnitt durch die Mitte und schon steigen diese in die Nase und hüllen die Haut ein. Auch wenn eine Zubereitung noch so einfach klingt, die Ziehzeiten von Aufgüssen und die Verhältnisse der Zutaten sind genau ausgeklügelt und sollten für die richtige Wirkung exakt eingehalten werden.

Einleitung

Welches Hausmittel hilft?

Zuallererst steht aber die Frage, was ich verwenden könnte. Wenn der Hals kratzt oder der Kopf schmerzt, dann fällt auch mir oft ganz schnell nichts ein. Ich krame in meinen Erfahrungen und Notizbüchern herum und da finde ich meistens etwas. Viel praktischer ist es natürlich, wenn in einem dicken Buch wie diesem alle möglichen Hausmittel übersichtlich drinnen stehen. Dann lässt sich mit den einfachen Anwendungen der Hals schnell beruhigen und der Kopf besänftigen.

Kostet fast nichts

Das gute Hausmittel hängt nicht an teuren Zutaten. Eigentlich ist es nur dann ein gutes Hausmittel, wenn es aus den Mitteln, die zu Hause verfügbar sind, hergestellt werden kann. Der Vorrat des kleinsten Haushaltes sollte gerade so viel hergeben, damit zumindest ein Rezept aus jeder Kategorie zubereitet werden kann.

Alltagssprache

Zutaten, Zubereitung und Beschwerden wurden so benannt, wie wir sie landläufig kennen. Das Buch erhebt keinen botanisch oder medizinisch fachsprachlichen Anspruch, sondern alleine den unserer Alltagssprache. Natürlich ist diese im Norden Deutschlands anders als in den Bergen Salzburgs, in der Schweiz oder in Südtirol. Deshalb gibt es auch ein Glossar, das die wichtigsten Wörter erklärt. So hoffe ich, wir verstehen uns über die Täler hinaus!

Das wirkt wirklich!

Die Hausmittelrezepte sind meistens langjährige Überlieferungen. Doch das alleine reicht nicht aus. Ich habe aus diesem unerschöpflichen Erfahrungsschatz nur jene ausgewählt, die eine erklärbare Wirkung haben. Hausmittel mit reiner Placebo- oder Suggestivwirkung habe ich weggelassen, obwohl auch diese Mittel ihren Wert haben. Die Wirkungen der angeführten Rezepturen beruhen auf physikalischen Prinzipien (z.B. Temperatur, pH-Wert, Salzgehalt, Zuckergehalt, Alkoholgehalt), auf den Pflanzenwirkstoffen aus Kräutern, Gewürzen und anderen pflanzlichen Lebensmitteln (ätherische Öle, Harze, Schleimstoffe, Gerbstoffe, Bitterstoffe u.ä.), auf den Effekten von Mikroorganismen wie Bakterien und Pilzen und auf Wasseranwendungen.

Selbstbestimmt und gut dosiert

Natürlich haben Hausmittel ihre Grenzen. Die hohe Kunst der Hausmittelanwendung hängt an der Weisheit zu erkennen, was und wie lange selbst behandelt werden kann und ab wann professionelle Hilfe nötig ist. Für dieses Buch wurden Hausmittel ausgewählt, die eine hohe therapeutische Breite haben und deshalb ein geringes Risiko aufweisen. Doch unser Körper ist individuell und unergründlich, daher ist immer Sorgfalt geboten. Allergische Reaktionen und Unverträglichkeiten sind auf fast alle in der Natur vorkommenden Zutaten möglich.
Die Mengenangaben sind genau einzuhalten und auf die subjektiven Reaktionen ist zu achten. In diesem Sinne erzeugt der Einsatz der Hausmittel ein gutes Gefühl von Selbstbestimmtheit. Ein Gefühl, das an sich schon gesundheitsfördernd ist!

Karin Buchart, März 2019

Die Zutaten der Hausmittel

Im »Küchenkastl« finden wir meistens Essige (Apfelessig, Weinessig). Apfelessig spielt hier eine besondere Rolle, auf der Flasche sollte reiner Gärungsessig stehen. Kristalline Zitronensäure oder Weinsäure können verwendet werden, wenn keine frische Zitrone zur Verfügung steht, wobei Weinsäure etwas bekömmlicher zu sein scheint. Backtriebmittel wie Backpulver und Natron wirken basisch und können gezielt eingesetzt werden. Alkohol (klarer Schnaps, Rum, Weingeist, Weißwein, Rotwein) ist desinfizierend, macht unsere Schleimhäute durchlässiger und ist ein gutes Auszugsmittel. Diese Wirkungen nutzen wir.
In den Hausmitteln verwenden wir keine Zuckeraustauschstoffe wie Xylit und Sorbit oder künstliche Süßstoffe wie Saccharin und Aspartam, sondern nur »echte« Zucker: Haushaltszucker (Saccharose) aus Zuckerrübe oder Zuckerrohr, weiß oder braun, Traubenzucker (Glucose), Milchzucker (Laktose) und Kandiszucker (kristallisierte Saccharose). Und natürlich die beste Süße, die wir in der Natur finden, den Honig.

Im Küchenkastl

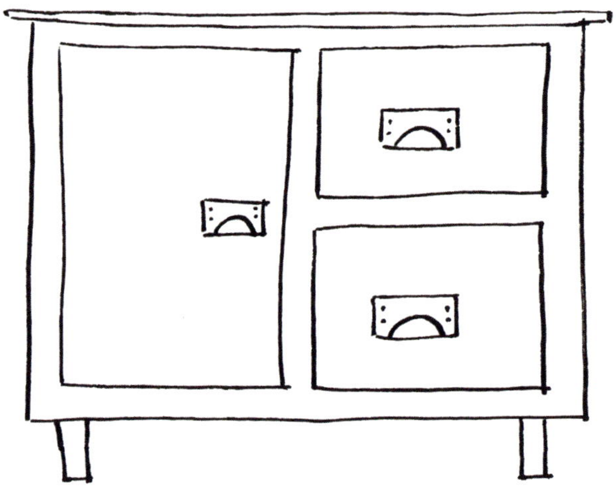

Mit Salz (Natriumchlorid) können wir Einfluss auf die Bakterienflora von Haut und Schleimhaut und den Transport von Nährstoffen vom Darm ins Blut nehmen.
Salz ist lebensnotwendig, unser Körper selbst kann es aber nicht herstellen. Das Steinsalz, das nur mechanisch aus dem Berg geschlagen wird, enthält keine weiteren Zusätze wie Jod oder Trennmittel. Es wird als »Steinsalz« oder »Natursalz« verkauft.
Kaffee, Grüner und Schwarzer Tee mit Koffein als Durchbluter und Muntermacher finden sich in den Hausmitteln ebenso wie Molkenpulver als leicht verdauliche Proteinquelle oder Zwieback bei angeschlagener Verdauung. Falls Weihrauch zwischen der Weihnachtsdekoration steckt, kann auch dieser verwendet werden.

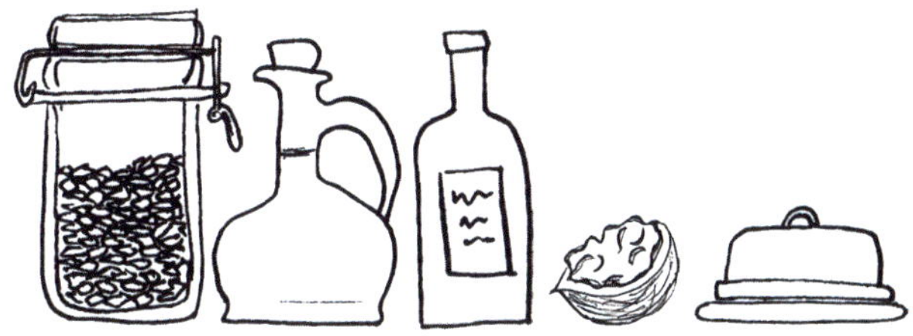

Fette, Öle, Nüsse und Samen

Fett ist nicht gleich Fett: Butter, Butterschmalz, Cashewnüsse, Kokosöl, Kürbiskerne, Leinsamen und Leinöl, Mandeln, Olivenöl, Schweineschmalz, Walnüsse und Walnussschalen werden verwendet. Die unterschiedlichen Fettsäuren und Fettbegleitstoffe werden in den Rezepten gezielt eingesetzt.

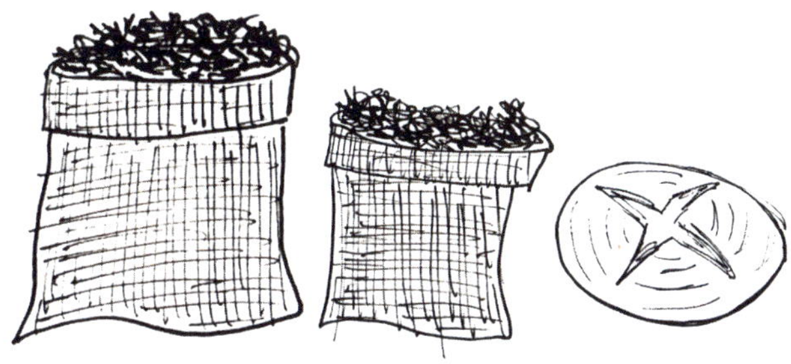

Getreide

In diesem Buch werden Buchweizen, Dinkelmehl, Dinkelkörner, Haferflocken, Haferkleie und Brot in Rezepturen verwendet. Getreide wirkt auf die Verdauung und hat einige »Umwegwirkungen« auf Psyche und Haut.

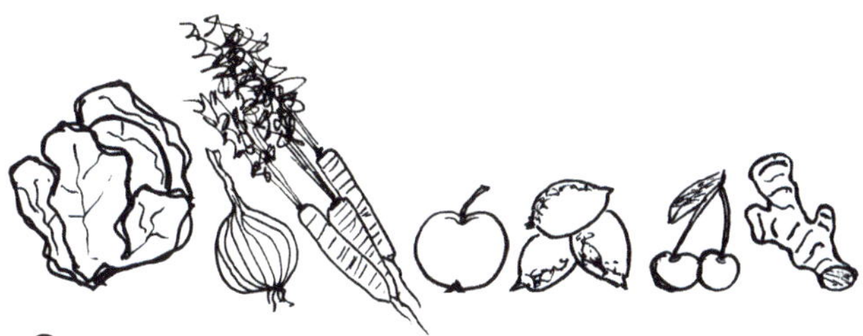

Obst und Gemüse

Obstsorten liefern organische Säuren, Ballaststoffe, Vitamine, Mineralstoffe und viele sekundäre Pflanzenstoffe. Im Einsatz hier sind Äpfel, Avocado, Bananen, getrocknete Heidelbeeren, Karotten, Orangen, Sauerkirschen, Schwarze Johannisbeeren und -blätter, Dörrpflaumen, Backpflaumen, Zitronen, Fenchelknollen, Ingwer, Kartoffeln, Knoblauch, Kohl (Wirsing), Kohlrabi, Meerrettich (Kren), Petersilienwurzel, Schwarzer Rettich, Weißer Rettich, Sauerkraut, Sellerie, Weißkraut (Weißkohl) und Zwiebel.

Zutaten der Hausmittel

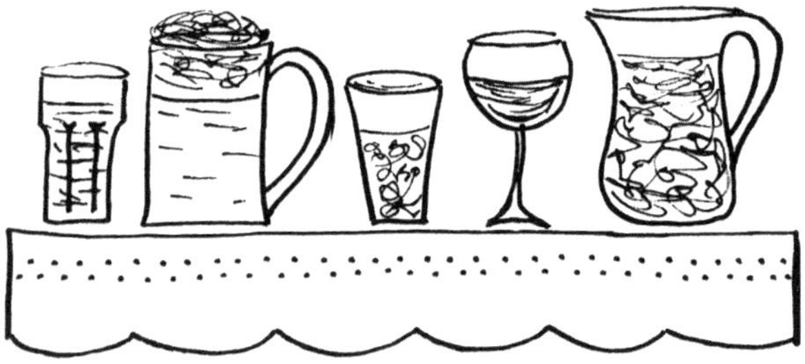

Getränke

Obst und Gemüse kann auch wirksam als Getränk eingesetzt werden: Apfelsaft, Bier, Himbeersaft, Holunderbeerensaft, Preiselbeersaft und Säfte von anderen Beeren, magnesiumreiches Mineralwasser, Orangensaft, Rotwein, Sauerkrautsaft, Weißwein und natürlich das pure Wasser.

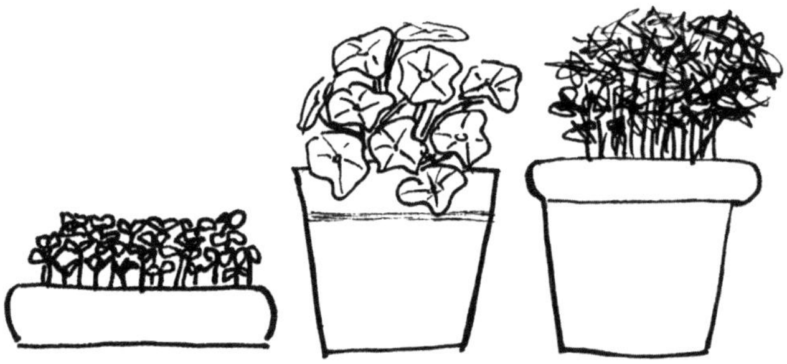

Frische Kräuter

Es werden nur ganz wenige frische Kräuter angeführt, weil diese oft nicht sofort verfügbar sind, sie sind den getrockneten aber wenn möglich vorzuziehen: Fenchelgrün, Gartenkresse, Kapuzinerkresse, Liebstöckelkraut, Petersilie und Selleriegrün (Selleriekraut).

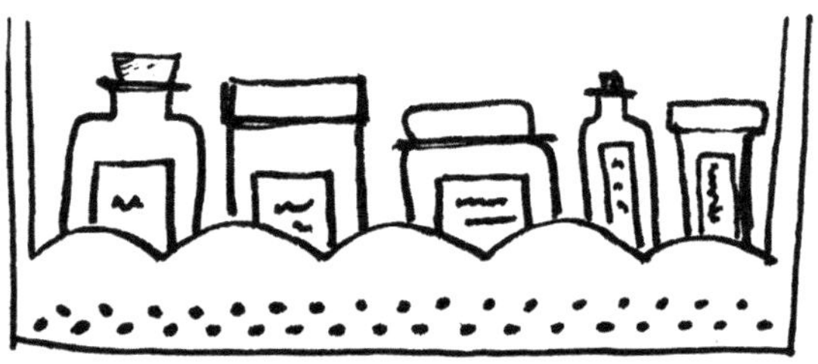

Im Gewürzregal

Das Gewürzregal bietet eine Vielfalt für die Verwendung in Hausmitteln: Anis, Baldrianwurzel, Basilikum, Bertram, Bockshornsamen, Bohnenkraut, Brennnessel, Chili, Fenchelfrüchte (Fenchelkörner), Galgant, Hagebutten, Holunderblüten, Hopfen, Kamille, Kardamom, Korianderfrüchte, Kreuzkümmel, Kurkumapulver, Kümmelfrüchte (Kümmelkörner), Lavendelblüten, Lindenblüten, Lorbeer, Majoran, Malven, Muskatnuss, Natron, Nelken, Oregano, schwarzer und weißer Pfeffer, Pfefferminze, Piment, Quendel (wilder Thymian), Ringelblumenblüten, Rosenblüten, Rosmarin, Salbei, Selleriesamen, Senfmehl, Sternanis, Thymian, Vanilleschote, Wacholderbeeren und Zimt.

Zutaten der Hausmittel

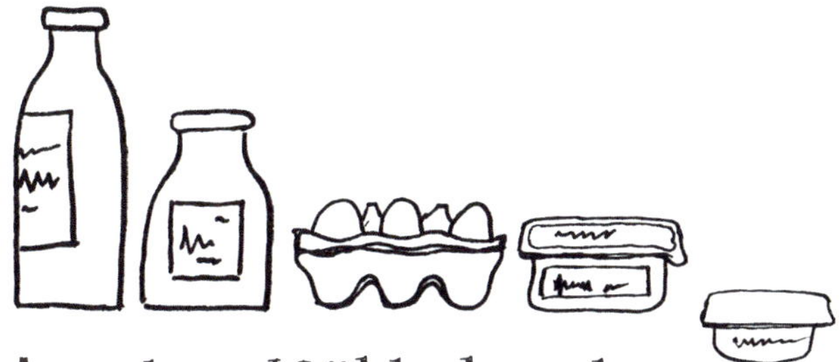

Aus dem Kühlschrank und Gefrierfach

In Kühlschrank und Gefrierfach finden wir als hilfreiche Zutaten: Buttermilch, Eier, Eiswürfel, Naturjoghurt, Kefir, Milch (Vollmilch), Sauermilch, Sauerrahm, Schlagobers (Sahne) und Topfen (Quark).

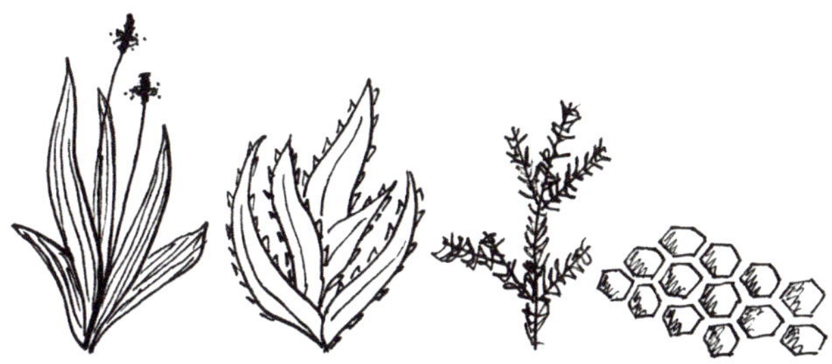

Aus der Natur

Einige Zutaten kommen direkt aus der Natur: Aloe Vera, Bienenwachs, Breitwegerich, Fichtenzweige, Gänseblümchenblüte, Löwenzahnstängel, -blätter und -wurzel, Spitzwegerichblatt, Zitronenmelisse und Zitronenverbene.

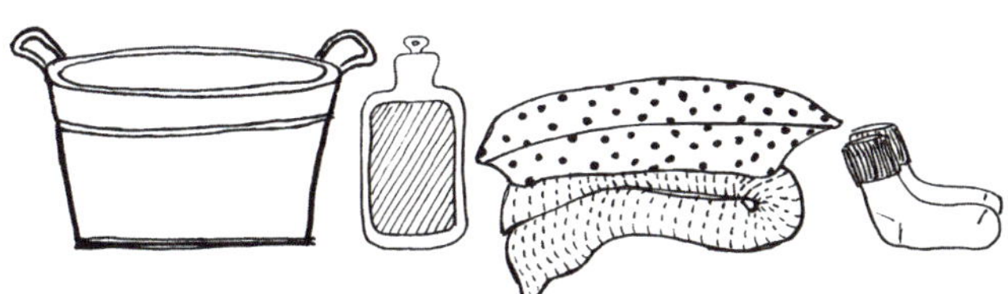

Einfaches Zubehör

Zusätzlich brauchen wir: Geschirrtuch, Stofftaschentuch oder Stoffwindel, Wolltuch oder Wolldecke, Mollton oder Flanell, Wärmflasche oder Baumwollsack mit Getreidekörnern, Kissen, Eimer oder kleine Wanne, Handtuch, Räucherstövchen, Pflaster, Küchenpapier, Gummihandschuhe, Baumwollsackerl, Franzbranntwein, Wollsocken, Zirbenspäne und Schafwolle (oder Watte).

Arteriosklerose

Rosmarintee
Rosmarinvollbad
Honig-Zwiebel-Sirup
Zwiebelsaft
Knoblauch-Elixier

Arteriosklerose

Ablagerungen in den Gefäßen

Wenn die Blutgefäße durch Ablagerungen eng werden und das Blut nicht mehr frei fließen kann, ist es Zeit zur inneren Reinigung. Zum Saubermachen verwenden wir Lauchöle, das sind ziemlich scharfe Mittel, die auch hartnäckigen Krusten zu Leibe rücken. Diese Lauchöle finden wir in Knoblauch und Zwiebel und mehr oder weniger in allen ihren Verwandten: vom Schnittlauch und Bärlauch über Frühlingszwiebeln, Winterheckenzwiebeln und Schalotten bis hin zur gelben Küchenzwiebel. Auch Apotheker verwenden Knoblauch als Schutzmittel für die Gefäße.

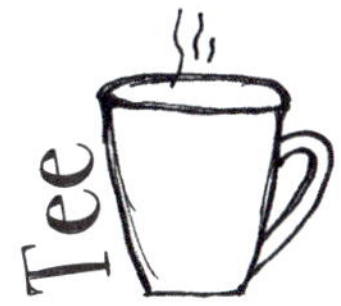

Rosmarintee

fördert die Durchblutung

Zubereitung
Den Rosmarin mit kochendem Wasser übergießen und zugedeckt 5 Minuten ziehen lassen, dann abseihen.

Zutaten
1 TL Rosmarin
250 ml Wasser

Anwendung
3 Tassen Rosmarintee pro Tag trinken.

Wirkung
Rosmarin steigert die Durchblutung der Herzkranzgefäße und stimuliert den Kreislauf. Zudem hebt Rosmarin die Kontraktionskraft des Herzens.

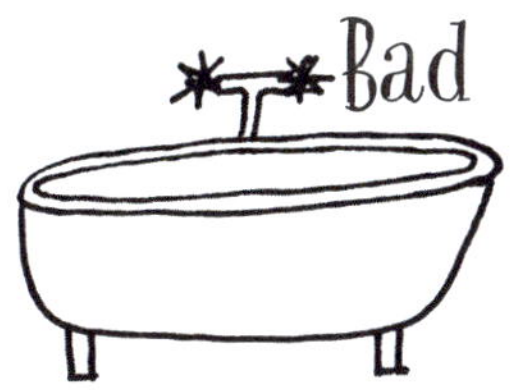

Rosmarinvollbad

durchblutet und wärmt

Zubereitung
Den Rosmarin mit kochendem Wasser übergießen und 15 Minuten zugedeckt ziehen lassen, dann abseihen.

Zutaten
3 EL getrockneter oder 5 Zweige frischer Rosmarin
1 Liter Wasser

Anwendung
Dem Vollbad zugeben und bei 37 °C baden.

Wirkung
Rosmarin reizt die Haut leicht und regt so die Durchblutung an. Rosmarin wirkt dadurch auch kalten Händen und Füßen entgegen.

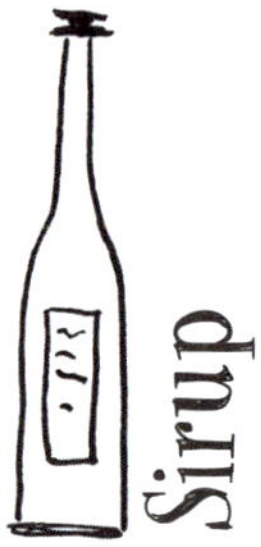

Honig-Zwiebel-Sirup

vereint Lauchöle, Essigsäure und Farbstoffe des Honigs

Zutaten

500 g Zwiebeln
2 EL Olivenöl
2 EL Wasser
3 EL Balsamicoessig
1 EL Honig

Zubereitung

Zwiebel schälen, hacken und in Wasser und Öl weichdünsten. Essig und Honig zugeben und einige Minuten weiterdünsten. In ein Schraubglas geben und im Kühlschrank aufbewahren.

Anwendung

Die Honig-Zwiebel kann als Aufstrich oder Dip mit Speisen kombiniert oder pur gegessen werden.

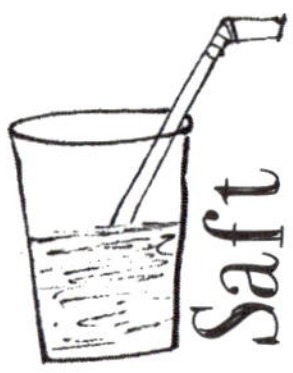

Zwiebelsaft

beugt Gefäßveränderungen vor

Zutat

1 Zwiebel

Zubereitung

Die Zwiebel entsaften oder klein hacken und den Saft auspressen.

Anwendung

Dreimal pro Tag einen Esslöffel einnehmen.

Notiz

Die Zwiebel hat eine nachgewiesene, positive Wirkung auf die Blutgefäße. Sie schützt vor allem vor altersbedingten Veränderungen.

Varianten

2 EL frische, rohe Zwiebel oder 1 EL getrocknete Zwiebel haben eine ähnliche Wirkung.

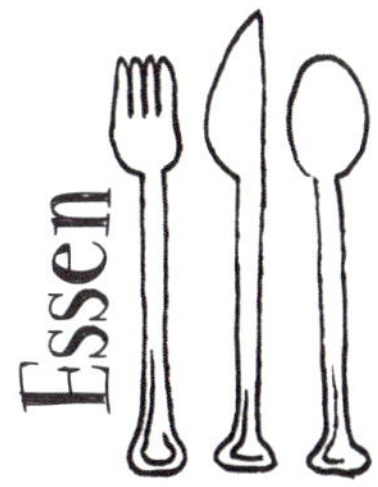

Knoblauch-Elixier

reinigt die Blutgefäße

Zubereitung
Knoblauchzehen und Zitronen im Mixer zerkleinern, mit etwa einem Liter Wasser zum Kochen bringen und einmal aufwallen lassen. Dann abseihen und in eine Flasche füllen. Im Kühlschrank aufbewahren.

Anwendung
Das tägliche Stamperl Knoblauch-Elixier nach Belieben vor oder nach den Hauptmahlzeiten trinken. Die Kur zweimal 3 Wochen lang durchführen, dazwischen eine Woche Pause einlegen.

Wirkung
Knoblauch reinigt die Blutgefäße in erstaunlicher Art und Weise. Er gilt in der Pharmazie ganz offiziell als »Gefäßschützer«. Zudem fördert er die Durchblutung, senkt die Blutfette, schirmt vor ungünstigen Keimen ab und wirkt entzündungshemmend. Auch macht er unsere Gefäße elastischer und verbessert so den Stoffwechsel.

Notiz
Knoblauch wird am besten frisch verwendet, weil seine flüchtigen Sulfide – das sind die riechbaren Schwefelverbindungen – sich sehr schnell in Luft auflösen. Der unangenehme Duft macht ihn heutzutage manchmal unbeliebt. Doch in bestimmten Kombinationen wie etwa im Knoblauch-Elixier ist der Knoblauchgeruch kaum wahrzunehmen.

Zutaten
30 geschälte, unbehandelte Knoblauchzehen
5 geschnittene, ungeschälte, unbehandelte Zitronen
1 Liter Wasser

} 1 bis 2mal pro Jahr

Blähungen

Anis
Balsam für die Füße
Apfelspaltentee
Apfelschalentee
Bitterer Mix
Bauchwehtee
Basilikumtee
Buchweizentee
Fenchel
Galgantkaffee
Fencheltee
Gewürztee
Ingwertee
Kamillentee
Koriandertee
Kurkuma-Ingwer-Tee
Kümmel pur
Kurkumatee
Kümmeltee
Kümmel-Kardamom-Fenchel-Tee
Lavendeltee
Löwenzahnstängel
Leberkompresse
Melissentee
Löwenzahn-Verdauungsförderer
Minze-Kümmel-Fencheltee
Oreganotee
Pfefferminztee
Rettichsaft
Wacholderbeerentee
Zimttee
Sauerhonig

Blähungen

Verdauung

Wenn der Bauch unangenehm spannt und wir merken, dass da irgendetwas nicht passt, dann helfen Bitterstoffe und ätherische Öle weiter. Obwohl die meisten von uns viel Kaffee und Bier trinken, ist die Vielfalt an Bitterstoffen rar geworden. Unsere Bitterrezeptoren auf der Zunge gewöhnen sich schnell an einzelne Bitterreize und regieren nicht mehr auf sie. Bei Bittermischungen ist das anders. Und besonders interessant: Wir finden Bitterrezeptoren auch auf der Haut und in der Lunge. Also auch das Daran-Riechen und eine Auflage auf die Fußsohlen zeigen Wirkung!

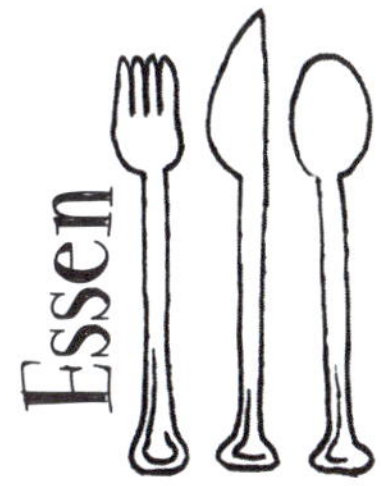

Anis

als Verdauungshilfe

Anwendung
Mahlzeiten kräftig mit Anis würzen.

Notiz
Ein halber Teelöffel pro Tag als Gewürz verwendet hilft der Verdauung.

Zutat
Anispulver oder die ganzen Anisfrüchte

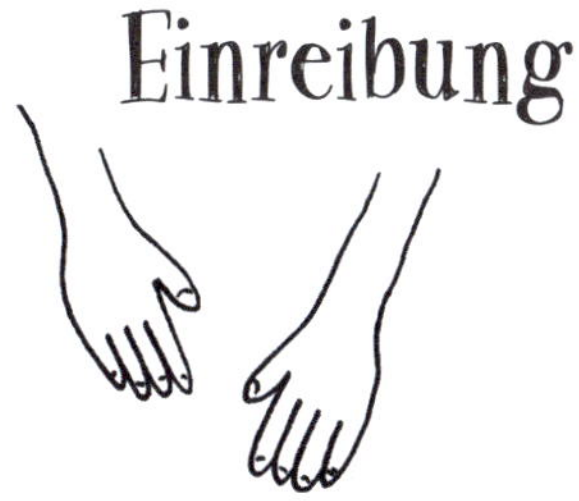

Balsam für die Füße

zur Harmonisierung der Verdauung

Zubereitung
Das Olivenöl mit den leicht gequetschten Verdauungskräutern erwärmen und eine Viertelstunde warm ziehen lassen, dann abseihen.

Anwendung
Das Handtuch anwärmen und unter Füße und Beine legen. Das Kissen unter den Knien platzieren. Das Kräuteröl in beide Hände geben und mit angenehmen, kreisenden Bewegungen den Fuß auf allen Seiten einölen.

Varianten
Die verwendeten Verdauungskräuter richten sich nach den Vorlieben des Patienten. Es stehen etwa Kümmel, Fenchel, Wacholderbeeren, Rosmarin, Lavendel und Koriander zur Verfügung.

Hilft bei
Verdauungsstörungen, chronisch kalten Füßen, Kopfschmerzen, Schlafstörungen

Zutaten
3 EL Olivenöl
1 TL Verdauungskräuter
1 Handtuch
1 Kissen

Apfelspaltentee

als einheimischer Früchtetee

Zutaten
4 TL getrocknete Äpfel
500 ml Wasser

Zubereitung
Die getrockneten Äpfel mit kochendem Wasser übergießen und 10 Minuten ziehen lassen.

Anwendung
Den Apfelspaltentee im Winter heiß trinken. Wärmende Gewürze wie Zimt und Nelken aromatisieren den Tee.

Notiz
Traditionell wurden Äpfel getrocknet, um sie im Winter als Tee zu einer Speitelbrühe aufgießen zu können.

Apfelschalentee

bringt innere Ruhe

Zutaten
Apfelschale von einem Apfel
500 ml Wasser

Zubereitung
Die Apfelschalen mit kochendem Wasser übergießen und 10 Minuten ziehen lassen.

Anwendung
Den Apfelschalentee zwischen den Mahlzeiten trinken.

Wirkung
Das Pektin ist ein gutes Prebiotikum, es steht den Darmbakterien als Nahrung zur Verfügung und reguliert so die Verdauung. Zudem liegen die wertvollsten Inhaltsstoffe des Apfels dicht unter der Schale und gelangen so in den Apfelschalentee.

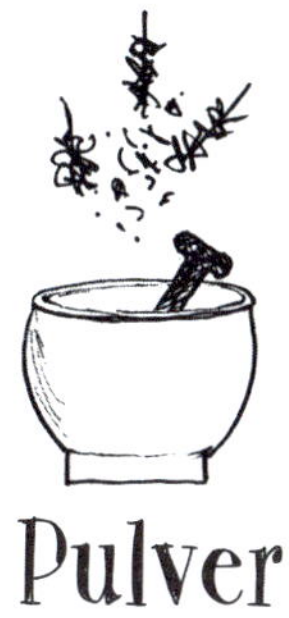

Bitterer Mix

bringt Schwung in die Verdauung

Zubereitung
Falls die Gewürze nicht in Pulverform vorliegen, in der Küchenmaschine pulverisieren und mischen.

Anwendung
Eine Messerspitze bis einen halben Teelöffel der bitteren Gewürze täglich pur oder in Speisen essen.

Wirkung
Bittermischungen rufen wesentlich weniger Gewöhnungseffekt hervor als einzelne bittere Gewürze.

Zutaten
1 Teil Galgant
1 Teil Bertram
1 Teil Ingwer
1 Teil Wacholderbeeren

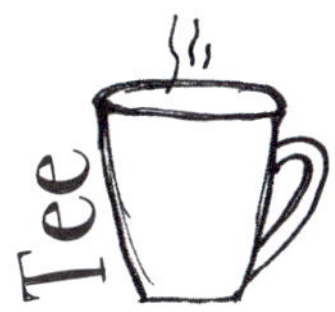

Bauchwehtee

entspannt und beruhigt die Verdauung

Zubereitung
1 Teelöffel der Teemischung mit 250 Milliliter kochendem Wasser aufgießen und zugedeckt 5 Minuten ziehen lassen.

Anwendung
Eine Tasse nach Bedarf trinken.

Wirkung
Der Tee wirkt entkrampfend, beruhigend und blähungswidrig.

Zutaten
2 Teile Minze
1 Teil Melisse
1 Teil Kamille
1 Teil Anis
250 ml Wasser

Tee

Basilikumtee

erlöst von Völlegefühl und Blähungen

Zutaten

1 TL getrocknetes
oder
1 Zweig frisches
Basilikumkraut
250 ml Wasser

Zubereitung

Das Basilikum mit kochendem Wasser übergießen und zugedeckt 10 Minuten ziehen lassen.

Anwendung

Für die Dauer von einer Woche 2 bis 3 Tassen Basilikumtee pro Tag trinken, dann 2 Wochen Pause machen und nochmals eine Woche Basilikumtee-Kur anhängen.

Tee

Buchweizentee

harmonisiert Verdauung und Wasserhaushalt

Zutaten

1 TL Buchweizenkörner
1 TL Anis
500 ml Wasser

Zubereitung

Buchweizen in der Pfanne ein wenig trocken rösten und dann zusammen mit dem Anis leicht anquetschen. Die Körner mit kochendem Wasser übergießen und 6 bis 8 Minuten ziehen lassen.

Anwendung

Den Buchweizentee vormittags oder nachmittags trinken.

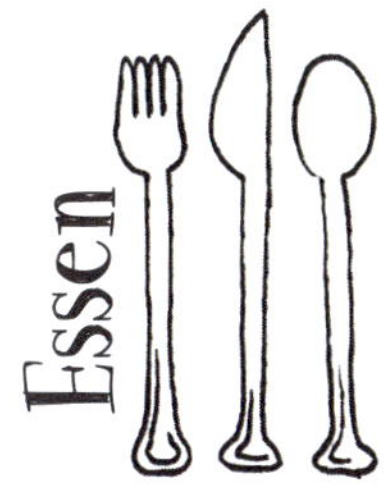

Fenchel

für reibungslose Verdauung

Anwendung
Nach den Hauptmahlzeiten eine Messerspitze Fenchel oder einige Fenchelsamen essen.

Zutat
1 Msp. Fenchelpulver oder einige Fenchelfrüchte

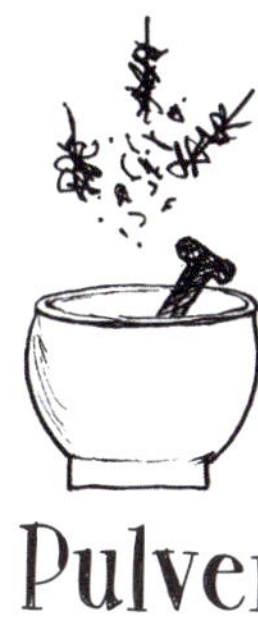

Galgantkaffee

regt die Verdauung an

Zubereitung
Den Galgant in den Kaffee einrühren und die Milch zugeben.

Anwendung
1 bis 3 Tassen Galgantkaffee pro Tag nach Bedarf trinken.

Wirkung
Galgant ist ein *Amara acria*, ein Bittermittel mit Scharfstoffen. Er ist krampflösend, entzündungshemmend und wirkt gegen Bakterien und Pilze. Die Scharfstoffe im Galgant sind fettlöslich, daher eignen sich Zubereitungen mit Fett besser als ein Tee.

Zutaten
1 Prise Galgantwurzelpulver
1 Tasse Kaffee
etwas Milch

Fencheltee

entkrampft und entbläht

Zutaten

1 TL Fenchelfrüchte
250 ml Wasser

Zubereitung

Den Fenchel leicht anquetschen, mit kochendem Wasser übergießen und 5 Minuten zugedeckt ziehen lassen, dann abseihen.

Anwendung

1 bis 2 Tassen Fencheltee pro Tag zu den Mahlzeiten trinken.

Variante

Fenchel kann auch durch Anis ersetzt werden. Beide Gewürze sind ab dem Babyalter bis ins hohe Alter geeignet.

Gewürztee

zur besseren Verdauung

Zutaten

1 TL Kümmel
1 TL Anis
1 TL Fenchel
750 ml Wasser

Zubereitung

Die Früchte leicht anquetschen und mit kochendem Wasser übergießen. 10 Minuten ziehen lassen und dann abseihen.

Anwendung

Bis zu 3 Tassen pro Tag trinken.

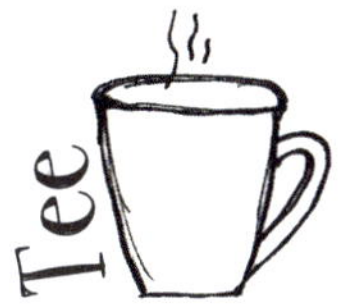

Ingwertee

wärmt und stärkt

Zubereitung

Die Ingwerwurzel mit kochendem Wasser übergießen und 7 Minuten ziehen lassen.

Anwendung

Den Ingwertee mit Zitrone abschmecken und heiß trinken. Nach Geschmack mit Honig süßen.

Zutaten

1 TL frische Ingwerwurzel, geschnitten
500 ml Wasser
etwas Zitronensaft

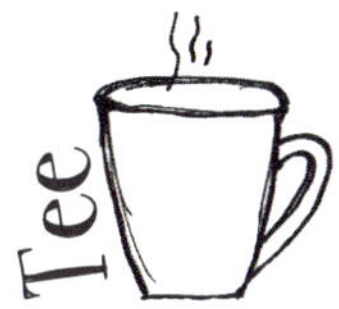

Kamillentee

beruhigt und entkrampft

Zubereitung

Die Kamillenblüten mit kochendem Wasser übergießen und 5 Minuten ziehen lassen.

Anwendung

3 Tassen pro Tag trinken.

Wirkung

Die Kamille hebt die Stimmung und beruhigt, das sind angenehme Begleitwirkungen bei aufgewühlter Verdauung.

Notiz

In ganz seltenen Fällen wird Kamille von Pollenallergikern schlecht vertragen. Kamille wirkt außerdem stark trocknend.

Zutaten

1 TL Kamillenblüten
250 ml Wasser

Koriandertee

fördert die Verdauungssäfte zu Tage

Zutaten
1 TL Korianderfrüchte
250 ml Wasser

Zubereitung
Die Korianderkörner quetschen, mit heißem Wasser übergießen und zugedeckt 7 Minuten ziehen lassen, dann abseihen.

Anwendung
1 bis 2 Tassen pro Tag zu den Mahlzeiten trinken.

Wirkung
Koriander enthält neben anderen Inhaltsstoffen vor allem ätherisches Öl, das die Verdauungssäfte anregt und entspannend wirkt.

Kurkuma-Ingwer-Tee

befeuert den Stoffwechsel

Zutaten
1 TL Kurkumapulver
2 Scheiben Ingwerwurzel
1 Prise Zimt
etwas Zitronensaft
1 TL Honig
500 ml Wasser

Zubereitung
Kurkuma, Ingwer und Zimt mit heißem Wasser übergießen und zugedeckt 3 Minuten ziehen lassen.

Anwendung
Den Kurkuma-Ingwer-Tee mit Zitrone und Honig abschmecken und vor den Hauptmahlzeiten heiß servieren.

Notiz
Mit einer halben Tasse beginnen, der Tee wirkt stark anregend.

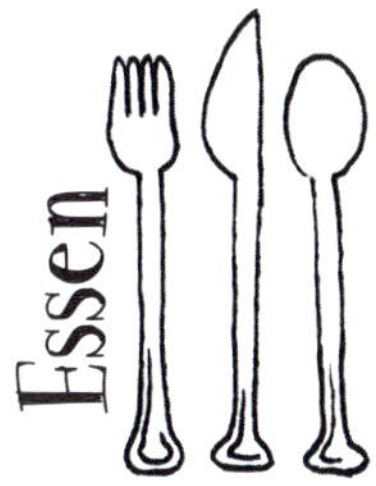

Kümmel pur

hilft der Verdauung

Anwendung
Ganze Kümmelfrüchte kauen oder zuerst etwas anquetschen und dann essen.

Zutat
einige Kümmelfrüchte

Wirkung
Die ätherischen Öle des Kümmels wirken gegen Blähungen und entspannen die Verdauung. Sie sorgen für Ordnung im Darm, indem sie Pilze und ungünstige Bakterien vertreiben.

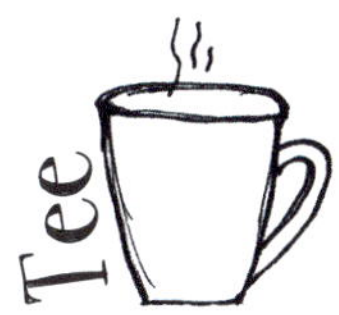

Kurkumatee

unterstützt die Fettverdauung

Zubereitung
Kurkuma mit heißem Wasser übergießen und 2 bis 3 Minuten ziehen lassen, dann abseihen.

Zutaten
½ TL Kurkumapulver
250 ml Wasser

Wirkung
Kurkuma ist ein Heißgewürz, es fördert die Verdauung über den Gallenfluss, hemmt den Aufbau von Fetten, schützt die Leber, bremst Entzündungen und entkrampft. Piperin verbessert die Aufnahme von Curcumin, das in allen Pfefferarten enthalten ist.

Variante
Mit einem Teelöffel frischer, geraspelter Kurkumawurzel erhalten wir eine Variante des Kurkumatees. Er hat weniger Farbe, dafür ein frischeres Aroma.

} als Dauergetränk geeignet

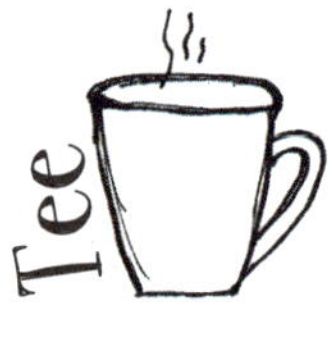

Kümmeltee

versöhnt den Bauch

Zutaten

1 TL Kümmel
250 ml Wasser

Zubereitung

Die ganzen Kümmelkörner leicht anquetschen, mit kochendem Wasser übergießen und 10 Minuten zugedeckt ziehen lassen. Dann abseihen.

Anwendung

Zwei- bis viermal am Tag eine Tasse Kümmeltee trinken.

Wirkung

Kümmeltee wirkt angenehm entspannend im Darm. Er ist für Jung und Alt geeignet.

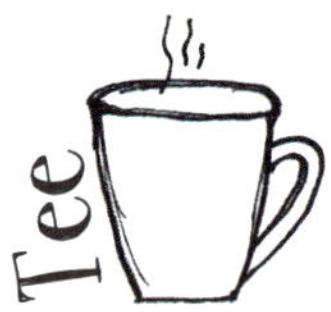

Kümmel-Kardamom-Fenchel-Tee

als wirksame Verdauungsmischung

Zutaten

2 Teile Kümmel
2 Teile Kardamom
1 Teil Fenchel
250 ml Wasser

Zubereitung

1 TL der Mischung leicht anquetschen, mit kochendem Wasser übergießen und 10 Minuten zugedeckt ziehen lassen.

Anwendung

Den Tee bei Bedarf trinken.

Wirkung

Diese drei Gewürze ergänzen sich in der ausgleichenden und blähungswidrigen Wirkung.

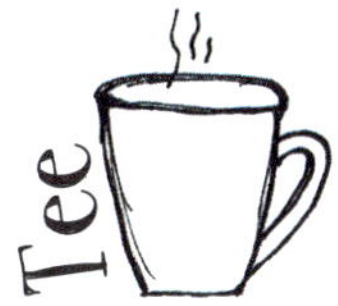

Lavendeltee

bei Blähungen durch innere Unruhe

Zubereitung
Die Lavendelblüten mit kochendem Wasser übergießen und zugedeckt 5 Minuten ziehen lassen, dann abseihen.

Zutaten
1 TL Lavendelblüten
500 ml Wasser

Anwendung
2 bis 3 Tassen pro Tag trinken.

Wirkungen
Der Lavendeltee empfiehlt sich bei nervösen Magen-Darm-Beschwerden, besonders auch bei Oberbauchbeschwerden. Er beruhigt und fördert gleichzeitig die Verdauung, indem er den Gallenfluss aktiviert.

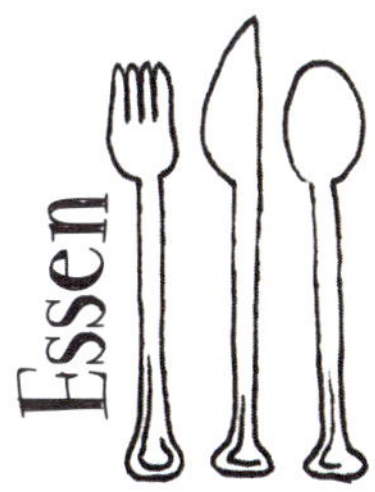

Löwenzahnstängel

aktivieren Leber und Galle

Anwendung
1 bis 3 frische Löwenzahnstängel samt dem weißen Milchsaft essen.

Zutat
Löwenzahnstängel

Notiz
Alle Teile vom Löwenzahn – Wurzel, Stängel, Blätter und Blüten – sind mehr oder weniger bitter und aktivieren die Verdauung. Die Stängel sind extrem bitter und daher nur für jene geeignet, die so sehr Bitteres mögen.

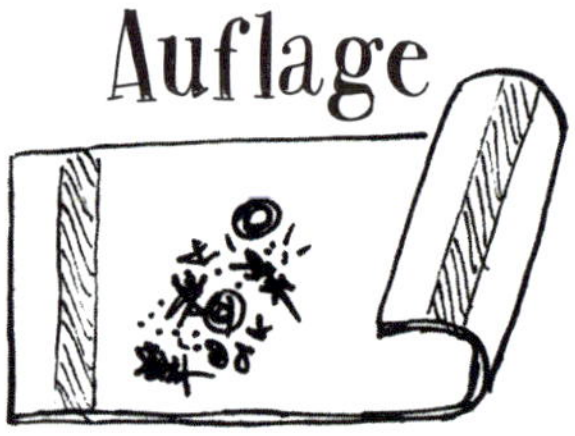

Leberkompresse

fördert die Leberdurchblutung

Zutaten

500 ml kochendes Wasser
1 Innentuch, z.B. Stoffwindel oder Geschirrtuch
1 Zwischentuch, z.B. Molton oder Flanell
1 Außentuch, z.B. Wolltuch oder Wolldecke
1 Wärmflasche

Anwendung

Die Stoffwindel im heißen Wasser tränken, auswinden und zu einem quadratischen Paket zusammenfalten. Dieses im Zwischentuch einpacken. Das Stoffpaket direkt auf die Leber legen, die Wärmflasche darüber geben und mit dem Außentuch befestigen. Die Leberkompresse bleibt so lange drauf, wie es als angenehm empfunden wird, meistens 15 bis 30 Minuten.

Variante

Schafgarbe verstärkt die Wirkung. Die Stoffwindel wird in Schafgarbentee getränkt.

Wirkung

Die Leberkompresse unterstützt beim Fasten und verbessert die Leberfunktion.

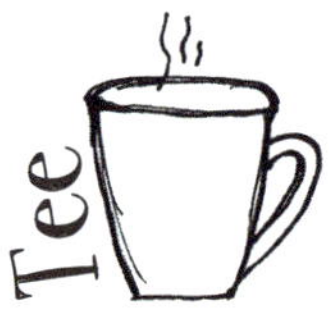

Melissentee

bei nervösen Verdauungsbeschwerden

Zutaten

1 TL Zitronenmelisse
250 ml Wasser

Zubereitung

Die Melissenblätter mit kochendem Wasser übergießen und zugedeckt 7 Minuten ziehen lassen.

Anwendung

3 bis 5 Tassen pro Tag nach Bedarf trinken.

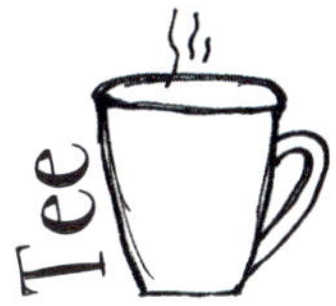

Löwenzahn-Verdauungsförderer

lässt die Säfte fließen

Zubereitung
Die Löwenzahnblätter und die Zitronenschale mit kochendem Wasser übergießen und 5 Minuten ziehen lassen. Dann abseihen und nach Geschmack mit Honig süßen.

Anwendung
Den Löwenzahntee kurmäßig über 3 bis 4 Wochen trinken.

Notiz
Der Löwenzahn wird manchmal als Europäischer Ginseng bezeichnet. Er soll alles zum Fließen bringen, Verdauungssäfte ebenso wie Gedanken. Es können alle Teile der Pflanze verwendet werden. Wer die Möglichkeit hat, selbst Löwenzahn zu ernten, beginnt schon im Frühling die Wurzel auszugraben, später werden die jungen Blätter und anschließend Stängel und Blüte gesammelt.

Zutaten
1 TL getrocknete oder 1 EL frische Löwenzahnblätter
etwas Zitronenschale
1 TL Honig
500 ml Wasser

} bestes Mittel für die Galle!

Minze-Kümmel-Fencheltee

beruhigt die Verdauung

Zutaten

½ TL Kümmel
½ TL Fenchel
1 TL getrocknete Pfefferminze
1 TL getrocknete Zitronenverbene
1 Liter Wasser

Zubereitung

Kümmel und Fenchel leich anquetschen. Das kochende Wasser über die Kräuter gießen und 8 bis 10 Minuten ziehen lassen.

Anwendung

3 Wochen lang bis zu einem Liter pro Tag trinken.

Oreganotee

entspannt und reguliert Magen und Darm

Zutaten

1 TL Oregano
250 ml Wasser

Zubereitung

Den Oregano mit kochendem Wasser übergießen und 5 Minuten zugedeckt ziehen lassen.

Anwendung

1 bis 2 Tassen pro Tag über zwei bis vier Wochen trinken.

Wirkung

Die ätherischen Öle des Oregano regulieren den Magensaft und die Magenmotorik. Den Gallenfluss regen sie ebenfalls an, das hemmt die Fäulnis im Darm. Insgesamt wirken sie entspannend auf die glatten Muskeln des Magen-Darm-Traktes.

Pfefferminztee

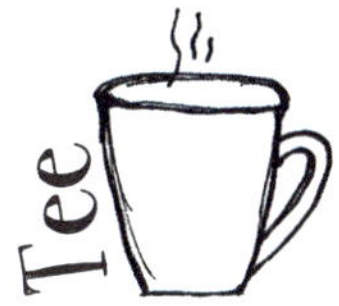

entspannt und lindert Blähungen

Zubereitung
Die Pfefferminze mit heißem Wasser übergießen und zugedeckt 5 Minuten ziehen lassen, dann abseihen.

Zutaten
1 TL getrocknete Pfefferminze oder
1 Beutel
500 ml Wasser

Anwendung
2 bis 4 Tassen pro Tag zu den Mahlzeiten trinken.

Wirkung
Die Pfefferminze fördert die Verdauung, indem sie den Gallenfluss aktiviert und krampflösend wirkt. Sie beschleunigt auch die Magenentleerung und bringt Appetit. Gleichzeitig beruhigt sie den hitzigen Magen.

Rettichsaft

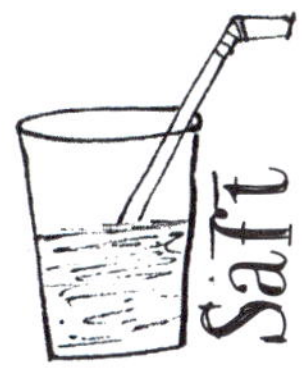

fördert den Gallenfluss

Zubereitung
Den schwarzen Rettich entsaften oder raspeln und den Saft auspressen.

Zutat
1 frischer, schwarzer Rettich

Anwendung
Mehrmals am Tag einen Teelöffel nehmen.

Wirkung
Der Saft vom schwarzen Rettich hilft bei Verdauungsstörungen und reguliert den Gallenfluss durch seine scharfen Senföle.

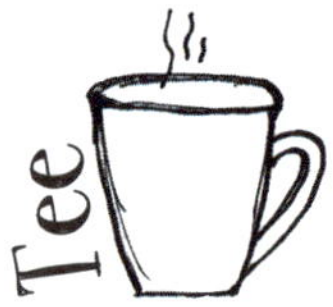

Wacholderbeerentee

bringt die Verdauung in Schwung

Zutaten

1 TL Wacholderbeeren
500 ml Wasser

Zubereitung

Die Wacholderbeeren leicht quetschen, mit kochendem Wasser übergießen und 5 Minuten zugedeckt ziehen lassen.

Anwendung

3 Tassen pro Tag über maximal einen Monat trinken.

Wirkung

Wacholder durchblutet die Nieren und regt die Darmmuskeln an. Zudem wirken die Wacholderbeeren entkrampfend.

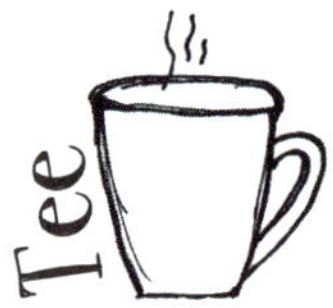

Zimttee

wärmt und aktiviert

Zutaten

1 TL zerkleinerte Zimtrinde
250 ml Wasser

Zubereitung

Die Zimtrinde mit kochendem Wasser übergießen und 10 Minuten ziehen lassen, dann abseihen.

Anwendung

Jeweils eine Tasse vor den Mahlzeiten trinken.

Wirkung

Zimt wirkt antibakteriell und gegen Pilze. Er aktiviert die Verdauung, indem er die Speichel- und Magensaftsekretion anregt. Zudem entspannt Zimt die glatten Muskeln. Zimt wirkt sich auch positiv auf den Blutzuckerspiegel aus.

Sauerhonig

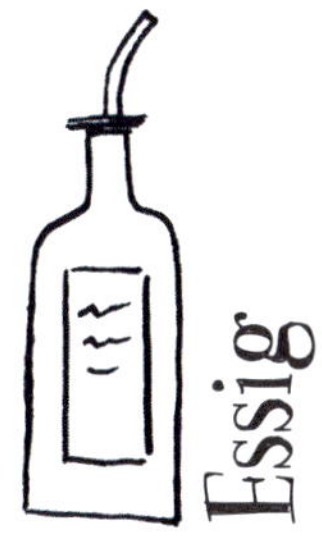

beruhigt die Darmflora

Zutaten
100 ml Apfelessig,
reiner Gärungsessig
300 g Honig

Zubereitung
Eventuell den Honig leicht bis 30 °C erwärmen, damit er flüssig wird. Dann mit dem Apfelessig mischen.

Anwendung
Einen Esslöffel vom sirupartigen Sauerhonig mit einem Glas lauwarmem Wasser verdünnen und morgens nüchtern oder abends vor dem Zubettgehen trinken.

Varianten
Verdauungskräuter wie Kümmel, Fenchel, Rosmarin, Koriander, Wacholder und andere können zuerst zwei Wochen im Essig angesetzt werden. So wird die Wirkung des Sauerhonigs auf die Verdauung noch verstärkt.

Wirkung
Werden die beiden fermentierten Lebensmittel Essig und Honig gemischt, so haben sie eine besonders stark regulierende Wirkung auf die Darmflora.

} Honig + Essig = perfekt!

Hilft bei
Störungen der Darmflora, Verstopfung

Blutfettwerte

Gesäuerte Milch
Leinöl
Nüsse
Joghurt mit Kleie
Knoblauchtee

Blutfettwerte

Viele gesättigte Fettsäuren vor allem aus Fleisch und Wurst machen das Blut dick und zäh. Zum Verflüssigen eignet sich besonders der Knoblauch in vielen Varianten. Ganz weich und flüssig sind die Fettsäuren aus Nüssen und Samen. Sie sind ungesättigt und haben einen tiefen Schmelzpunkt. Scheinbar machen sie auch nicht dick. Schmackhafte Nüsse und hochwertige Öle machen deshalb ebenfalls unser Blut dünnflüssiger.
Und, das ist kaum zu glauben, auch Milchsäurebakterien aus fermentierten Lebensmittel lassen die Blutfette sinken!

Essen

Gesäuerte Milch

liefert Milchsäurebakterien zur Bindung von Cholesterin

Anwendung
Kurmäßig über 3 Monate täglich 1 Glas Sauermilch, Buttermilch oder Joghurt essen oder trinken.

Zutat
Sauermilchprodukt

Wirkung
Milchsäurebakterien sind in der Lage, Cholesterin abzubauen, teilweise zu binden und in den Gallensäurestoffwechsel einzugreifen.

Varianten
Am besten verschiedene Sauermilchprodukte auswählen.

Essen

Leinöl

wirkt den hohen Blutfettwerten entgegen

Anwendung
Gutes, kaltgepresstes Leinöl am besten pur einnehmen.

Zutat
1 TL bis 1 EL Leinöl

Wirkung
Leinöl ist eine gute Quelle für Omega-3-Fettsäuren, die cholesterinspiegelsenkend wirken.

Varianten
Das Leinöl kann auch unerhitzt kulinarisch in verschiedenen Speisen genossen werden. Besonders gut passt es zu Kartoffeln.

Essen

Nüsse

als regelmäßiger Snack

Zutat

Walnüsse

Anwendung

Regelmäßig eine kleine Handvoll Nüsse essen.

Wirkung

Die Omega-3-Fettsäuren in den Walnüssen helfen bei der Senkung des Cholesterinspiegels.

Varianten

Walnüsse, Haselnüsse, Mandeln, Cashewnüsse, Pinienkerne, Macadamianüsse, Paranüsse, Pekanüsse und andere. Paranüsse sind eine sehr gute Selenquelle, es sollten jedoch höchstens 2 bis 3 pro Tag gegessen werden.

Essen

Joghurt mit Kleie

ergänzt sich in der Wirkung

Zutaten

1 Becher Joghurt
1 EL Haferkleie

Zubereitung

Die Haferkleie in das Joghurt einrühren und einige Minuten quellen lassen.

Anwendung

Eine Portion pro Tag essen.

Varianten

Die beste Wirkung erzielt Haferkleie. Ebenso kann Weizenkleie verwendet werden. Zudem können Honig, Leinsamen und Früchte ebenfalls eingerührt werden.

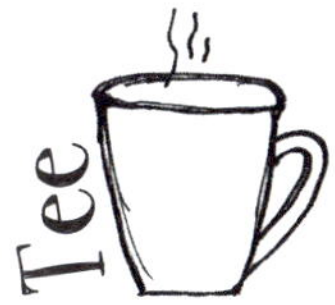

Knoblauchtee

senkt den Cholesterinspiegel

Zubereitung
Knoblauch und Ingwer eine Viertelstunde lang köcheln, dann abseihen und Honig und Zitronensaft einrühren.

Anwendung
Kurmäßig 3 Wochen täglich eine Tasse Knoblauchtee trinken.

Duft
In dieser Mischung kommt der typische Knoblauchduft nur wenig heraus.

Hilft bei
hohem Cholesterinspiegel, Immunsystemschwäche, Erkältungskrankheiten

Notiz
Knoblauch hat nicht nur eine cholesterinspiegelsenkende Wirkung, er reinigt auch die Blutgefäße und lässt so das Blut besser strömen.

Zutaten
1 Knoblauchzehe, gehackt
1 TL Ingwer, gehackt
1 TL Honig
1 TL Zitronensaft
250 ml Wasser

} natürliches Antioxidans

Darmflora

Essigwasser
Sauerkraut
Apfelessig
Joghurt, Buttermilch, Kefir und Sauermilch
Ingwertee
Knoblauch
Sauerhonig
Meerrettich
Weißer Rettich
Kefir

Darmflora

Mikrobiom des Darmes

Der belebteste Ort der Erde ist ausgerechnet im Darm. Genau da, wo es viel zu arbeiten und zu verdauen gibt, sind auch viele Helfer mit verschiedenen Stärken erwünscht. Die Helfer sind die guten Bakterien. Sie kommen aus fermentierten Lebensmitteln wie etwa Joghurt, Essig, Sauerkraut oder Honig. Die Zuwanderung im Darm funktioniert wie überall dann am besten, wenn regelmäßig kleine Gruppen ankommen. Also ein Schluck Sauerhonig in der Früh, ein Joghurt zwischendurch und ein Löffel guter Gärungsessig mittags. Zuwanderung und Zuwachs sind hier explizit erwünscht!

Essigwasser

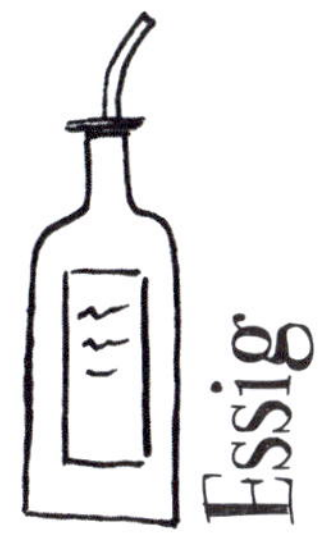

schafft gute Lebensbedingungen für die Darmbakterien

Zubereitung
Apfelessig und Honig in das Wasser einrühren.

Anwendung
Das Essigwasser am Morgen nüchtern oder am Abend vor dem Zubettgehen trinken. Die Anwendung kann kurmäßig über einige Wochen oder dauerhaft durchgeführt werden.

Notiz
Der Apfelessig sollte reiner, naturtrüber, höchstens bis 45 °C erhitzter Gärungsessig sein.

Hilft bei
Störungen der Darmflora, Verdauungsstörungen, Schwäche des Immunsystems

Zutaten
1 EL Apfelessig
1 TL Honig
1 Glas lauwarmes Wasser

Sauerkraut

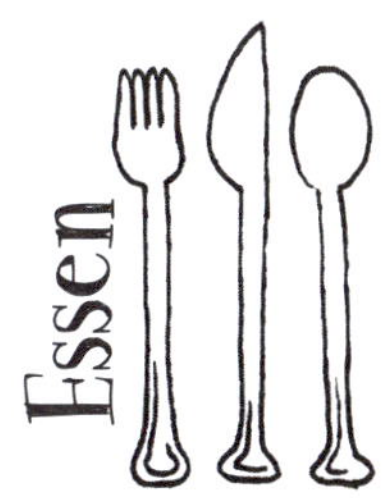

zur Stärkung der Darmflora

Anwendung
Das Sauerkraut kurmäßig 3 Wochen lang roh zu den Mahlzeiten essen.

Varianten
Auch anderes milchsaures, fermentiertes Gemüse kann für diese Darmkur eingesetzt werden.

Zutat
1 EL Sauerkraut

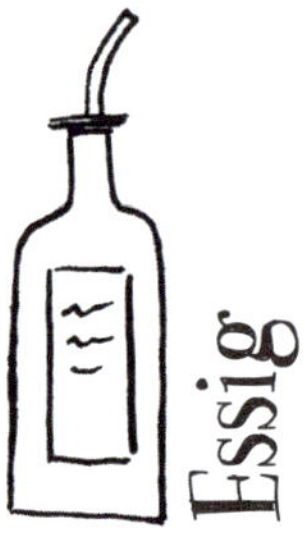

Apfelessig

mit lebendigen Essigsäurebakterien

Zutaten

2 bis 5 Liter Most
Essigmutter (Essigsäurebakterien)
Glas- oder Keramikgefäß
Baumwolltuch

lebendiger Essig!

Zubereitung

Den Apfelmost in einen Behälter mit breiter Öffnung geben und bis zur breitesten Stelle auffüllen. Der Most braucht viel Luftkontakt. Die Essigmutter zugeben, um den guten Bakterien einen optimalen Start zu bieten. Diese ist nicht unbedingt notwendig, sichert aber die richtige Gärung. Die Öffnung mit einem sauberen, feinen Stoff abdecken. Den Glasballon nun an einen Platz stellen, der eine Temperatur zwischen 15 und 25 °C hat. Die Dauer der Essigsäuregärung hängt von der Temperatur ab. Bei niedrigerer Temperatur gärt er langsamer und wird meistens aromatischer.

Anwendung

Kulinarisch für Salate und zum geschmacklichen Abrunden von Speisen, als Essigwasser morgens oder abends und äußerlich mit 5 bis 10 Teilen Wasser verdünnt zur Hautreinigung.

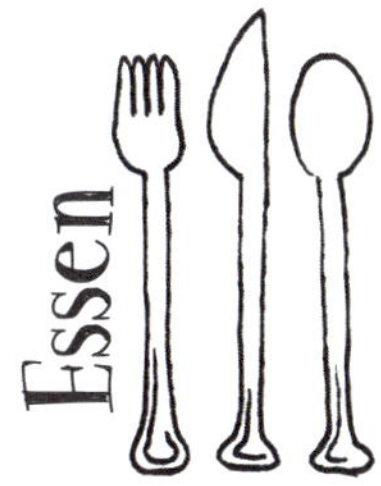

Joghurt, Buttermilch, Kefir und Sauermilch

liefern Milchsäurebakterien

Anwendung
Täglich ein Sauermilchprodukt essen, am besten abwechselnd.

Notiz
Abwechslung tut gut, denn so kommen unterschiedliche Stämme von Milchsäurebakterien und Pilzen in den Darm.

Varianten
Nüsse, Obst und Getreideflocken bereichern die Sauermilchprodukte.

Zutaten
150 bis 250 g Naturjoghurt, Buttermilch oder Sauermilch

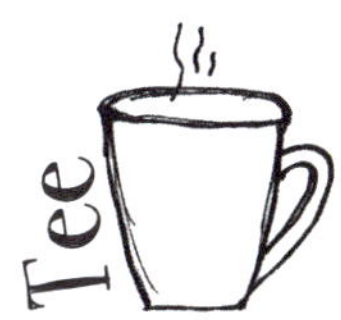

Ingwertee

vertreibt ungünstige Keime aus dem Darm

Zubereitung
Den Ingwer mit kochendem Wasser übergießen und zugedeckt 7 Minuten ziehen lassen.

Notiz
Der Ingwertee eignet sich gut zur Begleitung einer Darmflorakur.

Zutaten
½ TL frischer Ingwer
250 ml Wasser

Knoblauch

pflegt die Darmflora

Zutat
Knoblauchzehen,
frisch

Anwendung
Die Knoblauchzehen roh in die Speisen integrieren.

Wirkung
Knoblauch verhindert Gärungen im Darm. Er regt auch die Darmbewegungen an, sogar noch in starker Verdünnung. Noch in einer Verdünnung von 1:125.000 hemmt der Knoblauch das Wachstum von Listerien, Salmonellen und Heliobakter. Heliobakter konnte mit einer einwöchigen Kur von einer Knoblauchzehe pro Tag in vielen Fällen eliminiert werden.

Varianten
Einige Kräuter und Lebensmittel mindern den Knoblauchgeruch, wie etwa Petersilie, Salbei, Minze, Kardamom, Ingwer, Zitrone oder Milch.

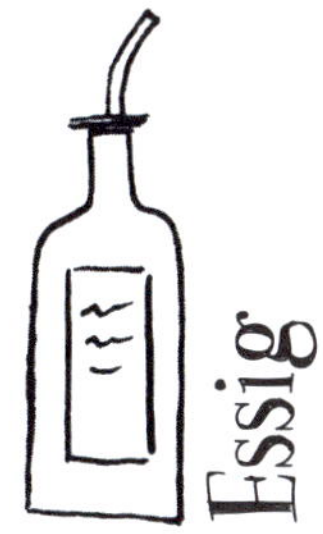

Sauerhonig

harmonisiert die Darmflora

Zutaten

100 ml reiner
Apfelessig
Gärungsessig
300 g Honig
1 Prise Salz

Zubereitung

Eventuell den Honig leicht bis 30 °C erwärmen, damit er flüssig wird. Dann mit dem Apfelessig mischen.

Anwendung

Einen Esslöffel vom sirupartigen Sauerhonig mit einem Glas lauwarmem Wasser verdünnen und morgens nüchtern oder abends vor dem Zubettgehen trinken.

Varianten

Wacholder, Salbei, Galgant, Ingwer, Fenchel oder Zwiebel können zuerst zwei Wochen im Essig angesetzt werden. So wird die Wirkung des Sauerhonigs auf die Darmflora noch verstärkt.

} sehr gut in der Salat-Marinade

Wirkung

Werden die beiden fermentierten Lebensmittel Essig und Honig gemischt, so haben sie eine besonders stark regulierende Wirkung auf die Darmflora.

Hilft bei

Störungen der Darmflora, Verstopfung

Essen

Meerrettich

zur Schleimhautreinigung

Zutat
1 TL Meerrettich-
wurzel frisch

Zubereitung
Die Meerrettichwurzel schälen und fein raspeln.

Anwendung
Einen Teelöffel Meerrettich pro Tag frisch geraspelt essen.

Wirkung
Der Meerrettich lenkt die Symbiose, die Bakterienbesiedelung im Darm, indem er ungünstige Bakterien vertreibt. Mit seinen Scharfstoffen säubert er den Darm.

Essen

Weißer Rettich

für Schleimhaut und Galle

Zutat
1 weißer Rettich

Zubereitung
Den Rettich in Scheiben schneiden oder raspeln.

Anwendung
Mehrere Tage täglich einen Rettich pur oder mit etwas Brot essen.

Wirkung
In der Volksheilkunde gilt der Rettich als wichtiges Blutreinigungsmittel. Und tatsächlich reinigt er auch den Darm, indem er ungünstige Bakterien und Pilze mit seinen Scharfstoffen vernichtet.

Essen

Kefir

stärkt die Vielfalt im Darm

Anwendung

Den Kefir kurmäßig 3 Wochen lang regelmäßig trinken.

Zutat

1 Glas Kefir

Varianten

Auch andere Sauermilchprodukte wie Buttermilch, Joghurt und Sauermilch sind für diese Kur geeignet. Die Vielfalt an Sauermilchprodukten bringt auch Vielfalt in die Darmflora.

Wirkung

Kefir enthält Bakterien der Art *Lactobacillus plantarum*, die besonders gut an der Darmwand anhaften können. Sie bilden einen Schutzfilm im Darm, der krankmachende Keime und Allergene nicht durchlässt. Bei Allergikern wurde der gute Einfluss von Kefir bereits beobachtet.

Diabetes Typ II

Bockshornsamen
Hagebuttentee
Koriandertee
Leinsamen
Wacholderbeeren
Zimttee

Diabetes Typ II

Erhöhter Blutzucker

Wenn der Blutzucker nach dem Essen in die Höhe schnellt, können wir versuchen, die Zuckeraufnahme zu bremsen: mit Vollkorn und mit Hülsenfrüchten in den Speisen, mit Bockshornklee oder Zimt als Gewürz, mit Verdauungsförderern wie Koriander und Wacholder oder mit Schleimdrogen wie Leinsamen, die die Zuckeraufnahme verzögern. Hagebutte und Schafgarbe fördern die Durchblutung von den ganz kleinen Gefäßen, damit das Blut auch noch die entferntesten Kapillaren erreicht.

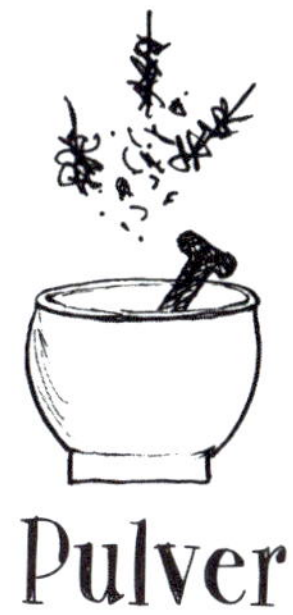

Bockshornsamen

stabilisieren den Blutzucker

Anwendung
1 EL Bockshornsamen pro Tag essen.

Notiz
Bockshornsamen schmecken würzig-bitter und eignen sich für viele pikante Speisen.

Zutat
1 EL gepulverte Bockshornsamen

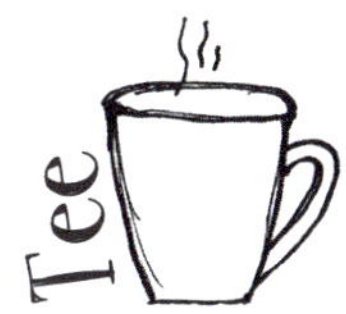

Hagebuttentee

mit breiter Wirkung

Zubereitung
Die Hagebutten mit kaltem Wasser übergießen, zum Kochen bringen, 15 Minuten köcheln und dann abseihen.

Anwendung
2 bis 3 Tassen pro Tag trinken.

Wirkung
Hagebutten erhöhen die Durchblutung in den kleinen Gefäßen, wirken antioxidativ und stärken die Nebennierenrinde.

} auch gut für die Gelenkknorpel

Notiz
Wer den Tee selber machen möchte, sammelt die Hagebutten nach dem ersten Frost und trocknet sie.

Zutaten
2 TL Hagebutten
250 ml Wasser

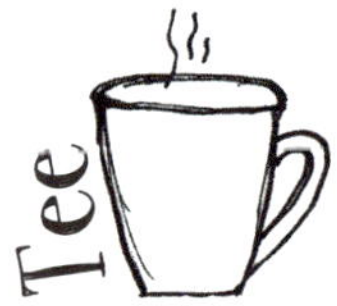

Koriandertee

gleicht die Verdauung von Kohlenhydraten aus

Zutaten
1 TL Korianderkörner
250 ml Wasser

Zubereitung
Den Koriander quetschen und mit kochendem Wasser übergießen, 7 Minuten ziehen lassen und abseihen.

Anwendung
1 bis 2 Tassen Koriandertee pro Tag vor den Mahlzeiten trinken.

Notiz
Koriander ist Bestandteil von Lebenselixieren wie Melissengeist und Karthäuserlikör.

Wirkung
Der Koriander wirkt krampflösend und aktiviert die Verdauungssäfte.

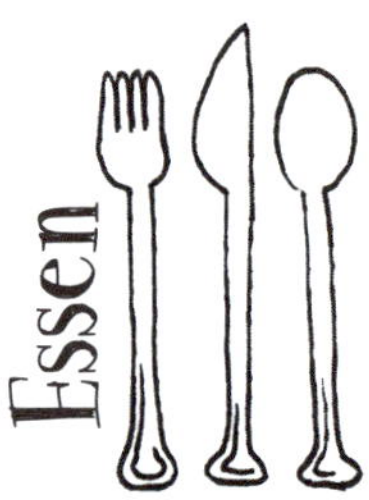

Leinsamen

wirken unterstützend bei zu hohem Blutzucker

Zutat
1 EL Leinsamen

Anwendung
Den Leinsamen in die Vorspeise einbauen, mit Joghurt essen oder einfach mit genügend Wasser einnehmen.

Notiz
Der Leinsamen fängt die Blutzuckerspitzen nach dem Essen ab und bewirkt eine flachere Blutzuckerkurve. Durch seine Schleimstoffe verzögert er die Kohlenhydrataufnahme ins Blut.

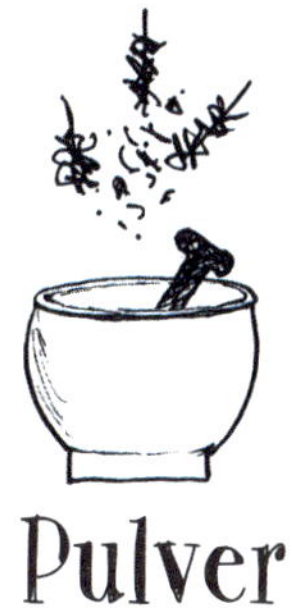

Wacholderbeeren

zur Stärkung der Kohlenhydratverdauung

Zubereitung
Die Wacholderbeeren zu feinem Pulver vermahlen.

Zutaten
10 g Wacholderbeeren
Wasser

Anwendung
Täglich 10 Gramm Wacholderbeerenpulver über 15 Tage lang kurmäßig mit Wasser einnehmen. Dann einen Monat Pause machen und die Kur nochmals wiederholen.

Notiz
Wacholderbeeren enthalten eine ganze Menge Inulin, das auf den Blutzuckerspiegel Einfluss nehmen kann. Extrakte zeigen keine Wirkung.

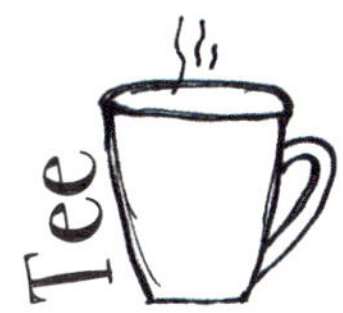

Zimttee

stabilisiert den Blutzucker

Zubereitung
Die Zimtrinde mit kochendem Wasser übergießen und zugedeckt 10 Minuten ziehen lassen.

Zutaten
3 cm Zimtrinde
250 ml Wasser

Anwendung
Vor den Mahlzeiten eine Tasse Zimttee trinken.

Notiz
Der Zimt wird begleitend zur Diabetes-Therapie empfohlen.

Durchfall

Geriebener Apfel
Leinsamen
Karottensuppe nach Moro
Schwarzer Tee
Haferschleimsuppe
Elektrolytgetränk
Aufbaunahrung
Getrocknete Heidelbeeren

Durchfall

Wenn der Darm auf Durchzug steht, braucht es Gerbstoffe aus Heidelbeeren oder Schwarzem Tee, um dies zu bremsen. Schleimstoffe oder Pektine, die Meister der Wasserbindung, finden wir in Leinsamen, Karottensuppe und geriebenen Äpfeln. Zur Stärkung braucht es auch noch einen Ausgleich der verlorenen Elektrolyte etwa aus Bananen und Orangensaft, immer mit der Prise Salz als Natriumnachschub und dem nötigen Traubenzucker, der für die Aufnahme der Mineralstoffe sorgt. Honig und Haushaltszucker ist hier nicht geeignet.

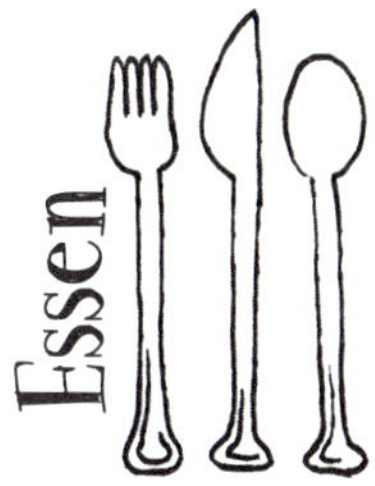

Geriebener Apfel

bindet überschüssiges Wasser

Zubereitung
Die Äpfel mit der Schale fein reiben.

Anwendung
Die geriebenen Äpfel dürfen ein wenig braun werden, bevor sie roh gegessen werden. Sie sollen so lange ausschließlich gegessen werden, bis sich der Durchfall beruhigt.

Wirkung
Der Ballaststoff Pektin ist wasserlöslich und quillt im Darm stark auf. Ein Gramm Pektin bindet bis zu 60 Gramm Wasser. Pektine sind sehr bekömmliche und leicht verdauliche Ballaststoffe. Auch die guten Darmbakterien freuen sich, denn Pektin gilt als Prebiotikum, als Nahrung für die Bakterien.

Zutat
500 g Apfel

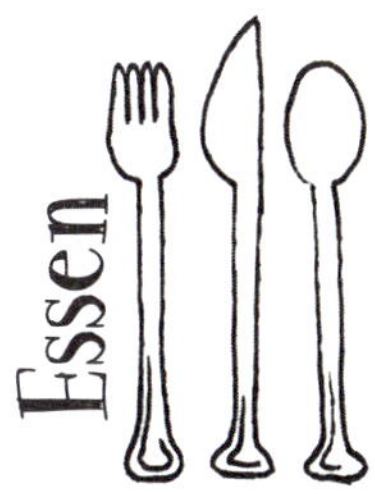

Leinsamen

binden Wasser

Anwendung
Die Leinsamen mit wenig Wasser essen.

Wirkung
Die Leinsamen binden überflüssiges Wasser im Darm und beruhigen so den Durchfall.

Notiz
Leinsamen helfen bei Durchfall mit wenig Wasser und bei Verstopfung mit viel Wasser.

Zutaten
1 EL Leinsamen
ganz wenig Wasser

Essen

Karottensuppe nach Moro

fängt den Durchfall auf

Zutaten

500 g geschälte Karotten
1 Liter Wasser
3 g Salz
1 TL Butter
1 EL Honig
Wasser zum Auffüllen

auch für Kinder & alte Menschen

Zubereitung

Die Karotten in Stücke schneiden, in einem Liter Wasser mindestens eine Stunde auf 200 Milliliter einkochen und pürieren. Mit Wasser wieder auf einen Liter auffüllen, Salz, Butter und Honig zugeben.

Anwendung

Bei akutem Durchfall über den Tag verteilt essen.

Wirkung

Vor mehr als 100 Jahren hat Ernst Moro herausgefunden, warum die ganz lang gekochte Karottensuppe so gut gegen Durchfall wirkt: Während des Kochens wird der Ballaststoff Pektin umgebaut und es entstehen sogenannte Oligogalakturonide, die krankmachende Keime binden. Außerdem finden sich in den Karotten auch noch Hydroxyzimtsäuren, die das Kochen gut überstehen und ziemlich rasant gegen Mikroorganismen vorgehen. Zusammen mit ihren Schleimstoffen bindet die Karotte überschüssiges Wasser im Darm und schmeichelt den Schleimhäuten.

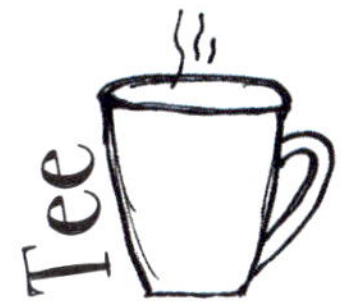

Schwarzer Tee

wirkt stopfend

Zubereitung
Den Schwarzen Tee mit kochendem Wasser übergießen und 15 Minuten ziehen lassen. Den Tee salzen.

Zutaten
1 TL oder
1 Teebeutel
Schwarzer Tee
1 Prise Salz
1 Tasse Wasser

Anwendung
Den Tee nach Bedarf trinken.

Wirkung
Der Schwarze Tee enthält bis zu 25 % Gerbstoffe, die durch die lange Ziehzeit im Tee gelöst werden. Gerbstoffe wirken austrocknend, was wir auf der Zunge als zusammenziehend spüren. Sie gerben die oberste Schicht der Eiweiße von Haut oder Schleimhaut. Das verdichtete Gewebe schützt vor dem Eindringen von Bakterien und Pilzen.

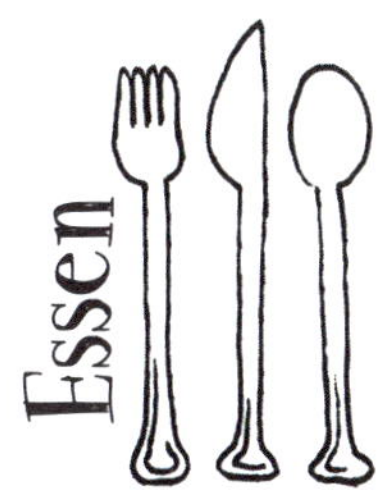

Haferschleimsuppe

beruhigt den Darm

Zubereitung
Die Karotte schälen und raspeln. Die Butter schmelzen und die Karottenraspel darin andünsten. Die Haferflocken zugeben und leicht weiter dünsten. Mit der Gemüsebrühe aufgießen und die Haferflocken schleimig kochen.

Zutaten
1 EL Butter
2 EL Haferflocken
1 Karotte
1 Liter Gemüsebrühe

Anwendung
Die Haferschleimsuppe ist genau dann geeignet, wenn der Hunger nach dem Durchfall oder Brechdurchfall zurückkommt.

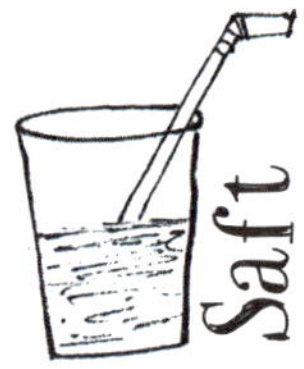

Elektrolytgetränk

zum Selbermachen

Zutaten

1 knapper TL Salz
500 ml Orangensaft
½ TL Natron
20 g Traubenzucker
1 Liter Wasser

Zubereitung

Das Wasser abkochen und auskühlen lassen. Dann Salz, Orangensaft, Natron und Traubenzucker einrühren.

Anwendung

Das Elektrolytgetränk nach Bedarf trinken.

Notiz

Ein Elektrolytgetränk ist dann wirksam, wenn es Salz, Natrium und Kalium in diesem Verhältnis enthält.

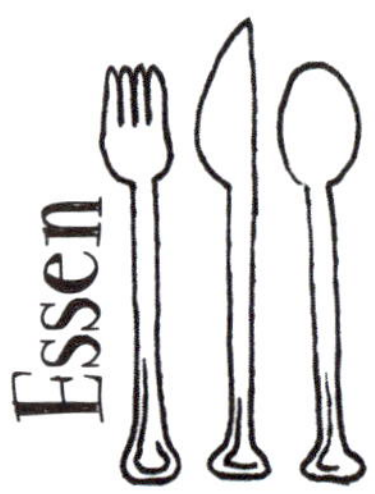

Aufbaunahrung

nach dem Durchfall

Zutaten

pürierte Banane oder
roher, geriebener Apfel oder
Karottensuppe nach Moro oder
Haferschleimsuppe oder
einfache Kartoffelsuppe oder
Kartoffelpüree mit Butter,
ohne Milch oder
Zwieback

Notiz

Mit der Aufbaunahrung beginnen, wenn der Hunger zurückkommt.

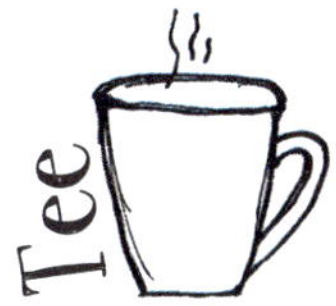

Getrocknete Heidelbeeren

wirken stopfend

Zutaten
2 EL getrocknete Heidelbeeren
250 ml Wasser

Zubereitung
Die getrockneten Heidelbeeren mörsern, mit kaltem Wasser übergießen, zum Kochen bringen und 10 Minuten köcheln. Dann abseihen.

Tageshöchstmengen
Säuglinge: ½ bis 1 EL getrocknete Heidelbeeren
Kleinkinder von 1 bis 4 Jahren:
1 bis 1 ½ EL getrocknete Heidelbeeren
Kinder über 4 Jahre:
1 ½ bis 2 EL getrocknete Heidelbeeren
Jugendliche und Erwachsene:
2 bis 6 EL getrocknete Heidelbeeren

Anwendung
Den Heidelbeertee schluckweise trinken.

Wirkung
Die vielen Gerbstoffe in den getrockneten Heidelbeeren ziehen zusammen und binden Wasser.

} schmeckt und wirkt

Notiz
Die getrockneten Heidelbeeren empfehlen sich bei leichteren, unspezifischen Durchfällen. Statt getrockneten Heidelbeeren kann auch Heidelbeer-Muttersaft mit Topfen gegessen werden. Frische Heidelbeeren haben die gegenteilige Wirkung, sie wirken abführend.

Erkältung

Erkältung

Verkühlung

Wenn es einem kalt wird und gleich wieder warm und wenn sich Schwächegefühl mit Niesen abwechselt, dann hat sich wahrscheinlich ein Infekt eingenistet. Holunderblüten und Lindenblüten helfen beim Schwitzen und heißer Tee und Suppe bringen viel Wärme. Ingwer, Thymian und Salbei wärmen mit ihren Pflanzenwirkstoffen und verscheuchen Viren und Bakterien. Die ganz normale gelbe Haushaltszwiebel hemmt Entzündungen und trocknet. Eines der besten Fiebermittel ist der Wadenwickel. Bei grippalen Infekten haben wir viele Helfer aus der Natur. Wichtig ist die Unterscheidung zur echten Grippe, die schnell hohes Fieber, Kopfschmerzen und Gliederschmerzen bringt und einen Arztbesuch notwendig macht.

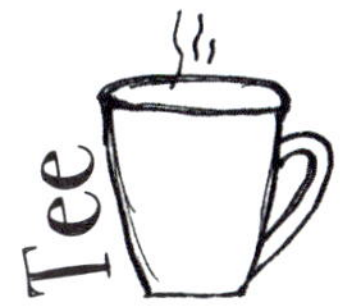

Erkältungstee

zum Abfangen der ersten Anzeichen grippaler Infekte

Zutaten

1 Teil Thymian
1 Teil Sternanis
1 Teil Salbei
250 ml Wasser

Zubereitung

1 Teelöffel der Teemischung mit kochendem Wasser übergießen und 10 Minuten zugedeckt ziehen lassen.

Wirkung

Alle drei Pflanzen wirken desinfizierend. Sie haben aber besondere individuelle Stärken: Sternanis gegen Viren, Thymian gegen Bakterien und Salbei gegen Pilze. Gemeinsam ergänzen sie sich in genialer Weise.

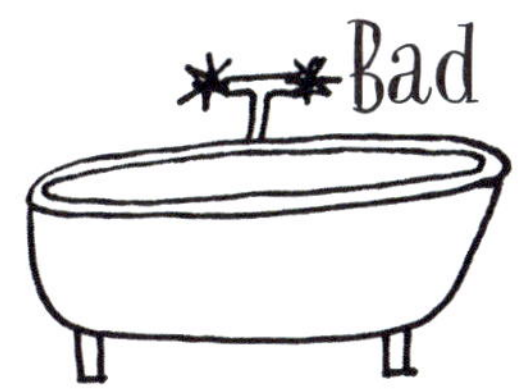

Fichtennadelbad

als Balsam für die Atemwege

Zutaten

kleine Fichtenzweige } oder Latsche oder Zirbe
Wasser

Zubereitung

Die Fichtenzweige leicht hacken, in einem großen Topf mit kochendem Wasser übergießen und zugedeckt einige Minuten ziehen lassen. Diesen Absud in das Vollbad schütten.

Anwendung

Bei maximal 37 °C das Fichtennadelvollbad 15 bis 20 Minuten nehmen.

Wirkung

Die ätherischen Öle der Fichtennadeln sind befreiend und beruhigend auf die Atemwege.

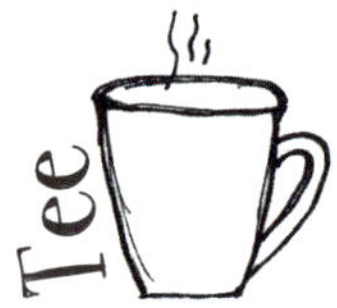

Hagebutten-Nelken-Ingwer-Tee

wärmt und stärkt

Zutaten

1 Beutel Hagebuttentee
3 Nelken
3 Scheiben Ingwer
500 ml Wasser

Zubereitung

Hagebutten, Nelken und Ingwer mit kochendem Wasser übergießen und 8 Minuten zugedeckt ziehen lassen.

Anwendung

Den Tee nach Bedarf trinken. Er kann auch mit Honig gesüßt werden.

Notiz

In diesem Tee ergänzen sich Säure, Schärfe und ätherische Öle der Zutaten in günstiger Weise.

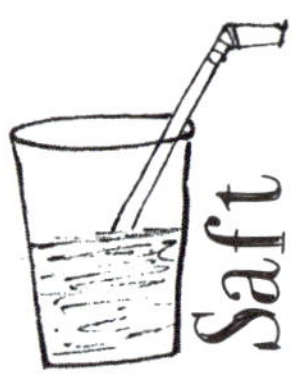

Heißes Bier

beruhigt und leitet aus

Zutaten

300 ml Bier
1 EL Butter
1 TL Honig

Zubereitung

Das Bier auf etwa 40 °C erwärmen und Butter und Honig einrühren.

Anwendung

Das Bier warm trinken.

Wirkung

Die beruhigende und antibakterielle Wirkung von Bier wird durch die Wärme noch gefördert.

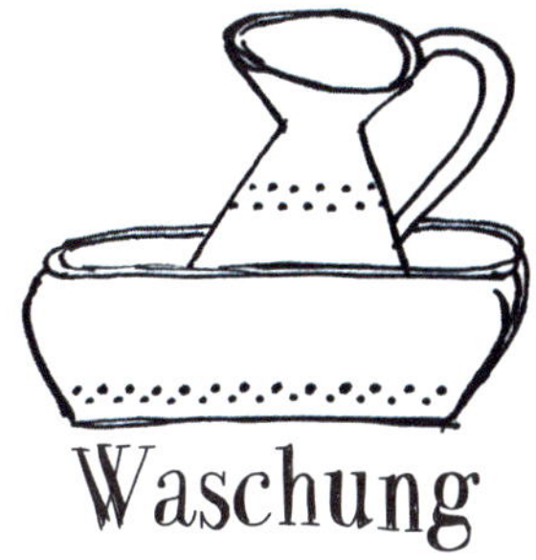

Essigwaschung

für den ganzen Körper

Zubereitung
Essig und Wasser mischen.

Anwendung
Den Waschlappen mehrmals im Essigwasser tränken und gut ausdrücken. Die Haut mit dem Waschlappen abreiben, dann hinlegen, zudecken und nachruhen.

Zutaten
1 Liter Wasser, Zimmertemperatur
100 ml Apfelessig

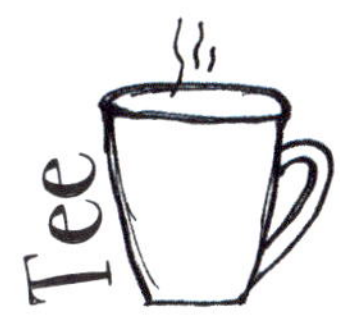

Heiße Zitrone

wirkt antibakteriell

Zubereitung
Den Zitronensaft mit heißem Wasser aufgießen und den Honig darin auflösen.

Anwendung
Mehrmals täglich heiß trinken.

Wirkung
Die antibakterielle Wirkung des Zitronensaftes wird vom Honig noch verstärkt. Zudem sind die organischen Säuren aus Zitrone und Honig eine gute Energiequelle für die Darmzellen.

Zutaten
Saft von einer Zitrone
1 Tasse Wasser
1 TL Honig

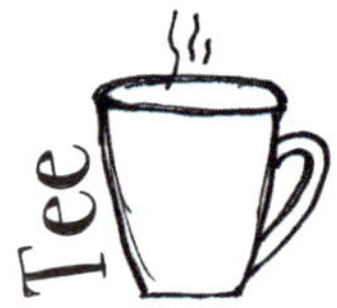

Holunderblüten-Lindenblüten-Tee

hilft beim Schwitzen

Zutaten
1 TL Holunderblüten, getrocknet
1 TL Lindenblüten, getrocknet
1 Liter Wasser

Zubereitung
Holunder- und Lindenblüten mit kochendem Wasser übergießen und zugedeckt 5 Minuten ziehen lassen. Dann abseihen.

Anwendung
Einen Liter Tee über den Tag verteilt trinken.

Wirkung
Der Holunderblüten-Lindenblüten-Tee treibt den Schweiß.

Varianten
Der Tee kann mit Mädesüßblüten und -blättern ergänzt werden. Die Blüten können je nach Verfügbarkeit auch einzeln verwendet werden.

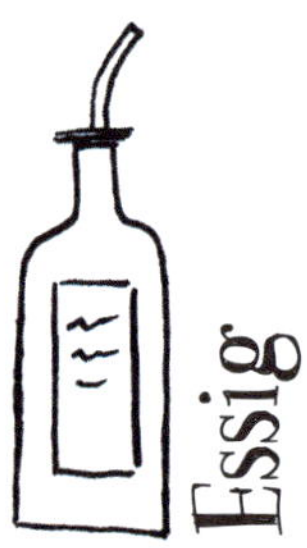

Salbeiessig

hemmt Entzündungen und fördert die Hautflora

Zutaten
1 TL Salbei, getrocknet
250 ml Wasser
1 EL Apfelessig

Zubereitung
Den Salbei mit kochendem Wasser übergießen und 15 Minuten zugedeckt ziehen lassen. Dann abseihen und den Essig zugeben.

Anwendung
Schluckweise über den Tag verteilt trinken.

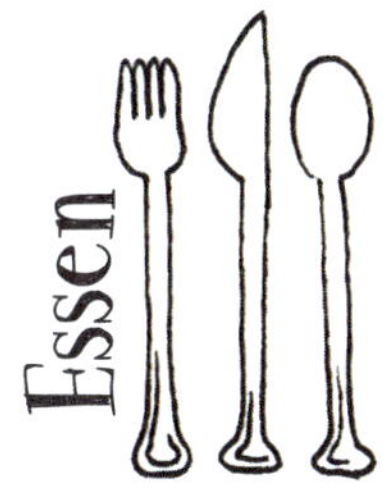

Grippebrot

wirkt antiviral

Zubereitung
Das Brot mit Butter und Honig bestreichen und mit Thymian und Knoblauch bestreuen.

Anwendung
Das Grippebrot nach Bedarf essen.

Zutaten
1 Scheibe Roggenbrot
1 TL Butter
1 TL Honig
1 TL Thymian
½ Zehe Knoblauch

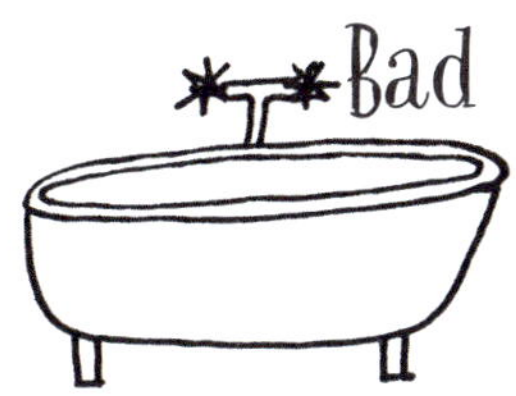

Senfmehlfußbad

überwärmt und leitet ab

Anwendung
Wasser und Senfmehl in eine geeignete Wanne geben und die Füße hineinstellen. Decke oder Badetuch über die Knie legen, damit die Dämpfe abgefangen werden. Die Füße darin 5 bis 10 Minuten baden. Bei mehrmaligem Baden kann die Dauer auf 15 Minuten ansteigen.
Dann die Füße mit warmem Wasser abspülen und in einer warmen Decke ruhen lassen.

Hilft bei
Kältegefühl, grippalen Infekten, rinnender Nase und Kopfschmerzen.

Achtsamkeit
Das Senfmehlfußbad muss achtsam durchgeführt werden. Die Füße dürfen dabei leicht rot werden.

Zutaten
4 EL Senfmehl
Wasser, 35 °C
Badetuch oder Decke
Handtuch

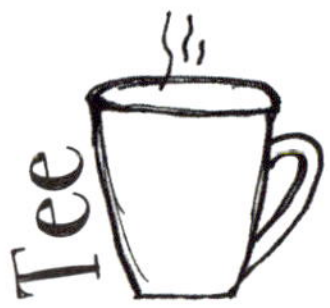

Ingwertee

wärmt durch Scharfstoffe

Zutaten

1 TL frische Ingwerwurzel, geschnitten
500 ml Wasser
etwas Zitronensaft
1 TL Honig
1 Msp. Zimt

Zubereitung

Die Ingwerwurzel mit kochendem Wasser übergießen und 7 Minuten ziehen lassen. Mit Zitronensaft, Honig und Zimt abschmecken.

Anwendung

Den Ingwertee heiß trinken.

Wirkung

Der Ingwer treibt den Schweiß, senkt das Fieber, regt die Immunabwehr an und vertreibt Keime.

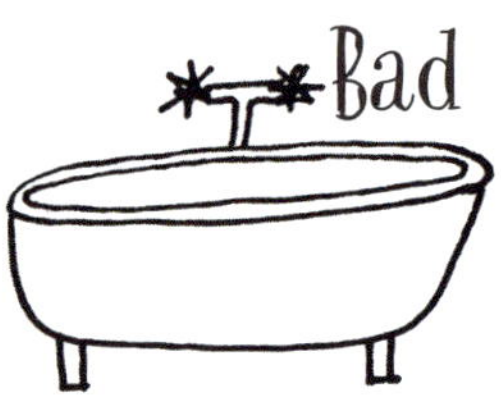

Salzfußbad

durchblutet und regt an

Zutaten

1 EL Salz pro Liter Wasser
Wasser
Fußbadewanne oder 2 Eimer

Zubereitung

Das Wasser mit 38 °C in die Wanne geben und das Salz darin auflösen.

Anwendung

Das Wasser soll bis zur halben Wade reichen. Die Füße darin 10 bis 15 Minuten baden.

Notiz

Das Salzfußbad bewirkt eine starke Durchblutung der Nasennebenhöhlen und der Blase.

Hilft bei

Erkältung, Blasenentzündung, Infekten der Atemwege, Kopfschmerzen, Schlafstörungen

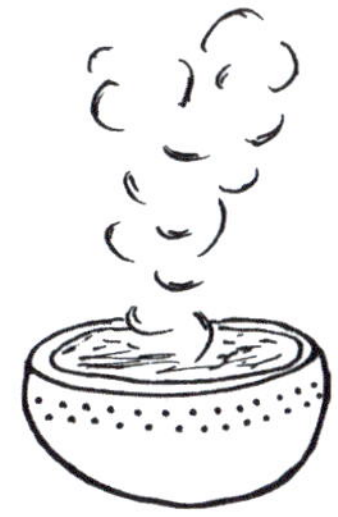

Dampf

Kamilleninhalation

öffnet die Atemwege

Zubereitung
Die Kamillenblüten mit kochendem Wasser übergießen und zudecken.

Anwendung
Sobald die Temperatur des Dampfes angenehm ist, wird inhaliert. Dazu das Gesicht über den Topf mit Kamillendampf halten und ein Handtuch über den Kopf legen.

Zutaten
1 TL Kamillenblüten
250 ml Wasser

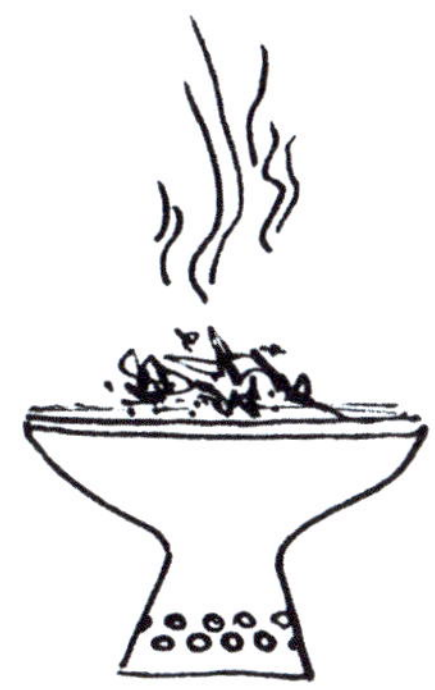

Räucherung

Thymian-Räucherung

reinigt die Atemwege

Anwendung
Eine Prise Thymian auf das Stövchen legen und verräuchern.

Wirkung
Thymian wirkt desinfizierend und befreit die Atemwege. Er entkrampft und stärkt die Abwehrkräfte.

Notiz
Wenn kein Räucherstövchen zur Hand ist, kann ein einfaches Teelicht mit einem Stück Alufolie oder Metallfliegengitter abgedeckt verwendet werden.

Zutaten
Thymian, getrocknet
Räucherstövchen

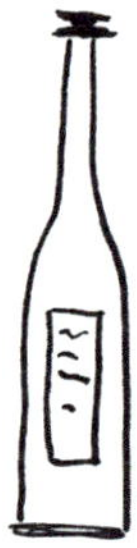

Sirup

Schwarze Johannisbeeren

zur Erkältungsvorsorge

Zutaten
1 kg Schwarze Johannisbeeren
250 g Honig

Zubereitung
Die Johannisbeeren mit dem Honig pürieren und in kleinen Portionen tiefkühlen.

Anwendung
Ab Oktober vorsorglich täglich einen Esslöffel essen.

Wirkung
Die Schwarzen Johannisbeeren enthalten einen Anti-Pneumoniefaktor und schützen vor Lungenentzündung. Volksmedizinisch wurden sie bei Keuchhusten eingesetzt. Die Schwarzen Johannisbeeren enthalten eine beachtliche Menge an Salicylsäure.

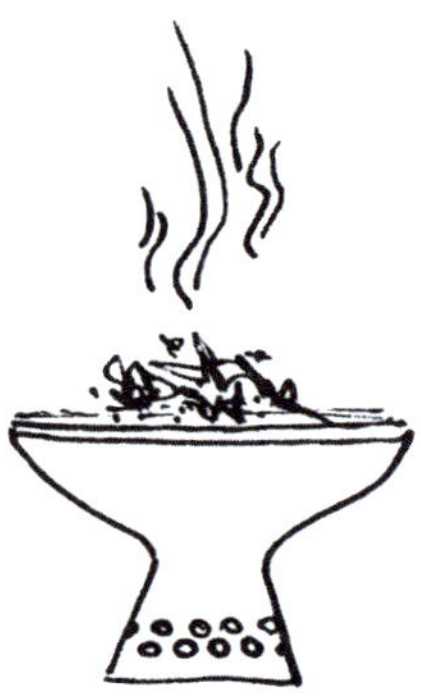

Räucherung

Weihrauch-Räucherung

desinfiziert den Raum

Zutaten
einige Körner Weihrauch
1 Prise Thymian
Räucherstövchen oder Teelicht mit Sieb

Anwendung
Das Teelicht anzünden, das Sieb oder Gitter mit etwa 8 cm Abstand über der Flamme anbringen und den Weihrauch verräuchern.

Wirkung
Das Verräuchern von Harzen reinigt die Luft und wirkt entzündungshemmend.

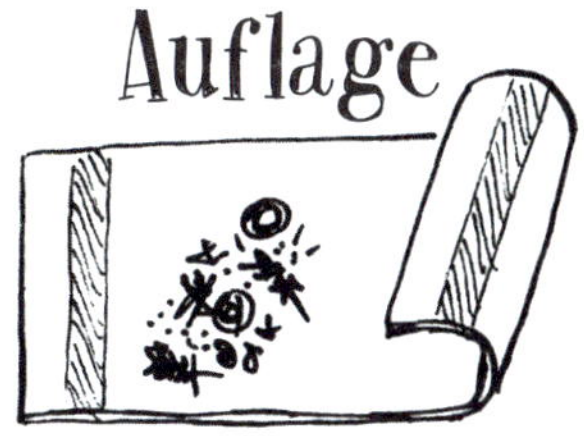

Ölkompresse

mit Thymian

Zubereitung
Das Olivenöl erwärmen und den Thymian zugeben. Etwa 15 Minuten warm ziehen lassen. Dann abseihen und auf den Baumwollstoff träufeln.

Anwendung
Den öligen Baumwollstoff auf die Brust auflegen, das Kissen und die Wolldecke darüberlegen und 10 bis 20 Minuten einwirken lassen. Eventuell noch mit einer Wärmflasche zusätzlich warmhalten.

Zutaten
doppelt gelegter, dünner Baumwollstoff
kleines Kissen
Wolldecke
100 g Olivenöl
1 EL getrockneter Thymian

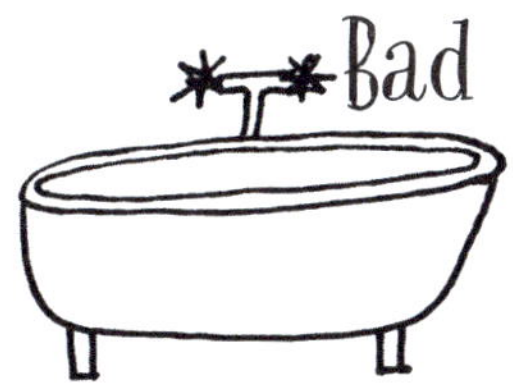

Thymianbad

vertreibt Bakterien und entspannt die Bronchien

Zubereitung
Den Thymian mit kochendem Wasser übergießen und 5 Minuten zugedeckt ziehen lassen. Dann abseihen und den Absud in das Vollbad gießen.

Anwendung
Bei maximal 37 °C für 15 bis 20 Minuten baden.

Variante
Das Thymianbad kann auch mit einigen Zweigen von frischem Thymian zubereitet werden.

Zutaten
3 EL getrockneter Thymian
1 Liter Wasser

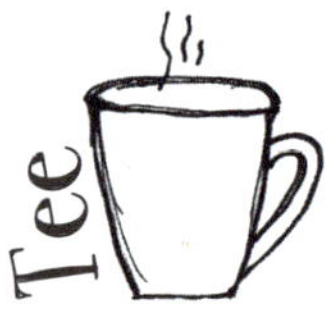

Zwiebel-Fencheltee

trocknet und löst

Zutaten

2 große Zwiebeln
1 Liter Wasser
2 TL Fenchelkörner, leicht angequetscht
Honig nach Geschmack

Zubereitung

Zwiebel mit der Schale in Stücke schneiden und mit dem Wasser eine halbe Stunde lang köcheln. 10 Minuten vor Ende der Kochzeit den Fenchel zugeben, dann abseihen.

Anwendung

Nach Bedarf bis zur gesamten Menge trinken.

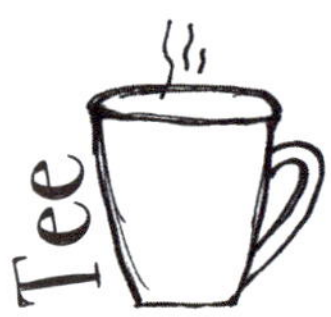

Zwiebeltee

wirkt nachhaltig

Zutaten

2 große Zwiebeln
1 Liter Wasser
Honig nach Geschmack

Zubereitung

Zwiebeln mit Schale in Stücke schneiden, Wasser zugeben, aufkochen und eine Stunde lang leicht köcheln. Dann abseihen und mit Honig abschmecken.

Anwendung

Den Zwiebeltee mit Honig nach Bedarf trinken.

Wirkung

Der hitzestabile Farbstoff, das Flavonol Quercetin, wird aus der Zwiebelschale geholt und färbt karamellbraun. Der gleiche Effekt findet sich bei einer guten, lang gekochten Suppe. Quercetin verhindert Oxidationsreaktionen und wirkt antimikrobiell. Zudem scheint Quercetin die Histaminausschüttung zu hemmen, das hilft Allergikern.

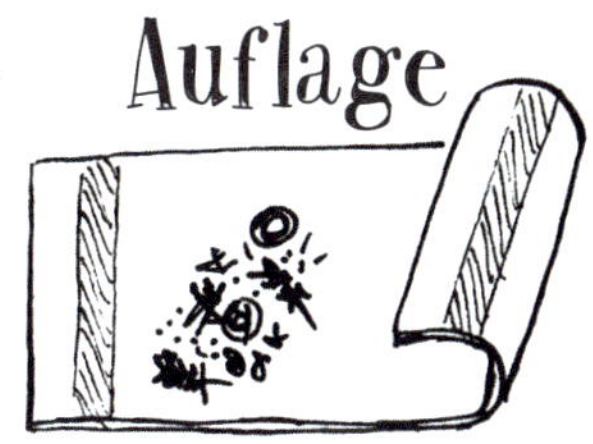

Zwiebelschmalz

lässt Entzündungen abklingen

Zubereitung
Die Zwiebel schälen und hacken. In Schmalz andünsten, etwas überkühlen und auf eine Fläche von 10 mal 10 cm auf das Geschirrtuch streichen.

Anwendung
Das Tuch zusammenschlagen, Temperatur kontrollieren und die Zwiebelauflage auf die Brust legen. Mit Handtuch und Wolldecke abdecken.

Wirkung
Der entzündungshemmende Effekt der Zwiebel ist bei einem fettlöslichen Auszug am stärksten.

Variante
Statt Schweineschmalz kann auch Butterschmalz oder Kokosöl verwendet werden, die ähnlich viele gesättigte Fettsäuren enthalten.

} gutes Schmalz nehmen

Zutaten
2 EL Schweineschmalz
1 Zwiebel
Geschirrtuch
Handtuch
Wolldecke

Fieber

Essigpatscherl
Himbeersaft
Essigwasser
Holunderblütensaft
Hagebuttentee

Fieber

Wenn das Fieber aufsteigt, kommt auch die Sehnsucht nach sanfter Kühlung. Guter Essig bringt Erleichterung, indem er auf der Haut verdunstet und Wärme verfliegen lässt. Dabei wird immer sachte begonnen und beobachtet, ob das dem Patienten wirklich guttut. Auch Schleimdrogen wie Malve, Spitzwegerich und Eibisch sind kühlend. Und natürlich die Himbeere, die über Schleimstoffe und ganz viel Säure verfügt und dadurch im Hochsommer ebenso kühlt wie bei Fieber.

Auflage

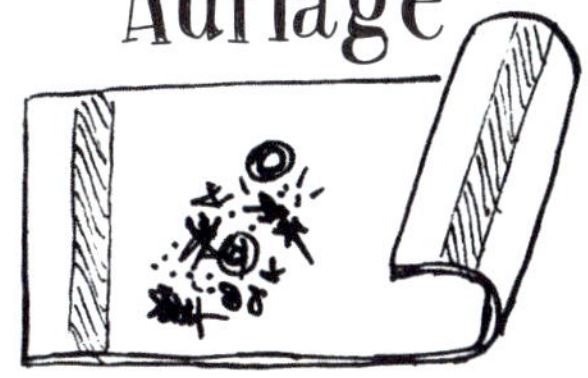

Essigpatscherl

senken sanft das Fieber

Zutaten

Wasser mit einem Schuss Essig, etwa 30 °C
2 Leinentücher
2 Woll- oder Frottiertücher

Anwendung

Die Leinentücher im Essigwasser tränken und um die beiden Unterschenkel von der Kniekehle bis zum Fußgelenk wickeln. Die Wolltücher drüber wickeln und etwa 8 bis 10 Minuten wirken lassen. Dann werden die nassen Innentücher in frischem Wasser ausgewaschen und erneut im Essigwasser getränkt. Das Ritual über eine halbe bis eine Stunde wiederholen. Den Patienten je nach seinem Bedürfnis zudecken. Sollten die Füße während des Wickels kalt werden, wird er entfernt.

Notiz

Essigpatscherl oder Essigwickel sind vielleicht die bekanntesten Wickel. Sie senken das Fieber gut. Voraussetzung für diesen Wickel ist ein vollkommen warmer Körper, denn trotz Fieber sind Hände oder Füße manchmal noch kalt. Der Wickel wird einige Male angelegt, bis das Fieber auf ein erträgliches Maß gesunken ist. Das Essigwasser soll nur wenig kälter sein als die Körpertemperatur (25 bis 30 °C), nicht eiskalt. Die Körpertemperatur darf nicht zu schnell sinken und insgesamt nur um 0,5 bis 1 °C, sonst ist die Belastung für Herz und Kreislauf sehr hoch.

} Wadenwickel

Wirkung

Essigwasser hat eine längere Verdunstungszeit als reines Wasser. Deshalb kühlt es intensiver, je nach Essiganteil. Der leicht saure pH-Wert ist zudem günstig für den Säuremantel der Haut.

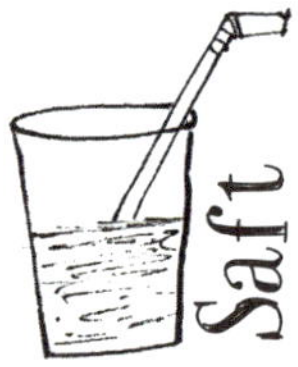

Himbeersaft

kühlt bei Fieber

Zutat
1 Glas Himbeersaft

Anwendung
Den Himbeersaft trinken, solange es als angenehm empfunden wird.

Wirkung
Himbeeren sind sehr säurereich. Geschmacklich sind diese Säuren durch den hohen Schleimstoffgehalt aber kaum wahrnehmbar. Schleimstoffe gelten in der traditionellen Heilkunde als kühlend.

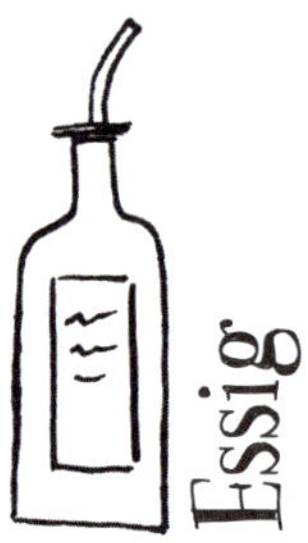

Essigwasser

kühlt auch von innen

Zutaten
1 Glas lauwarmes Wasser
1 EL Apfelessig
1 TL Honig

Zubereitung
Apfelessig und Honig in das Wasser rühren.

Anwendung
Essigwasser nach Bedarf trinken.

Variante
Himbeeressig hat eine noch stärker kühlende Wirkung als Apfelessig. Das gilt sowohl für Himbeeressig, der aus dem Saft der Himbeeren hergestellt wurde, als auch für einen Ansatzessig, wo die frischen Himbeeren im Essig ausgezogen wurden.

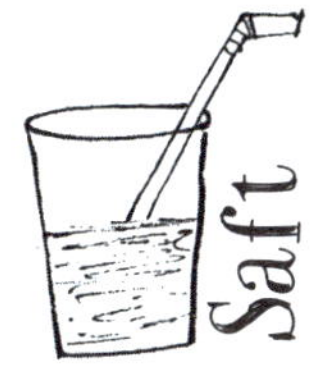

Holunderblütensaft

treibt den Schweiß

Zubereitung
Entweder trinkfertigen Holunderblütensaft nehmen oder den Sirup aus den Holunderblüten mit Wasser aufgießen.

Zutat
Holunderblütensaft

Anwendung
1 bis 2 Gläser Holunderblütensaft kühl, nicht eiskalt, pro Tag trinken.

Notiz
Holunderblüten wärmen den Magen, sind schweißtreibend und senken das Fieber. Ihr Tee und Saft eignet sich für Erkältungskrankheiten.

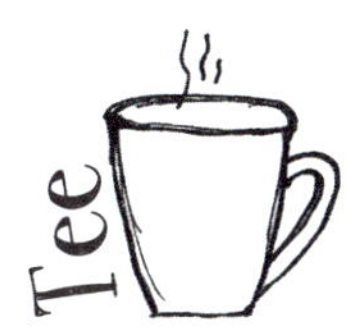

Hagebuttentee

stärkt die Abwehr und senkt das Fieber

Zubereitung
Die Hagebutten mit kaltem Wasser übergießen, 5 Minuten leicht köcheln und dann abseihen.

Zutaten
3 TL Hagebutten
500 ml Wasser

Anwendung
3 Tassen täglich trinken.

Füße

Alkoholeinreibung
Knoblauch
Weihrauchsalbe
Kräuter-Essig-Fußbad
Fußpeeling
Salzwasserbad
Zwiebeleinreibung
Zitronenfußbad
Schwarzteewaschung
Salbeiwaschung
Rosmarinbad
Fußbadesalz
Essig
Fußbalsam

Füße

Fußpilz
Müde Füße
Schweißfüße

Wenn die Füße sich nach Erfrischung und Entspannung sehnen, ist es Zeit für ein Fußbad. So einfache Zutaten wie Zitrone, Salz und Essig wirken spürbar auf den Hautstoffwechsel der Füße. Als Antipilzmittel stehen Thymian, Salbei, Kümmel, Zwiebel und Knoblauch aus der Gewürzschublade zur Verfügung, immer in Verbindung mit Essig zur Symbioselenkung. Und: viel Zeit! Denn Fußpilzbehandlungen brauchen Zuwendung und Ruhe. Salbei hemmt zudem den Fußschweiß effektiv. Durch die Fußsohle können wir Pflanzenwirkstoffe in einer erstaunlichen Weise einschleusen. Der Duft ätherischer Öle wandert in wenigen Minuten von den Füßen bis in die Nase.

Einreibung

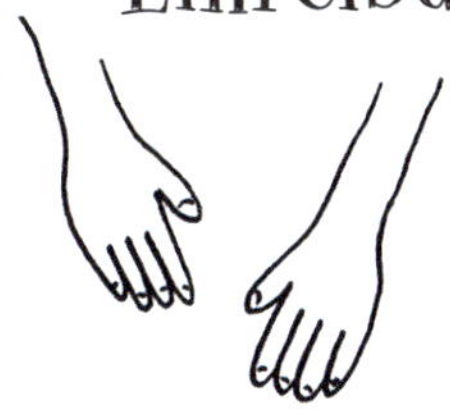

Alkoholeinreibung

gegen Fußpilz

Anwendung
Die von Fußpilz befallenen Stellen an den Füßen mit dem Alkohol einreiben.

Wirkung
70-prozentiger Alkohol wird zum Desinfizieren im Lebensmittelbereich verwendet, weil er genau mit dieser Konzentration sehr effizient Mikroorganismen und damit auch Pilze beseitigt. Unter dem 70-prozentigen Alkohol leidet aber auch die physiologisch günstige Flora der Haut, deshalb ist eine anschließende Einreibung mit Essig empfehlenswert.

Achtsamkeit
Die Reaktionen auf der Haut nach dieser Behandlung genau beobachten.

Zutat
Alkohol, 70 Vol.-%

Auflage

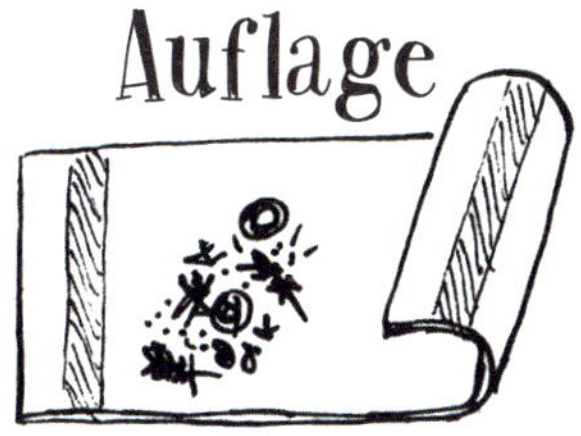

Knoblauch

gegen Nagelpilz

Anwendung
Die Haut rund um den Zehennagel einfetten. Die Knoblauchzehe quetschen und auf den betroffenen Zehennagel auflegen. Mit dem Pflaster fixieren und über Nacht einwirken lassen.

Zutaten
1 Knoblauchzehe
Pflaster
Fettcreme

Einreibung

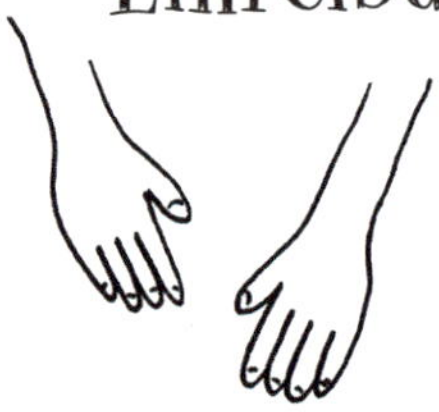

Weihrauchsalbe

hemmt Fußpilz

Zutaten

200 g Olivenöl
1 EL Thymian
1 EL Lavendel
60 g Weihrauch
40 g Bienenwachs

Zubereitung

Das Olivenöl auf 60 bis 70 °C erwärmen. Kräuter und Harz zugeben und eine halbe Stunde warm ziehen lassen. Das Öl abseihen und das Bienenwachs darin auflösen. Die Harzsalbe in Glastiegel oder kleine Schraubgläser füllen. Die Harzsalbe ist bei Zimmertemperatur gut haltbar.

Anwendung

Am Abend nach dem Waschen Füße und Zehennägel mit Harzsalbe einreiben.

Wirkung

Weihrauch löst sich gut in Öl

Harze wirken stark antimikrobiell gegen Bakterien, Viren und Pilze. Thymian und Lavendel verstärken diese Wirkung durch ihre antimykotischen ätherischen Öle.

Variante

Statt Weihrauch kann auch einheimisches Fichten- oder Kiefernharz verwendet werden. Diese kleine Menge an Harz kann das ganze Jahr über selbst gesammelt werden, in dem das »Faulpech« von Verletzungen an Nadelbäumen abgeschabt wird. In einem Glas ist dieses Harz auch einige Monate lagerbar.

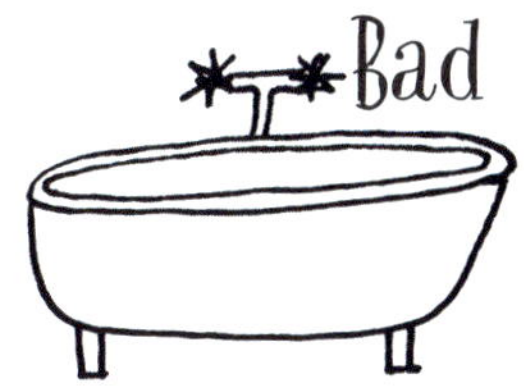

Kräuter-Essig-Fußbad

verscheucht den Fußpilz

Zubereitung
Die Kräuter mit einem halben Liter kochendem Wasser übergießen und zugedeckt 5 Minuten ziehen lassen. Dann abseihen, nach Belieben Salz und/oder Essig zugeben und mit dem restlichen kalten Wasser auf 37 °C bringen.

Anwendung
Die Füße 10 Minuten darin baden. Dann gut abtrocknen, auch zwischen den Zehen.

Wirkung
Der Essig bringt Säure und senkt den pH-Wert in den physiologischen, leicht sauren Bereich und das Salz schafft ein gutes Klima für Milchsäurebakterien.

Variante
Zusätzlich können 2 Esslöffel Steinsalz oder Meersalz zugegeben werden, um die Wirkung zu verstärken.

Zutaten
3 EL Kräuter nach Wahl: Thymian, Quendel, Kümmel, Kamille, Lavendel
2 Liter Wasser
200 ml Apfel- oder Weinessig

} Kräuter und Essig gegen Pilze

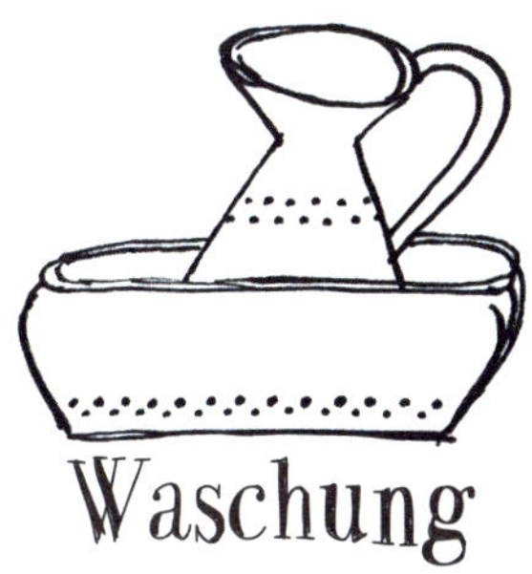

Fußpeeling

nach dem Fußbad

Anwendung
Öl mit Salz mischen und damit die Füße massieren. Dann abwischen und abwaschen.

Wirkung
Das Fußpeeling aktiviert die Fußreflexzonen in angenehmer Art und Weise.

Zutaten
1 EL Olivenöl
1 EL Salz

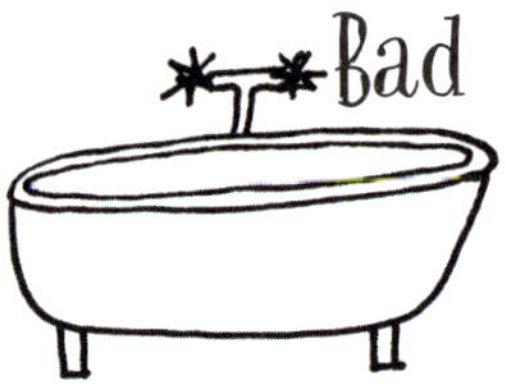

Salzwasserbad

tut den erwünschten Bakterien gut

Zutaten

3 gehäufte EL Steinsalz oder Meersalz
3 Liter Wasser

Zubereitung

Das Wasser auf 37 °C erwärmen, in eine Fußbadewanne gießen und das Salz darin auflösen.

Anwendung

Die Füße 10 bis 15 Minuten im Salzwasser baden.

Wirkung

Die physiologischen Milchsäurebakterien mögen eine Salzkonzentration zwischen 1,5 und 3 Prozent am liebsten. Diese Salzkonzentration herrscht auch in milchsauren Gemüsen wie im Sauerkraut, im Grunde überall dort, wo sie sich vermehren sollen.

Variante

Pilzhemmende Kräuter wie Thymian, Kamille oder Kümmel können dem Salzwasserbad zugesetzt werden.

Notiz

Volksheilkundlich gilt das Salzwasserbad als aktivierend und stärkend. Es soll nach einer Anstrengung die Energien zurückbringen.

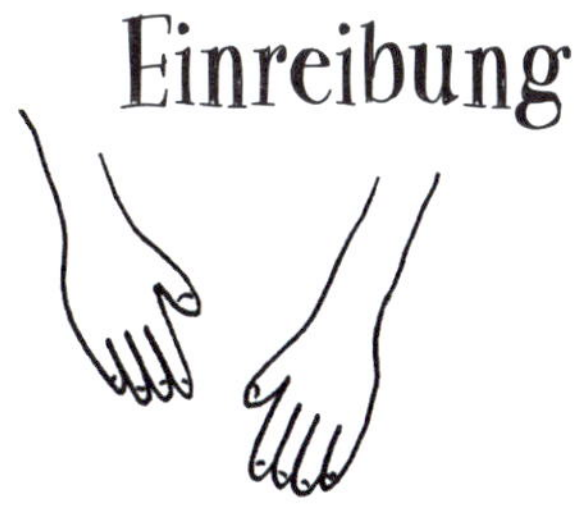

Zwiebeleinreibung

hilft bei geduldiger, wochenlanger Durchführung

Zutat
1 Zwiebel

Zubereitung
Die Zwiebel quer halbieren und schälen.

Anwendung
Mit je einer Zwiebelhälfte einen Fuß dreimal pro Tag einreiben. Die Anwendung muss mehrere Wochen, manchmal einige Monate durchgehalten werden, bis sich der Erfolg einstellt.

Variante
Die Lauchöle aus der Zwiebel sind effiziente Scharfstoffe, die gegen Pilze anrücken.

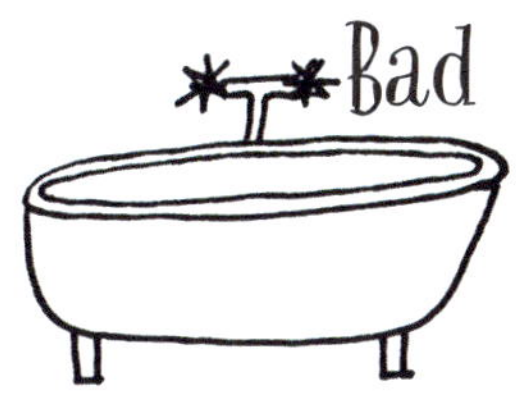

Zitronenfußbad

erfrischt die Füße

Zutaten
Wasser mit
36 bis 38 °C
3 EL Salz
Saft und Schale
von einer Zitrone

Zubereitung
Die Zitronenschale mit einem Viertelliter heißem Wasser aufgießen und das Salz darin auflösen. Mit etwa zweieinhalb Liter kühlem Wasser die Temperatur einstellen und den Zitronensaft zugeben.

Anwendung
Etwa 15 Minuten die Füße darin baden.

Variante
Statt Zitrone kann auch guter Gärungsessig zugegeben werden.

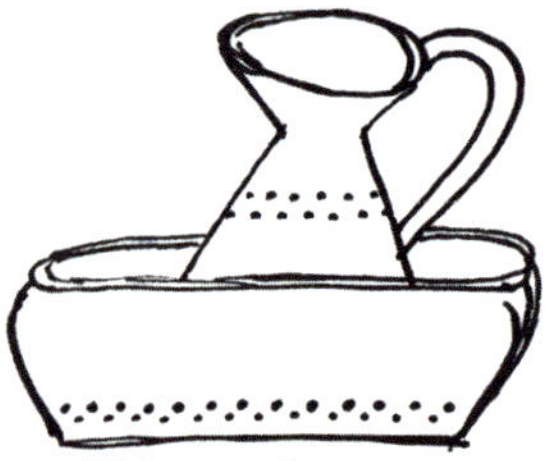

Waschung

Schwarzteewaschung

gegen Fußpilz und Fußschweiß

Zutaten

Gerbstoffe durch lange Ziehzeit {
3 Beutel Schwarzer Tee
500 ml Wasser

Zubereitung

Den Tee mit kochendem Wasser aufgießen und 15 Minuten ziehen lassen.

Anwendung

Den Waschlappen im Schwarzen Tee tränken und gut ausdrücken. Die Haut mit dem Waschlappen abreiben, dann abtrocknen und je nach Temperatur Socken anziehen.

Wirkung

Der Schwarze Tee gerbt die Eiweiße der obersten Hautschicht auf der Fußsohle. Dadurch verdichtet er sie und entzieht das Wasser. So hat der Fußpilz keinen Nährboden mehr und ist nicht mehr lebensfähig. Die gegerbte oberste Schicht wird gleichzeitig vor Bakterien geschützt und sie bildet weniger Schweiß.

Notiz

Bei dicker Hornhaut ist diese Waschung weniger gut geeignet.

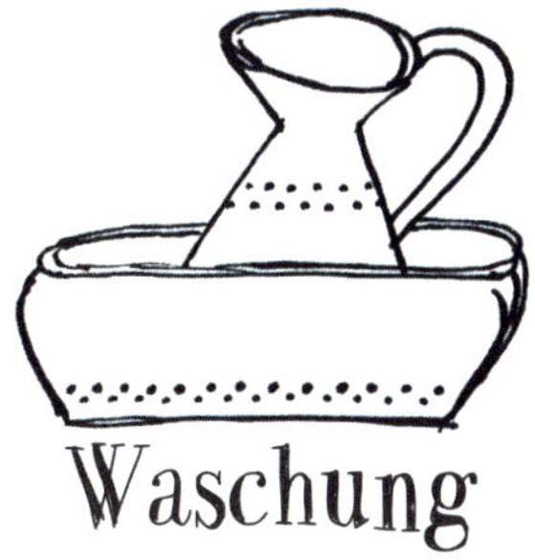

Salbeiwaschung

gegen Schweißfüße

Zubereitung
Die Salbeiblätter leicht mörsern, mit kochendem Wasser übergießen und mindestens 15 Minuten ziehen lassen.

Zutaten
2 EL Salbeiblätter
500 ml Wasser

Anwendung
Den Waschlappen im Salbeitee tränken und gut ausdrücken. Die Füße mit dem Waschlappen abreiben und Socken drüberziehen.

Wirkung
Der Salbei enthält Gerbstoffe, die die Eiweiße der obersten Hautschicht gerben. Diese wird dadurch verdichtet und getrocknet. Neben den Gerbstoffen enthält Salbei auch noch ätherische Öle, die eine zusätzliche desinfizierende Wirkung haben. Salbei hat sich damit als schweißhemmendes Kraut einen Namen gemacht.

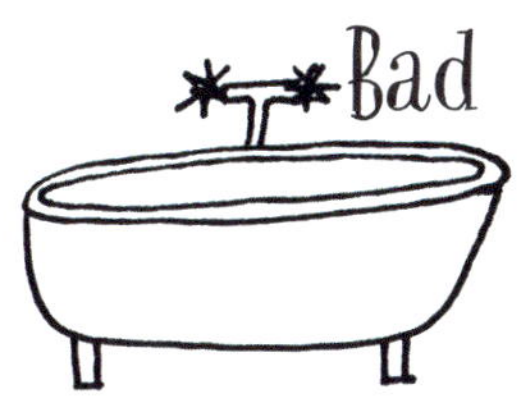

Rosmarinbad

regt die Durchblutung an

Zubereitung
Den Rosmarin in einer Fußbadewanne mit kochendem Wasser übergießen und zugedeckt 5 Minuten ziehen lassen.

Zutaten
2 EL Rosmarin
2 Liter Wasser

Anwendung
Die Füße für 10 bis 15 Minuten im Rosmarinbad bei 37 °C baden.

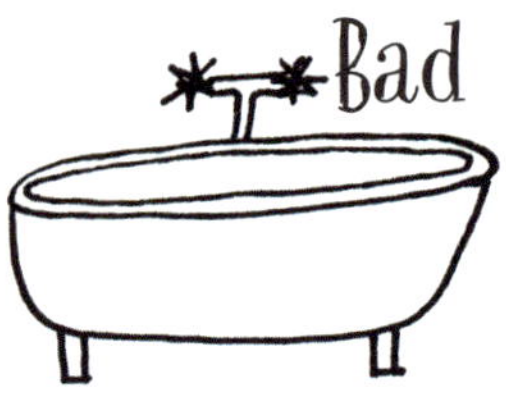

Fußbadesalz

gegen Fußpilz und Schweißfüße

Zutaten

5 EL Salbeiblätter
5 EL Rosmarin
10 EL Steinsalz
oder Meersalz
etwa 2 Liter Wasser

Zubereitung

Die getrockneten Kräuter mörsern oder in der Küchenmaschine mahlen und mit dem Salz mischen. Diese Kräuter-Salz-Mischung ist über Monate bis zu einem Jahr haltbar.

Anwendung

Für ein Fußbad 2 gehäufte EL der Mischung mit einem halben Liter kochendem Wasser übergießen und mit eineinhalb Litern kaltem Wasser auf 37 °C bringen. Die Füße 10 Minuten darin baden. Dann gut abtrocknen, besonders zwischen den Zehen.

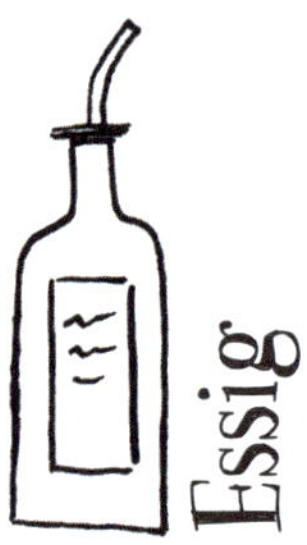

Essig

lässt die gute Flora wieder aufleben

Zutaten

1 Teil Apfelessig,
reiner Gärungsessig
5 bis 10
Teile Wasser

Zubereitung

Apfelessig mit Wasser mischen und in eine Glasflasche füllen. Besonders gut eignen sich Flaschen mit Sprühaufsatz.

Anwendung

Den verdünnten Essig auf die Füße sprühen.

Varianten

Um die hautpflegende Wirkung des Essigs zu verstärken, können im Essig Kräuter wie Ringelblume, Rose, Schafgarbe, Veilchen, Lavendel oder ähnliche für 2 Wochen angesetzt werden.

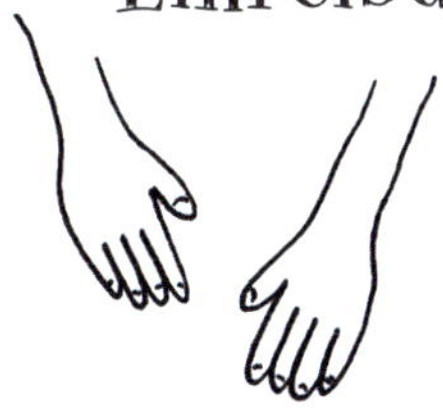

Fußbalsam

gegen trockene Füße

Zutaten
200 g Kokosöl
1 EL getrockneter Thymian
1 EL getrockneter Salbei

Zubereitung
Das Kokosöl leicht erwärmen, bis höchstens 60 °C, und die Kräuter zugeben. 20 Minuten warm ausziehen, dann abseihen und in ein Schraubglas füllen.

Anwendung
Die Füße abends nach dem Waschen mit dem Fußbalsam einreiben.

Wirkung
Thymian wirkt pilzhemmend und Salbei hemmt die Schweißbildung, deshalb eignen sich beide Kräuter sehr gut für einen Fußbalsam.

Varianten
Wenn 20 Gramm Bienenwachs oder Jojobaöl zugegeben werden, zieht der Balsam noch schneller ein. Bertramwurzel kann auch noch mitausgezogen werden, um die Durchblutung der Füße anzuregen.

Gedächtnis

Grüner Tee
Rosmarin
Viel frisches Wasser
Zitronenmelissentee
Kurkuma
Walnuss

Gedächtnis

Wenn das Gedächtnis nachlässt, dann ist es höchste Zeit für Rosmarin. Schon Shakespeare schrieb: »Da ist Rosmarin, das ist fürs Erinnern!« Und auch in Tirol und Salzburg erzählt man sich seit Langem, dass dem Bräutigam ein Rosmarinzweig angesteckt werden soll, damit er sich auch noch nach Jahren erinnert, wen er geheiratet hat. Der Duft von Rosmarin tonisiert und aktiviert den Kreislauf. Zudem sorgt er für viel Acetylcholinausschüttung, wodurch die Signalübertragung an den Nervenenden besser funktioniert.

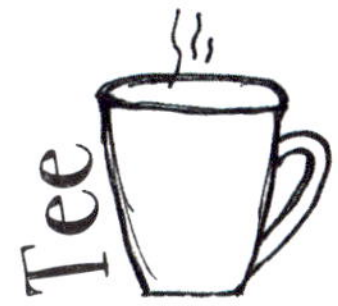

Grüner Tee

schützt die Nervenzellen

Zubereitung
Den Tee mit 60 bis 70 °C heißem Wasser übergießen und 2 Minuten ziehen lassen.

Zutaten
2 TL Grüner Tee
500 ml Wasser

Anwendung
Der Grüne Tee ist als Dauergetränk geeignet.

Notiz
Der Grüne Tee schützt die Nervenzellen vor Ablagerungen und sichert so ein gutes Gedächtnis bis ins hohe Alter.

} sanft anregend

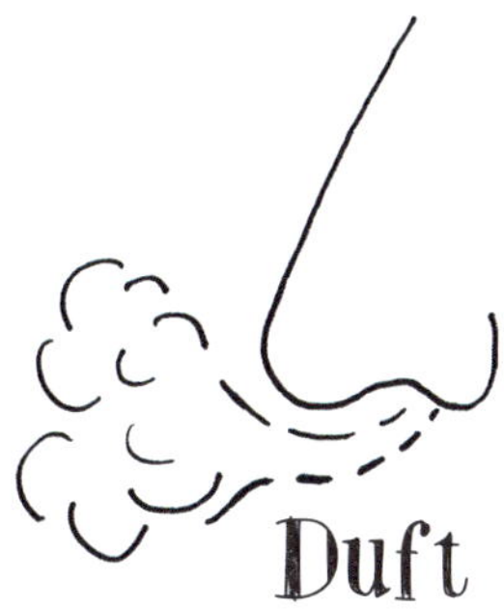

Rosmarin

hilft beim Erinnern

Anwendung
Einige Rosmarinblätter brechen und mehrere Minuten daran riechen.

Zutat
1 Zweig Rosmarin, frisch oder getrocknet

Notiz
Bei dieser Anwendung geht es um den Duft. Es kann also auch gutes ätherisches Rosmarinöl oder eine andere Rosmarinzubereitung verwendet werden, solange der natürliche Duft der Pflanze erhalten ist.

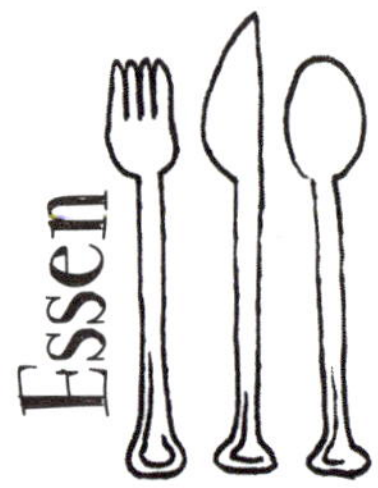

Viel frisches Wasser

hilft den Gedanken auf die Sprünge

Zutat

1,5 Liter Wasser

Anwendung

Mindestens 1,5 Liter Wasser pro Tag pur, als Tee oder leicht mit Fruchtsäften angereichert trinken.

Variante

Eine Messerspitze Natron macht das Wasser basisch und wirkt sich günstig auf die Denkleistung aus. Natronwasser ist nicht geeignet bei trägem Magen, der zu wenig Magensäure produziert.

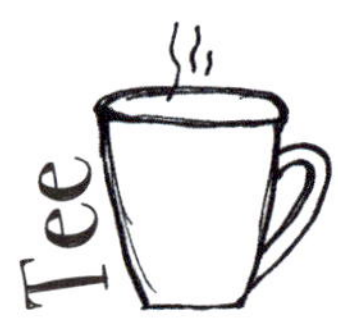

Zitronenmelissentee

fördert den Gedankenfluss

Zutaten

1 TL Zitronenmelisse
500 ml Wasser

Zubereitung

Die Zitronenmelisse mit heißem Wasser übergießen, zugedeckt 3 Minuten ziehen lassen, dann abseihen.

Anwendung

2 bis 4 Tassen Zitronenmelissentee kurmäßig über 4 Wochen trinken.

Wirkung

Zitronenmelisse erhöht die Ausschüttung von Acetylcholin, einem wichtigen Vermittler der Gedankenübertragung.

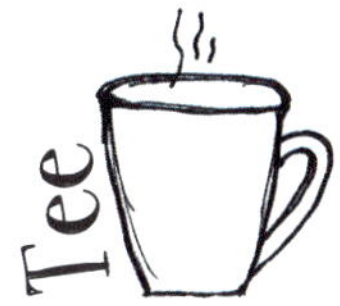

Kurkuma

stärkt das Gehirn

Zubereitung
Das Kurkumapulver mit heißem Wasser übergießen und etwas abkühlen lassen.

Zutaten
1 TL Kurkumapulver
1 Tasse Wasser

Anwendung
Das Kurkumagetränk vor der Mahlzeit trinken.

Wirkung
Kurkuma soll die Neubildung von Nervenzellen anregen.

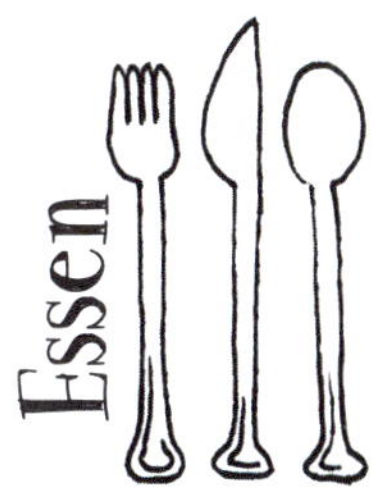

Walnuss

macht die Zellwände elastisch

Anwendung
Täglich einige Walnüsse essen.

Zutat
einige Walnüsse

Wirkung
Walnüsse sind reich an Omega-3-Fettsäuren. Die werden in die Zellmembranen eingebaut und halten sie geschmeidig und stoffwechselaktiv.

Gelenkschmerzen

Chilisalbe
Rosmarinbad
Hagebuttenpulver
Heiße Kartoffelauflage
Wacholder-Ingwer-
Zitronen-Sirup
Ingwerbad
Rosmarinwaschung
Weihrauchsalbe
Weißkrautauflage

Gelenkschmerzen

Abnutzung der Gelenke

Wenn die Gelenke unter der Last des Alltags stöhnen und knirschen, dann braucht es eine gute Durchblutung an Ort und Stelle und oft auch eine Erleichterung der Schmerzen. Bitterstoffe und Scharfstoffe bringen wieder Bewegung in die geschundenen Knorpel. Aber auch gutes Leinöl oder Walnussöl machen elastisch. Gegen Schmerzen und Entzündung helfen Hagebutten mit Kernen, Weißkraut und Harze. Abnützungen können nicht rückgängig gemacht werden, doch Beweglichkeit und Schmerzen sind beeinflussbar.

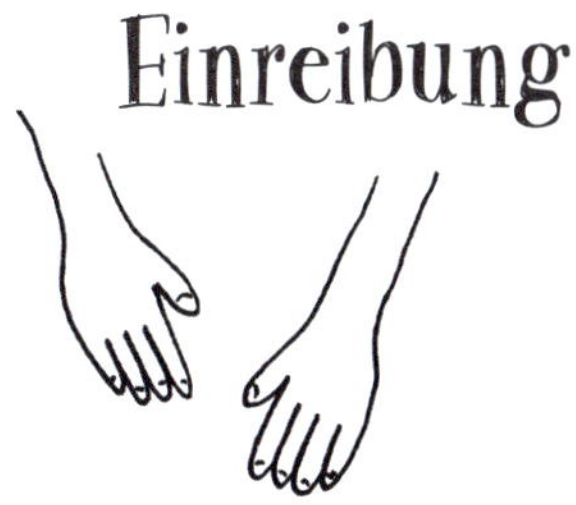

Chilisalbe

wärmt die Gelenke

Zubereitung
Die Chilis klein schneiden und mit dem Olivenöl erwärmen. Bei etwa 60 °C eine Stunde ziehen lassen. Dann abseihen und das Bienenwachs darin schmelzen. Die Salbe in kleine Gläser abfüllen, auskühlen lassen und dann zuschrauben.

Zutaten
200 ml Olivenöl
30 g frische oder
15 g getrocknete Chilis
20 g Bienenwachs

Anwendung
Die betroffenen Stellen mit der Chilisalbe einreiben.

Haltbarkeit
Die Chilisalbe hält mindestens ein halbes Jahr in Abhängigkeit vom Alter des Olivenöls.

Wirkung
Je nach Schärfegrad der Chilis wird die Salbe milder oder stärker. Zur Vorsicht die Verträglichkeit der Salbe an den Arminnenseiten testen.

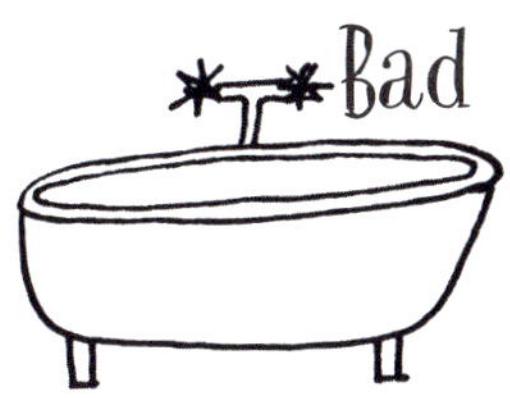

Rosmarinbad

stärkt Durchblutung und Kreislauf

Zubereitung
Den Rosmarin mit kochendem Wasser übergießen und eine Viertelstunde zugedeckt ziehen lassen.

Zutaten
50 g Rosmarin
1 Liter Wasser

Anwendung
Den Rosmarintee dem Badewasser zufügen und bei 37 °C 15 Minuten baden.

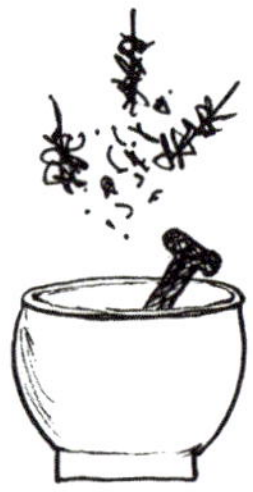

Pulver

Hagebuttenpulver

lindert die Schmerzen in alten Gelenken

Zutat

5 g Hagebutten

Zubereitung

Ganze Hagebutten mitsamt den Kernen zu feinem Pulver mixen.

Anwendung

Über 3 Monate täglich 5 Gramm Hagebuttenpulver einnehmen. Danach weiterhin 2,5 Gramm Hagebuttenpulver täglich einnehmen.

Wirkung

Wirkstoff steckt in den Kernen!

Hagebutten greifen in den Schmerzstoffwechsel ein und bremsen die Bildung von Prostaglandinen, das sind Entzündungsmediatoren. Hagebutten verhindern auch die Synthese von freien Radikalen, die das Knorpelgewebe schädigen. Der Wirkstoff, ein Galactolipid, ist fettlöslich und hitzeempfindlich.

Notiz

Wildhagebutten haben einen mit Abstand höheren Wirkstoffgehalt.

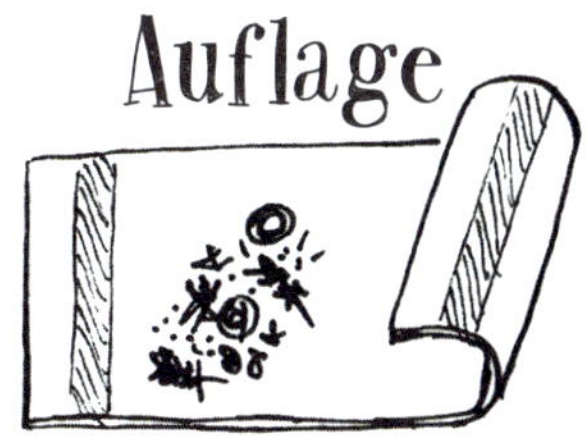

Heiße Kartoffelauflage

wärmt nachhaltig

Zubereitung
Die Kartoffeln in der Schale weich dämpfen oder kochen.

Anwendung
Die Kartoffeln in Küchenpapier einschlagen und flachdrücken, bis die Auflage etwa 3 cm dick ist. Dann in ein Geschirrtuch einschlagen. Dieses Paket sorgfältig auf seine Hitze prüfen und nach Verträglichkeit auf die Haut auflegen. Mit dem Wolltuch abdecken. Die Kartoffelauflage so lange wirken lassen, wie es als angenehm empfunden wird.

Zutaten
500 g Kartoffeln
Küchenpapier
Geschirrtuch
Wolltuch

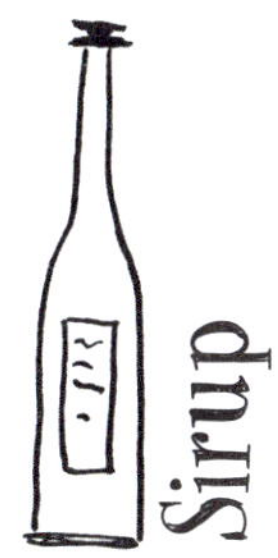

Wacholder-Ingwer-Zitronen-Sirup

fördert Durchblutung und Stoffwechsel

Zubereitung
Die Wacholderbeeren leicht anquetschen und zusammen mit dem Ingwer im Wasser 7 Minuten köcheln. Anschließend Zitronensaft und -schale zugeben und noch eine Viertelstunde ziehen lassen. Dann abseihen und mit dem Zucker erwärmen, bis sich der Zucker aufgelöst hat. Den heißen Sirup in eine Flasche füllen.

Zutaten
10 g Wacholderbeeren
5 g frischer Ingwer, in Scheiben
250 ml Wasser
1 Zitrone, Saft und Schale
250 g Zucker

Anwendung
2 Wochen lang täglich ein Glas des Sirups mit viel Wasser verdünnt trinken.

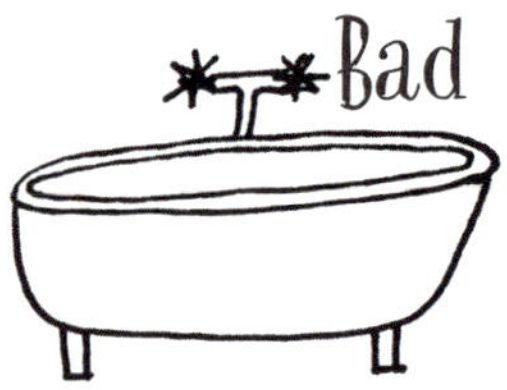

Ingwerbad

lindert Gelenkschmerzen

Zutaten
5 EL frischer, geriebener Ingwer
2 Liter Wasser

Zubereitung
Den Ingwer mit kochendem Wasser übergießen und zugedeckt 15 Minuten ziehen lassen. Dann abseihen und in eine Fußbadewanne geben.

Anwendung
Die Füße im Ingwerbad 15 Minuten baden.

Wirkung
Die Wirkstoffe im Ingwer sind Gingerole, sie ähneln der Salicylsäure und wirken ebenfalls schmerzstillend.

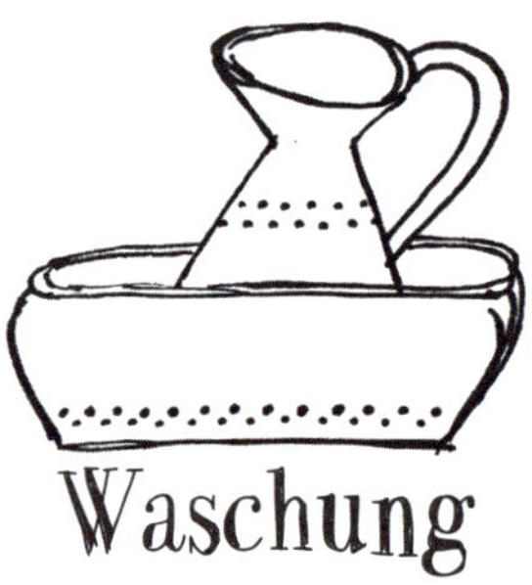

Rosmarinwaschung

tonisiert und durchblutet die Gelenke

Zutaten
2 EL Rosmarin
1 Liter Wasser

Zubereitung
Den Rosmarin mit kochendem Wasser übergießen und zugedeckt 15 Minuten ziehen lassen.

Anwendung
Den Waschlappen im Rosmarintee tränken und gut ausdrücken. Die Haut mit dem Waschlappen abreiben, dann zudecken und eine Ruhepause einlegen.

Einreibung

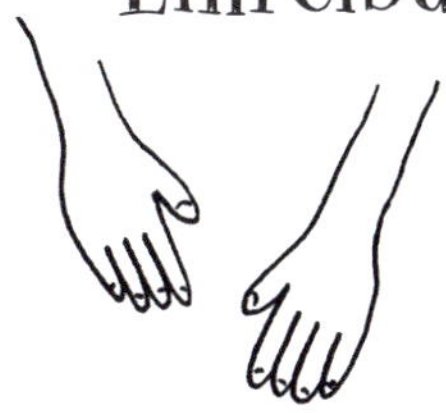

Weihrauchsalbe

wärmt und hemmt Entzündungen

Zubereitung
Das Olivenöl erwärmen, Weihrauch und Wacholderbeeren zugeben. Eine halbe Stunde warm ziehen lassen. Dann abseihen und das Bienenwachs zugeben. Wenn sich das Bienenwachs gelöst hat – es benötigt dafür etwa 65 °C –, kann die Salbe in kleine Gläser abgefüllt werden.

Zutaten
200 ml Olivenöl
80 g Weihrauch
40 g Bienenwachs
1 EL Wacholderbeeren, leicht gemörsert

Anwendung
Die Weihrauchsalbe abends auf die betroffenen Gelenke auftragen.

} Salbe an der Arminnenseite testen

Auflage

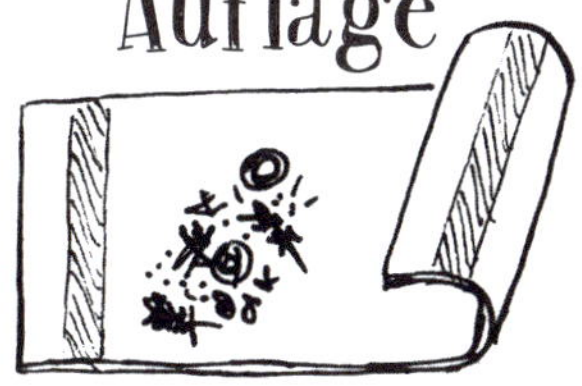

Weißkrautauflage

hemmt Entzündungen

Zubereitung
Die äußeren Blätter entfernen und ein entsprechend großes Blatt auswählen. Das Blatt waschen und den Strunk entfernen. Mit der Teigrolle (Nudelholz, Wellholz) das Blatt walken.

Zutaten
Weißkraut- oder Kohlblätter
Schneidbrett
Messer, Teigroller
Binde oder Handtuch

Anwendung
Die betroffene Stelle gut mit Blättern abdecken. Die Auflage kann bis zu 12 Stunden oder über Nacht drauf bleiben.

Hilft bei
rheumatisch entzündlichen oder geschwollenen Gelenken, schlecht heilenden Wunden

Gicht

Brennnesseltee
Wacholderbad
Durchspülungstee
Viel frisches Wasser
Topfenauflage

Gicht

»Prassen bringt Gicht«, hat Wilhelm Busch gemeint. Und tatsächlich ist die Gicht eine Wohlstandserkrankung. Viel Fleisch, Innereien, Alkohol und einige Fische liefern die Purine, aus denen Harnsäure entsteht. Zu viel Harnsäure kristallisiert in den Gelenken, das löst starke Schmerzen aus. Zum Ausschwemmen brauchen wir Wasser und Kräuter, die die Purine aus dem Körper treiben. Wenig Salz und viel Gemüse unterstützen das Loslassen von Wasser.

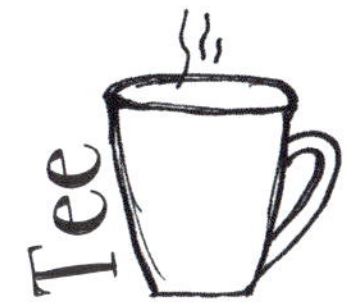

Brennnesseltee

leitet aus

Zubereitung
Die Brennnesselblätter mit kochendem Wasser übergießen und 10 bis 15 Minuten ziehen lassen.

Zutaten
2 TL Brennnesselblätter
250 ml Wasser

Anwendung
3 bis 4 Tassen pro Tag kurmäßig über 2 bis 4 Wochen trinken.

Wirkung
Die Brennnessel fördert die Harnsäureausscheidung.

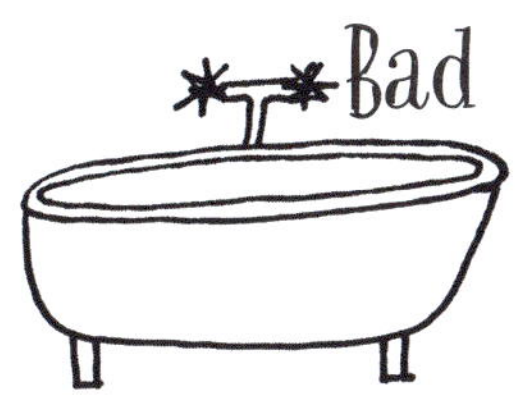

Wacholderbad

lindert die Beschwerden

Zubereitung
Die Wacholderbeeren im kalten Wasser 8 Stunden ansetzen, aufkochen und dem Badewasser zusetzen.

Zutaten
100 g Wacholderbeeren
1 Liter Wasser

Anwendung
Den Wacholderauszug in das 37 °C warme Badewasser geben und 15 bis 20 Minuten baden.

Tee

Durchspülungstee

mit den stärksten einheimischen Ausleitungspflanzen

Zutaten

2 Teile Brennnesselkraut
2 Teile Birkenblätter
1 Teil Löwenzahnwurzel
2 Teile Schwarze Johannisbeerblätter
1 Liter Wasser

Zubereitung

2 TL der Kräutermischung mit einem Liter Wasser eine halbe Stunde leicht köcheln. Dann abseihen.

Anwendung

Einen Liter Durchspülungstee täglich trinken für 2 bis 4 Wochen.

Essen

Viel frisches Wasser

zum Durchspülen

Zutat

3 Liter Wasser

Zubereitung

3 Liter Wasser über den Tag verteilt trinken.

Anwendung

Um Purine ausscheiden zu können, braucht es viel Flüssigkeit.

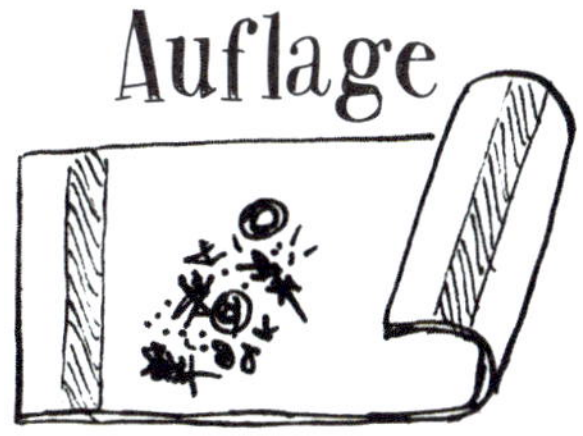

Topfenauflage

kühlt betroffene Gelenke

Anwendung

Mit einem Esslöffel den Topfen etwa 0,5 cm dick auf die entzündete Haut streichen. Mit Geschirrtuch und Wolltuch abdecken. Die Auflage so lange wirken lassen, bis der Topfen nicht mehr kühlt oder ausgetrocknet ist.

Wirkung

Topfen besteht hauptsächlich aus dem Proteinbestandteil Casein, der eine nachgewiesene kühlende Wirkung hat. Der Topfen wirkt länger und anhaltender kühlend als eine Eisauflage. Zudem wirkt die Milchsäure günstig auf die Hautflora.

Zutaten

250 g Topfen
Geschirrtuch
Wolltuch

Haare

Essigspülung
Brauntönung
Kräuteressigspülung
Natronspülung
Kamillenspülung
Kokosölpackung
Rosmarinspülung
Salbei-Glanzspülung
Ölpackung
Olivenöl Zitronenpackung
Teespülung
Zitronensaft
Avocadopackung
Thymianspülung

Haare

Wenn die Haare stumpf, brüchig oder fettig sind, helfen ganz einfache Hausmittel aus Küche und Garten. Gute Entfetter sind Natron und Essig, deren Wirkung mit Kräutern in verschiedene Richtungen gelenkt werden kann. Kamille hellt die Haare auf und Walnuss, Schwarzer Tee und Salbei dunkeln sie ab und bringen verschiedene Nuancen in das Haar. So beginnen die Haare zu glänzen und fühlen sich gut an.

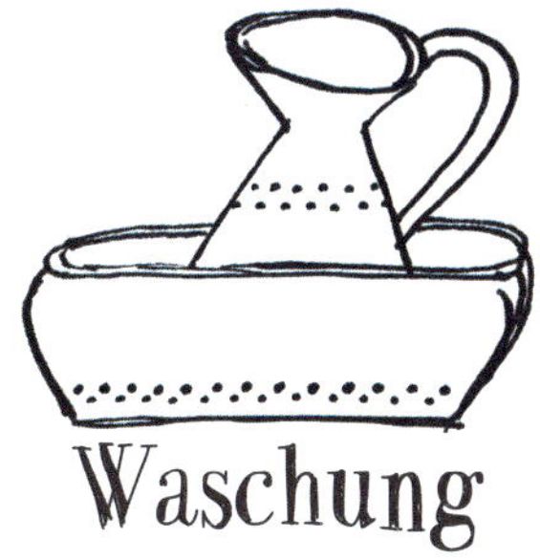

Essigspülung

zum Entfetten und für Glanz

Zubereitung
Apfelessig und Wasser mischen.

Anwendung
Die Haare nach dem Waschen mit Essigwasser spülen.

Notiz
Der Essigduft ist kurz recht intensiv, verfliegt aber ebenso schnell.

Zutaten
1 Liter
kühles Wasser
1 EL Apfelessig

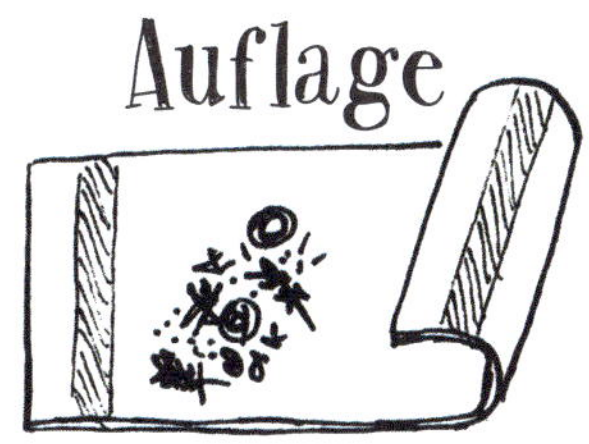

Brauntönung

mit Walnussschalen

Zubereitung
Die Walnussschalen in der Kaffeemühle oder Küchenmaschine mahlen. Das Pulver mit Öl, Essig und ein wenig heißem Wasser zu einem Brei verrühren und 15 Minuten ziehen lassen.

Anwendung
Den dunklen Farbbrei auf die Haare auftragen und eine Stunde einwirken lassen.

Notiz
Die notwendige Menge variiert mit der Haarlänge. Die Farbe hat ein tiefen, satten Ton mit Glanz.

Zutaten
2–3 Tassen
Walnussschalen
1 Spritzer Olivenöl
1 Spritzer Apfelessig
etwas heißes Wasser
Gummihandschuhe

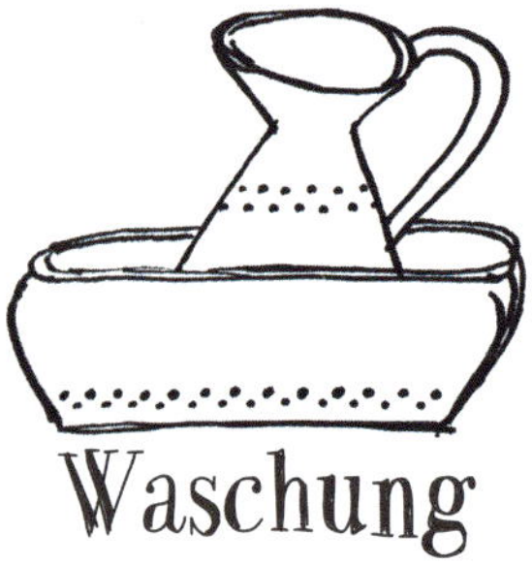

Kräuteressigspülung

gegen fettige Haare

Zutaten

1 TL Rosmarin
1 TL Kamille
1 TL Brennnessel
250 ml Wasser
1 EL Apfelessig

Zubereitung

Die Kräuter mit kochendem Wasser übergießen und 5 Minuten zugedeckt ziehen lassen. Dann abseihen und den Essig zusetzen.

Anwendung

Die Haare mit dem Kräuteressig nach dem Haarewaschen spülen, nicht ausspülen.

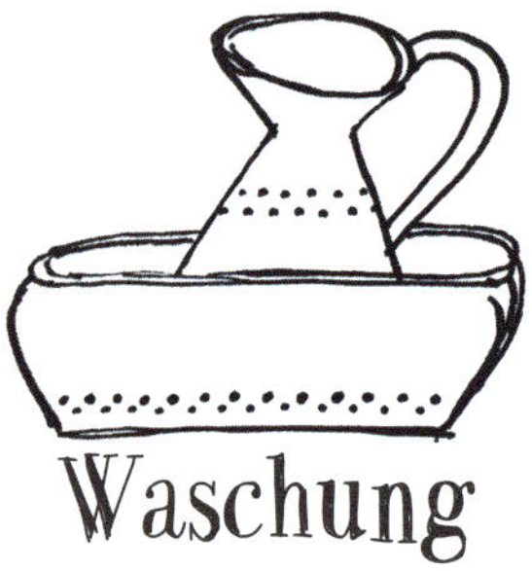

Natronspülung

bei fettigen Haaren

Zutaten

1 TL Natron
200 ml handwarmes Wasser

Zubereitung

Das Natron im Wasser auflösen.

Anwendung

Die Haare nach dem Waschen mit Natronwasser behandeln und ausspülen.

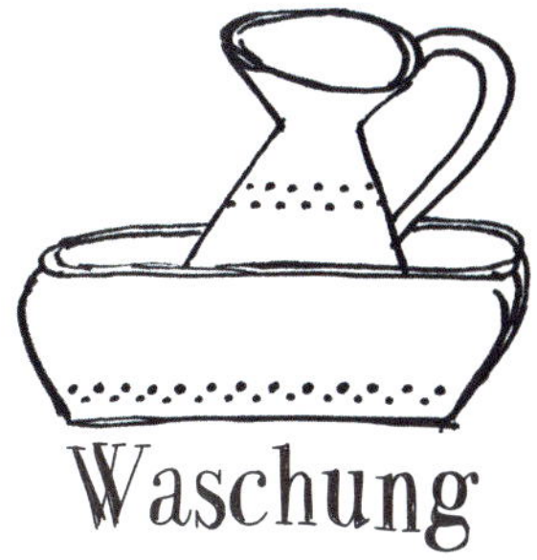

Kamillenspülung

für blonde Haare

Zubereitung
Die Kamille mit kochendem Wasser übergießen und zugedeckt 5 Minuten ziehen lassen.

Anwendung
Die gewaschenen Haare mit Kamille spülen.

Zutaten
2 EL Kamillenblüten
oder
4 Teebeutel Kamille
1 Liter Wasser

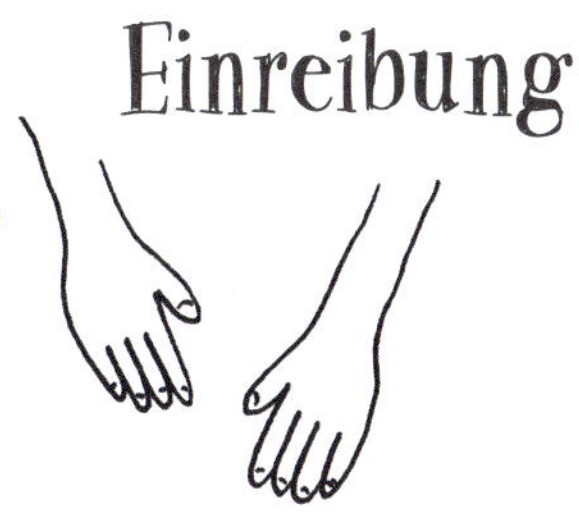

Kokosölpackung

für trockene, strapazierte Haare

Anwendung
Am Abend Kopfhaut und Haare mit Kokosöl einmassieren. Das Kopfkissen mit einem Badetuch abdecken und das Öl über Nacht in die Haare einwirken lassen. Am nächsten Morgen die Haare waschen.

Zutat
1–3 EL Kokosöl,
je nach Haarlänge

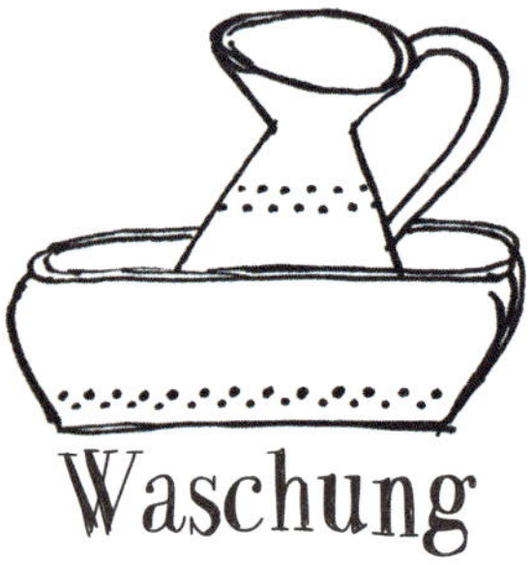

Rosmarinspülung

bei trockenen Haaren

Zutaten
2 EL Rosmarin
1 Liter Wasser

Zubereitung
Den Rosmarin mit kochendem Wasser übergießen und zugedeckt 5 Minuten ziehen lassen.

Anwendung
Die Haare nach dem Waschen mit der Rosmarinspülung spülen, nicht auswaschen.

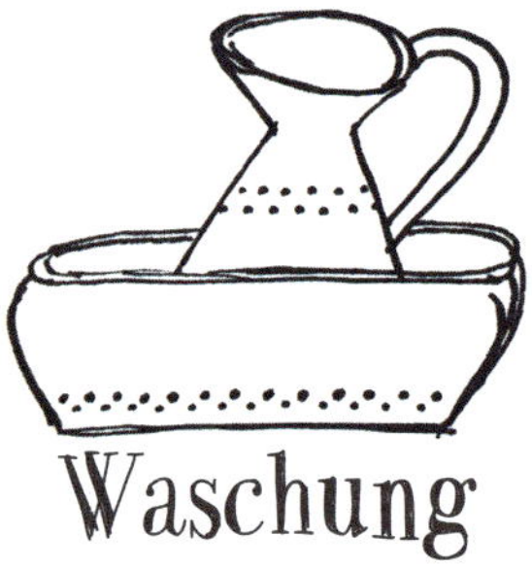

Salbei-Glanzspülung

bei stumpfen Haaren

Zutaten
2 EL Salbei getrocknet
1 Liter Wasser
250 ml Rum

Zubereitung
Den Salbei mit kochendem Wasser aufgießen und 20 Minuten ziehen lassen. Dann abseihen und den Rum zugeben.

Anwendung
Die Haare nach dem Waschen mit der Glanzspülung spülen, nicht auswaschen.

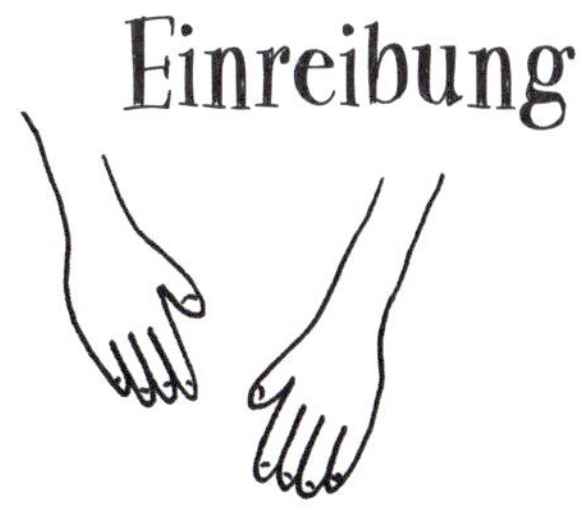

Ölpackung

bei fettigen Haaren und Schuppen

Anwendung
Nach dem Haarewaschen das Olivenöl auf die Kopfhaut auftragen und einwirken lassen. Danach gut ausspülen.

Zutat
4 EL Olivenöl

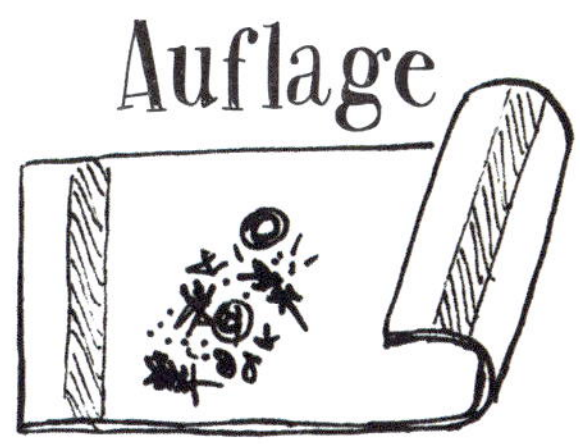

Olivenöl Zitronenpackung

bei spröden Haaren

Anwendung
Das Öl leicht erwärmen und mit dem Zitronensaft mischen. Nach dem Haarewaschen die Ölpackung auftragen und eine halbe bis eine Stunde einwirken lassen. Dann gründlich mit Shampoo auswaschen.

Zutaten
2 EL Olivenöl
2 EL Zitronensaft

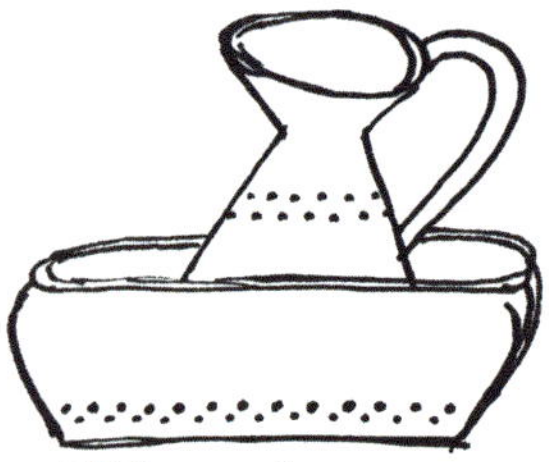

Waschung

Teespülung

für dunkle Haare

Zutaten
4 Beutel
Schwarzer Tee
1 Liter Wasser

Zubereitung
Den Schwarzen Tee mit kochendem Wasser übergießen und 15 Minuten ziehen lassen.

Anwendung
Die gewaschenen Haare mit dem starken Schwarzen Tee spülen.

Notiz
Es entsteht ein rotbrauner Schimmer.

Einreibung

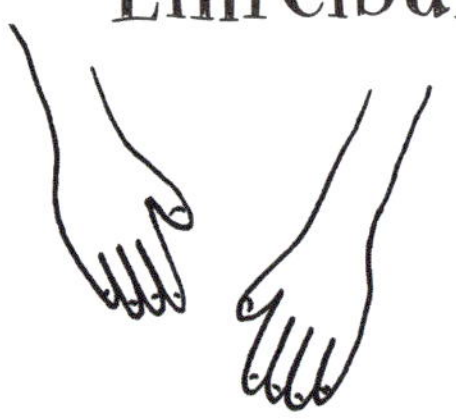

Zitronensaft

löst Schuppen

Zutaten
2 EL Zitronensaft
500 ml Wasser

Anwendung
Zitronensaft und Wasser mischen und nach dem Haarewaschen in die Kopfhaut massieren.

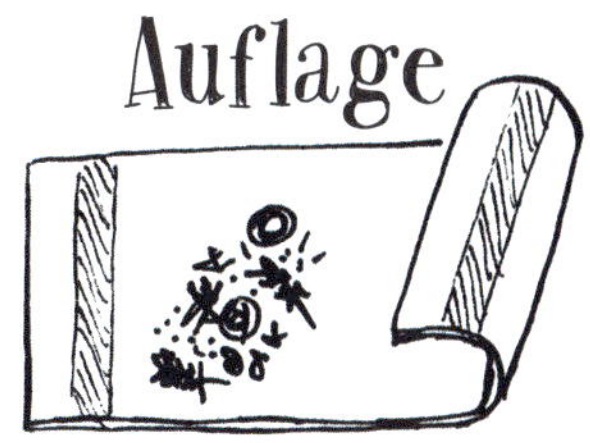

Avocadopackung

schützt die Haarfarbe

Zubereitung
Das Fruchtfleisch der Avocado herauslösen, zerdrücken und mit dem Sauerrahm verrühren.

Anwendung
Die Avocadopackung auf die Haare auftragen und eine Viertelstunde einwirken lassen. Dann mit lauwarmen Wasser ausspülen.

Zutaten
1 Avocado
1 Becher Sauerrahm

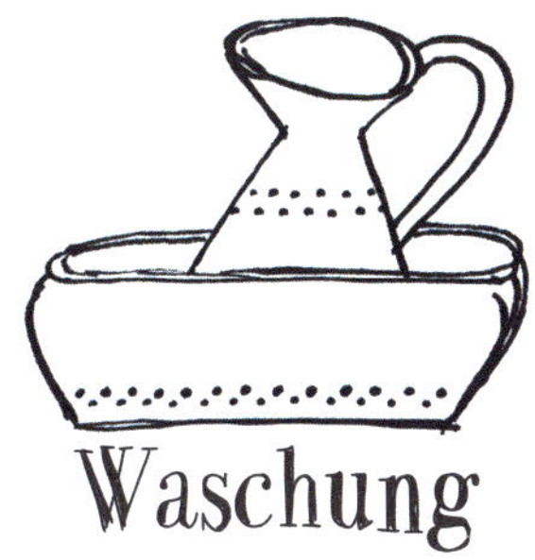

Thymianspülung

bremst die Schuppenbildung

Zubereitung
Den Thymian mit einem Viertelliter kochendem Wasser übergießen und zugedeckt 5 Minuten ziehen lassen. Dann abseihen und mit einem Viertelliter kaltem Wasser abkühlen.

Anwendung
Die Haare mit dem Thymiantee spülen und leicht in die Kopfhaut einmassieren. Nicht ausspülen.

Wirkung
Thymian hemmt die Talg- und Schuppenbildung und wirkt gegen Pilze.

Zutaten
1 EL Thymian
500 ml Wasser

Harnwege

Brennnesselsirup
Wasser trinken
Brennnesseltee
Brennnessel-Mazerat
Gartenkresse
Kapuzinerkresse-Buttermilch
Fenchel-Basilikum-Tee
Meerrettich-/Krenwurzel
Kürbiskerne
Petersilienwurzel
Preiselbeersaft
Liebstöckeltee
Wacholderbeerensirup
Wacholderbeerentee
Sellerietee
Sellerie-Fenchel-Tee

Harnwege

Durchspülung
Entwässerung

Wenn Keime in den Harnwegen kleben und es dort zu brodeln beginnt, dann ist es höchste Zeit für eine gute Spülung. Viel Wasser hilft und natürlich auch Durchspülkräuter wie Brennnessel, Petersilie, Liebstöckel, Sellerie und Wacholderbeeren. Preiselbeeren glätten die Harnwege und vereiteln somit das Anhaften von Keimen. Und dann sind da noch die Senföle, das sind Scharfstoffe wie etwa in Kresse oder Kren, die wie ein Antibiotikum auf die Harnwege wirken.

Brennnesselsirup

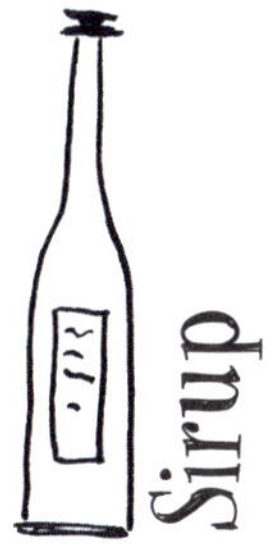

entwässert

Zubereitung

Das Wasser aufkochen, abkühlen lassen, Brennnesselspitzen und Zitronensäure zugeben und über Nacht kühl stellen. Durch dieses Ansetzen ohne Zucker bekommen wir einen leicht rosa gefärbten Sirup mit einem feinen Aroma. Morgens abseihen, kurz aufkochen, den Zucker zugeben (nicht mehr kochen) und unter Rühren auflösen.

Zutaten

50 Spitzen von gesunden, dunkelgrünen Brennnesseln
2 Liter Wasser
60 g Zitronensäure
3 kg Zucker

Anwendung

Den Brennnesselsirup mit so viel Wasser aufgießen, dass er nur noch leicht süß schmeckt. Das typische Brennnesselaroma bleibt erhalten.

Notiz

Die Brennnessel ist ein interessantes Kraut. So wie sie wächst, zeigt sie uns gleichzeitig, wie gut sie mit Wasser umgehen kann. Nasse, schwere Böden machen ihr gar nicht zu schaffen und ihre Wirkung in unserem Körper ist eine entwässernde.

Wasser trinken

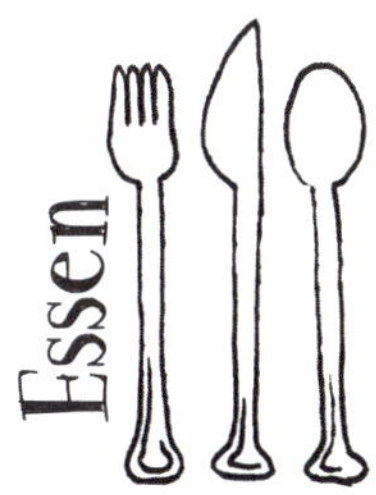

spült die Harnwege

Anwendung

Nach oder zwischen den Mahlzeiten 1 bis 2 Gläser Wasser trinken. Insgesamt mindestens zwei Liter pro Tag.

Zutat

2 Liter Leitungswasser oder stilles Mineralwasser

Tee

Brennnesseltee

spült und hemmt Entzündungen

Zutaten
8 TL getrocknete Brennnesseln
750 ml Wasser

Zubereitung
Die Brennnesseln mit kochendem Wasser übergießen und 10 Minuten ziehen lassen.

Anwendung
Einen Dreiviertelliter Brennnesseltee pro Tag trinken.

Wirkung
Die Brennnessel wirkt entzündungshemmend und durch ihren hohen Kaliumgehalt entwässernd. Mindestens ein halber Liter pro Tag ist für die Durchspülung empfehlenswert.

Tee

Brennnessel-Mazerat

entwässert sanft

Zutaten
die obersten 10 cm einer frischen Brennnessel
1 Liter Wasser

Zubereitung
Das kalte Wasser in einen Krug geben und die Brennnessel hinzufügen.

Anwendung
Nach 2 Stunden Ziehzeit das Brennnesselwasser nach Belieben trinken.

Wirkung
Obwohl das kalte Wasser die Brennnessel nur sanft auszieht, hat das Brennnesselwasser die typische entwässernde Wirkung.

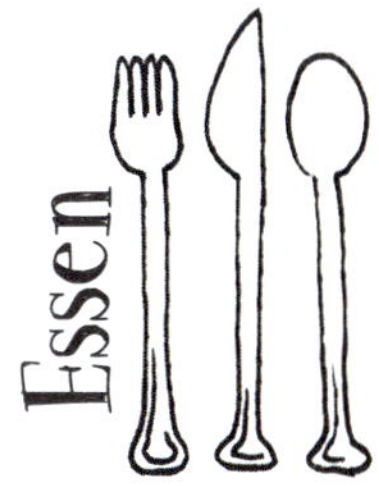

Gartenkresse

wirkt antibakteriell in den Harnwegen

Anwendung
2 Wochen lang jeden Tag
2 Esslöffel Gartenkresse essen.

Wirkung
Die Senföle in der Gartenkresse sind Scharfstoffe, die effizient die Harnwege schrubben. Bei einer Menge von 2 Esslöffeln konnte die antibiotische Wirkung bereits nachgewiesen werden.

Varianten
Andere Kressearten wie Kapuzinerkresse oder Brunnenkresse haben eine ähnliche Wirkung.

Zutat
2 EL frische
Gartenkresse

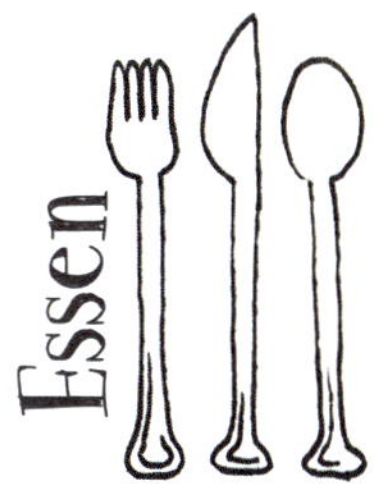

Kapuzinerkresse-Buttermilch

mit Scharfstoffen und Milchsäurebakterien

Zubereitung
Alle Zutaten zu einem homogenen Getränk mixen.

Anwendung
Ein Glas Kapuzinerkresse
Buttermilch bei Bedarf trinken.

Variante
Statt Kapuzinerkresse kann auch
Gartenkresse verwendet werden.

Zutaten
10 Blätter und
5 Blüten frische
Kapuzinerkresse
200 ml Buttermilch
½ Banane
Wasser nach
Geschmack

Tee

Fenchel-Basilikum-Tee

spült die Harnwege

Zutaten

1 TL Fenchelfrüchte
1 EL Fenchelgrün
5 Basilikumblätter
1 TL Apfelessig
500 ml Wasser

Zubereitung

Fenchel und Basilikum mit kochendem Wasser übergießen und 5 Minuten zugedeckt ziehen lassen. Dann abseihen und den Apfelessig zugeben.

Anwendung

Eine Tasse Fenchel-Basilikum-Tee pro Tag trinken.

Essen

Meerrettich-/Krenwurzel

vertreibt die Keime mit Schärfe

Zutat

1 TL bis 1 EL Meerrettichwurzel frisch pro Tag

Zubereitung

Den Meerrettich fein raspeln.

Anwendung

Je nach Verträglichkeit einen Löffel essen.

Wirkung

Der Meerrettich enthält Glucosinolate, die beim Aufbrechen der Zellen zu sogenannten Senfölen abgebaut werden. Senföle sind Scharfstoffe, die im Dünndarm aufgenommen und über die Niere und Lunge wieder ausgeschieden werden. Sie vertreiben Bakterien in den Harnwegen effektiv. Schon bei einer kleinen Menge Meerrettich ist die antibiotische Wirkung im Harn messbar. Allerdings ist der Meerrettich oft recht aggressiv, weshalb er nicht für jeden geeignet ist.

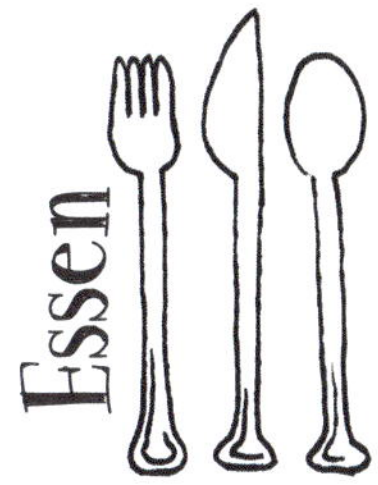

Kürbiskerne

beruhigen die gereizte Blase

Anwendung
1 bis 2 Esslöffel Kürbiskerne pro Tag nach Belieben essen: über den Salat streuen, in der Suppe, als Nachspeise, als Brotaufstrich oder in anderen Varianten.

Hilft bei
Reizblase, Beschwerden bei der Entleerung der Harnblase

Zutat
1 EL Kürbiskernsamen

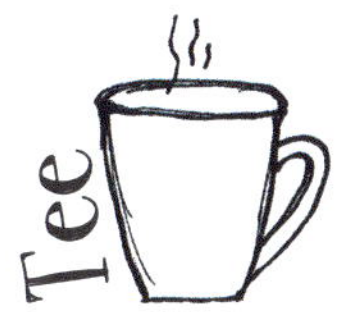

Petersilienwurzel

zur guten Spülung der ableitenden Harnwege

Zubereitung
Gemüse und Gewürze im kalten Wasser ansetzen und etwa eine Stunde köcheln.

Anwendung
Die Petersilienwurzelsuppe nach Bedarf trinken.

Wirkung
Diese Suppe ohne Salz ist ein basischer Gemüsetee. Er wirkt entwässernd und kann kurmäßig für 2 bis 4 Wochen getrunken werden.

Varianten
Das Gemüse kann nach Vorlieben variiert werden. Wacholderbeeren und Liebstöckel sind ähnlich gut entwässernd wie Petersilienwurzel.

Zutaten
2 Petersilienwurzeln
500 g Kartoffeln
1 Karotte
½ Kohlrabi
½ Fenchelknolle
1 Zwiebel
100 g Knollensellerie
2 Liter Wasser
Kümmel
Koriander
Pfefferkörner
Lorbeerblatt
Petersilie

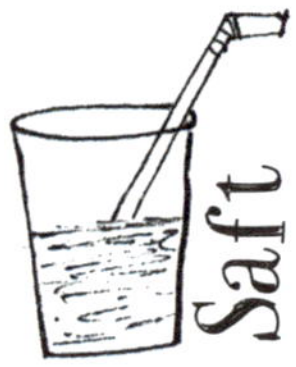

Preiselbeersaft

hält die Harnwege sauber

Zutat
Preiselbeersaft

Anwendung
3 Mal pro Tag ein kleines Glas Preiselbeersaft trinken.

Wirkung
Spezielle Gerbstoffe aus den Preiselbeeren gerben die Oberfläche der Harnleiter und verhindern so die Anhaftung von Bakterien.

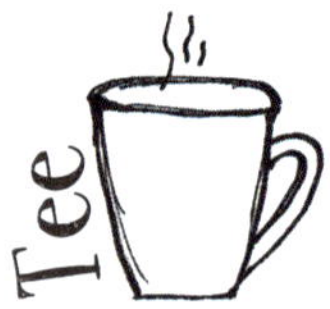

Liebstöckeltee

treibt Harn und Blähungen

Zutaten
1 EL Liebstöckelkraut
250 ml Wasser

Zubereitung
Das Liebstöckelkraut mit kochendem Wasser übergießen und zugedeckt 10 Minuten ziehen lassen.

Anwendung
Eine Tasse Liebstöckeltee zwischen den Mahlzeiten trinken. Maximal 3 Tassen pro Tag.

Variante
Das Liebstöckel kann in der frisch gekochten Suppe seine harntreibende Wirkung entfalten.

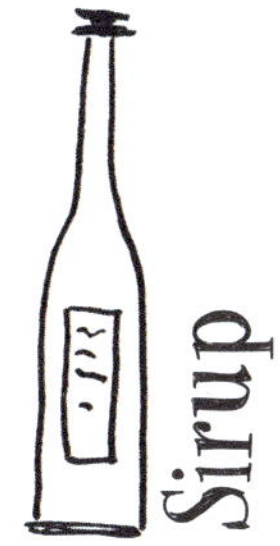

Wacholderbeerensirup

mit bitter-scharfem Aroma

Zubereitung

Die Wacholderbeeren anquetschen, mit kochendem Wasser übergießen, eine halbe Stunde ziehen lassen und abseihen. Zitrone, Zitronenschale und Zucker zugeben und noch einmal kurz aufwallen lassen. Dann in eine Flasche abfüllen.

Zutaten

10 g Wacholderbeeren
250 ml Wasser
Saft und Schale
einer Zitrone
250 g Zucker

Anwendung

Den Wacholderbeerensirup mit viel Wasser verdünnen und 2 Wochen lang täglich ein Glas trinken.

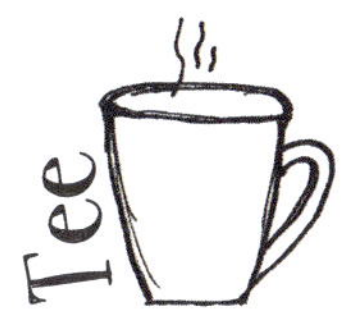

Wacholderbeerentee

treibt den Harn

Zubereitung

Die Wacholderbeeren leicht quetschen, mit kochendem Wasser übergießen und 5 Minuten zugedeckt ziehen lassen.

Zutaten

1 TL Wacholderbeeren
500 ml Wasser

Anwendung

3 Tassen pro Tag über maximal 4 bis 6 Wochen trinken.

Notiz

Der Wacholder verstärkt die Durchblutung der Nieren. Dadurch wird mehr Harn gebildet, die Verdauung und der Stoffwechsel werden angeregt und die glatten Muskeln entspannt.

Tee

Sellerietee

bildet schnell Harn

Zutaten

1 EL Selleriegrün
250 ml Wasser

Zubereitung

Das Selleriegrün mit kochendem Wasser übergießen und 5 Minuten zugedeckt ziehen lassen.

Anwendung

1 bis 2 Tassen pro Tag trinken.

Wirkung

auch nervenstärkend

Die ätherischen Öle im Sellerie reizen ein wenig die Zellen in der Niere, so wird schnell Harn gebildet und eine Entwässerung eingeleitet. Sellerie ist somit in verschiedenen Zubereitungen für die Durchspülung der Nieren gut geeignet.

Varianten

Der Selleriesamentee hat eine noch stärkere Wirkung als der Tee aus dem Selleriegrün. Auch das frische Selleriegrün, das mit der Knolle miteingekauft wird, kann für den Tee gut verwendet werden. In diesem Fall 2 EL verwenden.

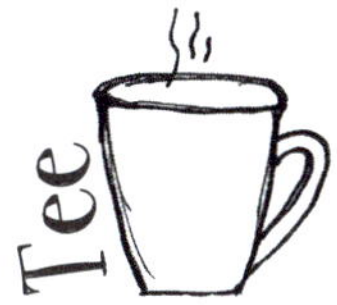

Sellerie-Fenchel-Tee

entgiftet

Zubereitung
Selleriegrün und Fenchel mit kochendem Wasser übergießen, 5 Minuten ziehen lassen und abseihen. Etwas überkühlen lassen und mit Honig und Zitronensaft abschmecken.

Anwendung
1 bis 2 Tassen pro Tag Sellerie-Fenchel-Tee nach Bedarf trinken.

Notiz
Sellerie ist in Kombination mit Fenchel, Zitrone und Honig viel angenehmer zu trinken als pur. Säure und Süße nach Geschmack abstimmen.

Zutaten
1 EL Selleriegrün
¼ TL Fenchel
Saft einer ½ Zitrone
einige Blätter Selleriegrün
1 TL Honig
500 ml Wasser

Haut

Buttermilchbad
Bockshornsamenauflage
Essigwaschung
Hafer-Essig-Auflage
Essig-Erfrischungsgetränk
Joghurt-Gesichtsmaske
Honigauflage
Honigpeeling
Honig-Salz-Peeling
In Milch und Honig baden
Kamille
Kartoffelwasser-Waschung
Kamillenwaschung
Weihrauchbalsam
Gesichtsmaske mit Honig und Ei
Mandelpeeling
Gesichtsdampfbad
Krautauflage
Salbeiauflage
Wacholderauflage
Malvenwaschung
Kleopatrabad
Ringelblumenumschlag
Molkebad
Ringelblumensalbe
Kokosöl
Öl-Peeling
Thymiandampfbad
Thymianwaschung
Topfenauflage
Öl-Essig-Waschung
Olivenölbad
Schwarztee Waschung

Haut

Grenzflächen sind immer sensible Orte und oft auch strapaziert. Die Haut ist manchmal trocken und manchmal müde, ab und zu sogar entzündet. Doch in Küche und Kühlschrank finden wir einiges, was ihr guttut. Topfen (Quark) bringt nachhaltige Kühlung und Entzündungshemmung genauso wie Weißkraut (Weißkohl) oder Grünkohl (Wirsing). Kamille trocknet, beruhigt und hemmt Entzündungen. Schleimdrogen wie Bockshornklee und Leinsamen hüllen die Haut ein und gewähren ihr Ruhe zum Heilen. Neben dem Topfen nehmen auch Joghurt und andere Sauermilchprodukte, Essig und Honig Einfluss auf die Hautflora und beschleunigen die Regeneration.

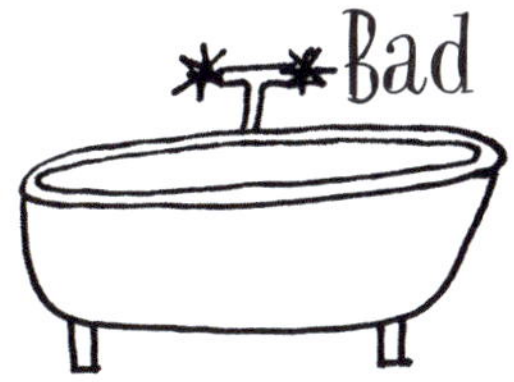

Buttermilchbad

für den Säuremantel der Haut

Zubereitung
Buttermilch und Honig im Vollbad auflösen.

Anwendung
Bei 36 bis 38 °C im Buttermilchbad 15 bis 20 Minuten baden. Am Ende mit klarem Wasser abduschen.

Zutaten
1 Liter Buttermilch
200 g Honig

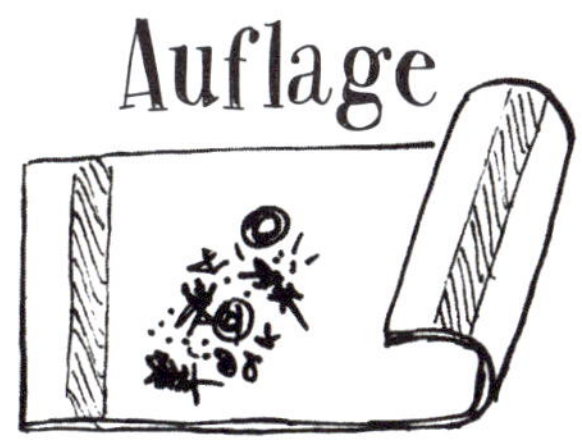

Bockshornsamenauflage

hemmt Entzündungen

Zubereitung
Den Bockshornsamen in Wasser 5 Minuten lang kochen.

Anwendung
Den Brei aus gekochten Bockshornsamen als feucht-warmen Breiumschlag auf die entzündete Stelle auflegen.

Wirkung
Die Wirkungsweise ist noch nicht eindeutig nachgewiesen. Wahrscheinlich hüllen die Schleimstoffe des Bockshornsamens die entzündete Stelle ein und schirmen sie für die Heilung ab.

Zutaten
50 g Bockshorn-samenpulver
250 ml Wasser

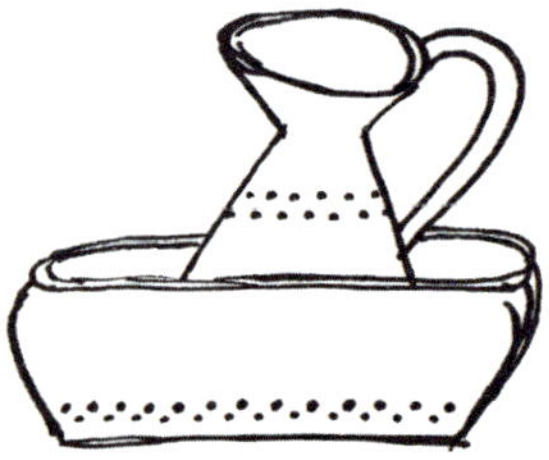
Waschung

Essigwaschung

macht die Hände weich

Zutaten
1 EL Apfelessig
100 ml Wasser

Zubereitung
Apfelessig und Wasser mischen und in eine Sprühflasche füllen.

Anwendung
Das Essig-Wasser-Gemisch nach dem Waschen auf die Haut sprühen.

Notiz
Der Essigduft ist zwar aufdringlich, verschwindet aber schnell wieder.

Auflage
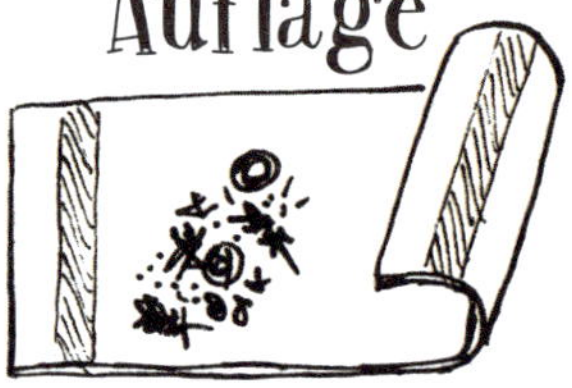

Hafer-Essig-Auflage

beruhigt und klärt

Zutaten
2 EL Haferflocken
1 EL Apfelessig
2 EL Wasser

Zubereitung
Alle Zutaten zu einem Brei verrühren.

Anwendung
Den Hafer-Essigbrei auf das Gesicht auftragen und 10 Minuten einwirken lassen. Augen frei lassen. Die Maske mit viel warmem Wasser abwaschen.

Notiz
Feine Haferflocken eignen sich besser, grobe sollten ein bisschen quellen vor der Verwendung.

Wirkung
Die Mischung von Apfelessig und Wasser macht die Haut geschmeidig und aktiviert das Abheilen. Auch für Akne geeignet.

hautfreundliche Fette aus Hafer

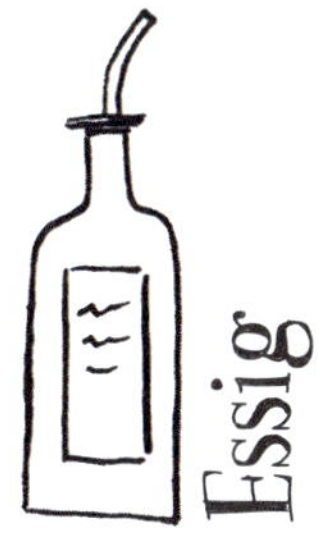

Essig-Erfrischungsgetränk

reinigt innerlich und äußerlich

Zubereitung
Saft, Essig und Honig zu einem Sirup mischen.

Anwendung
In einem Glas die Essigmischung mit Wasser nach Geschmack verdünnen. Eventuell mit Ingwer oder Zitronenschale aromatisieren.

Wirkung
Guter, reiner Gärungsessig liefert, wenn er unerhitzt genossen wird, lebendige Essigsäurebakterien, die unseren Schleimhäuten guttun.

Notiz
Für diese Anwendung eignen sich Säfte von verschiedenen Beeren wie etwa Himbeere, Johannisbeere, Preisebeere, Heidelbeere und andere. Die Honigmenge wird an den Saft angepasst.

Zutaten
1 Teil 100%iger Saft von Beeren
1 Teil Weißweinessig
1 Teil Honig

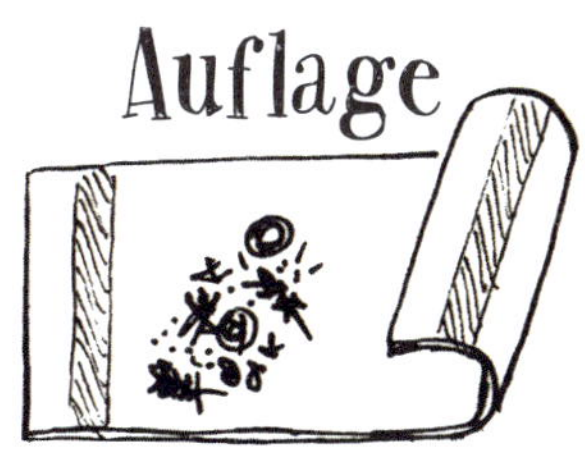

Joghurt-Gesichtsmaske

liefert Milchsäure und Milchsäurebakterien

Anwendung
Auf das gewaschene Gesicht das Naturjoghurt auftragen, einige Minuten einwirken lassen und abwaschen.

Varianten
Diese Gesichtsmaske kann mit verschiedenen Sauermilchprodukten gemacht werden.

Zutat
½ Becher Naturjoghurt

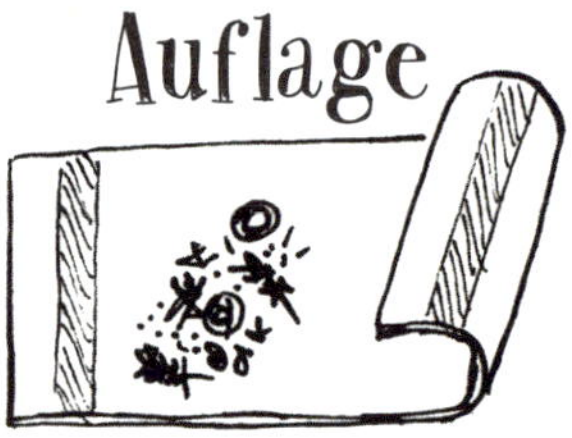

Honigauflage

reinigt und belebt

Zutaten
1 EL Honig
1 EL Olivenöl
2 EL Wasser
6 EL Steinsalz

Zubereitung
Alle Zutaten mischen.

Anwendung
Nach dem Duschen die Mischung in die Haut einmassieren und abduschen.

Honigpeeling

fördert die Zellneubildung

Zutat
3 EL Honig

Anwendung
Den Honig auf die gereinigte Haut auftragen und 15 Minuten einwirken lassen.

Notiz
Honig hat einen leichten Peeling-Effekt, besonders kristallisierter Honig. Er regt die Durchblutung an und fördert die Zellregeneration. Zudem nimmt Honig einen günstigen Einfluss auf die Flora der Haut.

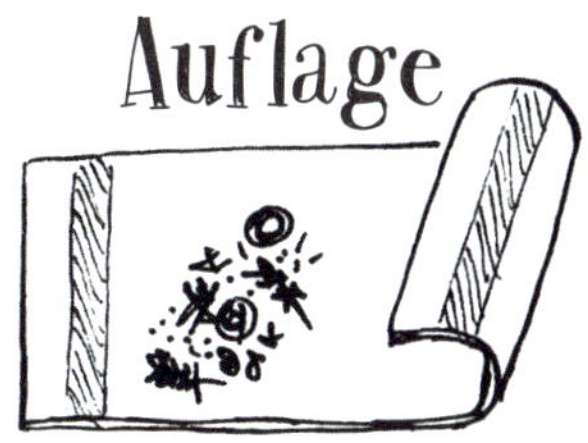

Honig-Salz-Peeling

durchblutet und pflegt

Zutaten
2 EL Salz
1 EL Honig

Zubereitung
Salz und Honig gut vermischen.

Anwendung
Die Honig-Salz-Mischung in die Haut einmassieren und einige Minuten bis höchstens eine halbe Stunde einwirken lassen. Mit lauwarmem Wasser abwaschen.

Notiz
Am besten eignet sich grobes Salz für das Peeling.

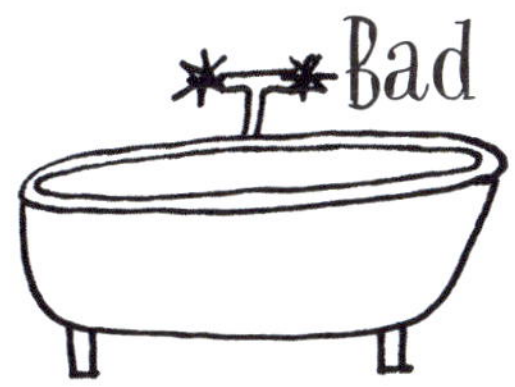

In Milch und Honig baden

erweicht die Haut

Zutaten
500 ml Vollmilch
2 EL Honig

Zubereitung
Den Honig in das 36 bis 38 °C warme Badewasser geben und anschließend die Milch zufügen.

Anwendung
20 Minuten in Milch und Honig baden.

Notiz
Ziegenmilch hat eine andere Molkeneiweißzusammensetzung und ist deshalb besonders verträglich.

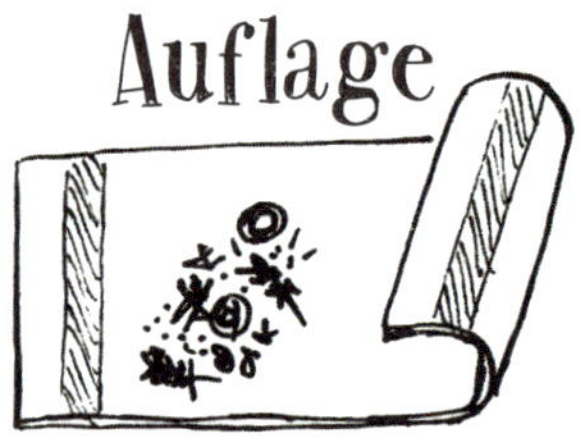

Kamille

heilt und beruhigt

Zutaten
1 EL Kamillenblüten
oder 1 Teebeutel
150 ml Wasser

Zubereitung
Die Kamillenblüten mit kochendem Wasser übergießen und zugedeckt 6 Minuten ziehen lassen, dann abseihen.

Anwendung
Ein Baumwolltuch oder Wattepads im Kamillentee tränken und auf die betroffene Haut auflegen.

Wirkung
Kamille regt den Hautstoffwechsel an, wirkt entzündungshemmend und entkrampfend. Zudem hemmt Kamille Bakterien und Pilze und fördert die Wundheilung. In seltenen Fällen können Allergien bei Pollenallergikern auftreten.

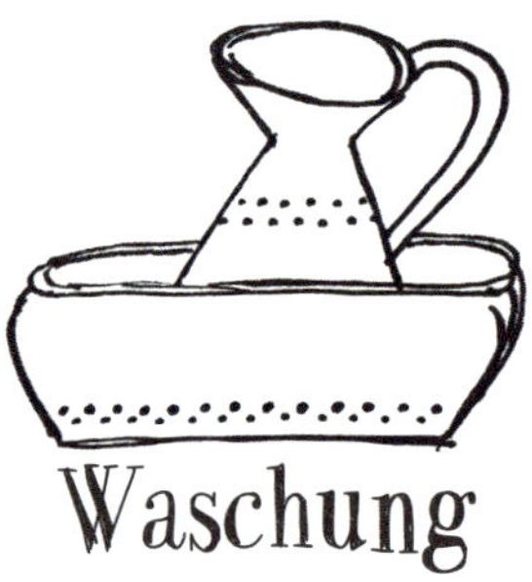

Kartoffelwasser-Waschung

macht die Hände zart und weich

Zutat
Kochwasser vom
Kartoffelnkochen

Anwendung
Im Kartoffelkochwasser die Hände einige Minuten baden.

Notiz
Das Kartoffelkochwasser ist besonders kaliumreich, da Kalium aus der Kartoffel herausgekocht wurde.

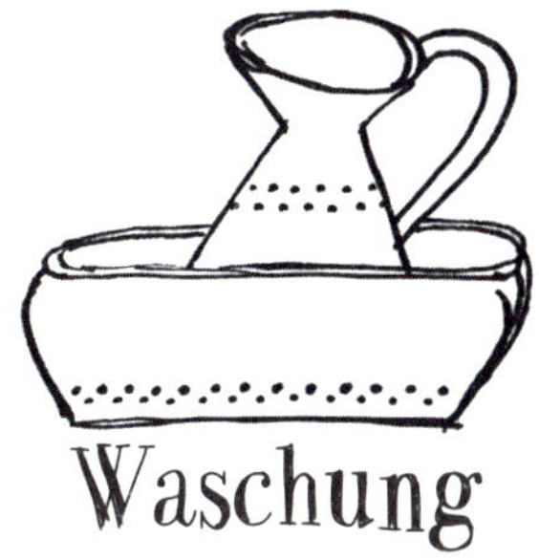

Kamillenwaschung

beruhigt die Haut

Zubereitung
Die Kamillenblüten mit kochendem Wasser übergießen und zugedeckt 5 Minuten ziehen lassen.

Zutaten
1 EL Kamillenblüten
500 ml Wasser

Anwendung
Den Waschlappen im Kamillentee tränken und gut ausdrücken. Die Haut mit dem Waschlappen abreiben und in angenehme Kleidung oder in eine Decke hüllen.

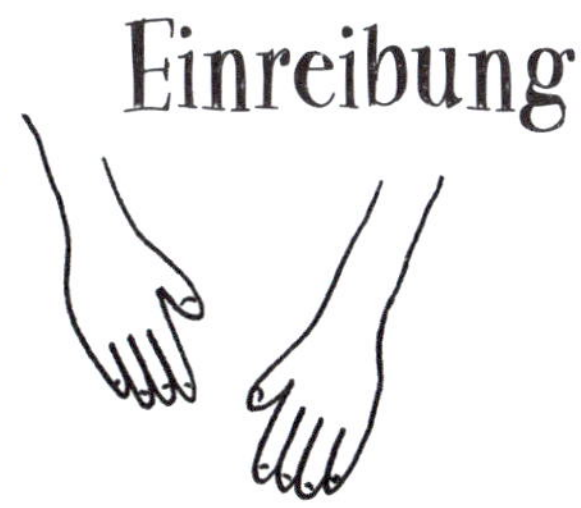

Weihrauchbalsam

bei Schmerzen, Schwellungen und Entzündungen der Haut

Zubereitung
Das Öl auf 60 bis 70 °C erwärmen und den Weihrauch darin auflösen. Dann abseihen und das Bienenwachs zugeben. Wenn sich das Bienenwachs aufgelöst hat, den Balsam in kleine Glasgefäße gießen, auskühlen lassen und zuschrauben.

Zutaten
200 ml Olivenöl
50 g Weihrauch
20 g Bienenwachs

Anwendung
Den Weihrauchbalsam auf die betroffene Haut auftragen.

Wirkung
Der Weihrauch, ein Harz, das entzündungshemmend und schmerzstillend wirkt, kann gut selbst in einem Balsam verarbeitet werden. Es können auch einheimische Harze etwa von der Fichte verwendet werden.

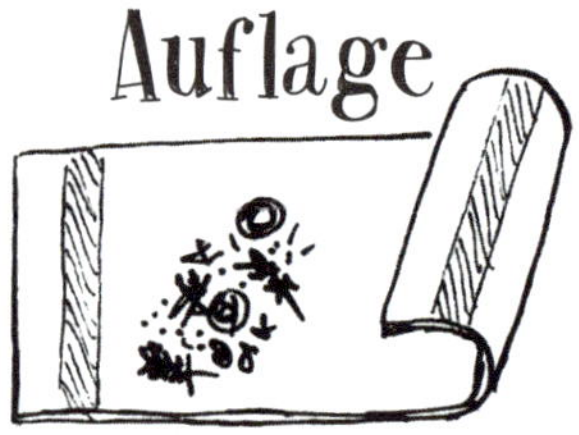

Gesichtsmaske mit Honig und Ei

bei trockener Haut

Zutaten

3 EL Schlagobers/ Schlagsahne
1 Eigelb
1 EL Honig

Zubereitung

Schlagobers steif schlagen und Eigelb und Honig unterrühren.

Anwendung

Auf das Gesicht auftragen und 20 Minuten einwirken lassen.

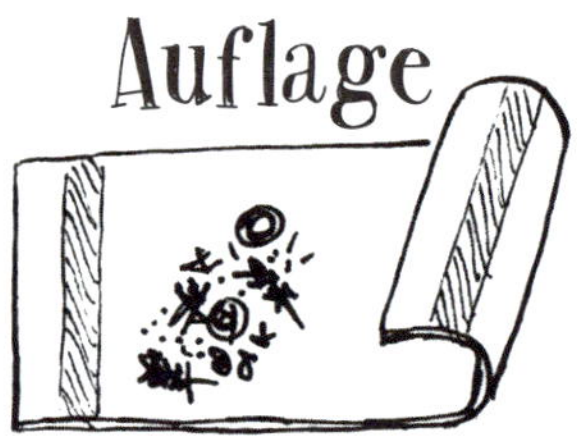

Mandelpeeling

reinigt und befettet

Zutaten

1 EL Mandeln
1 EL Honig

Zubereitung

Die Mandeln mahlen und mit dem Honig mischen.

Anwendung

Die Mandel-Honig-Mischung in die Haut einmassieren und einige Minuten bis höchstens eine halbe Stunde einwirken lassen. Mit lauwarmem Wasser abwaschen.

Notiz

Mandeln enthalten nicht-trocknende Öle, die an der Luft recht stabil sind. Deshalb sind Mandeln und Mandelöl für äußerliche Anwendungen gut geeignet.

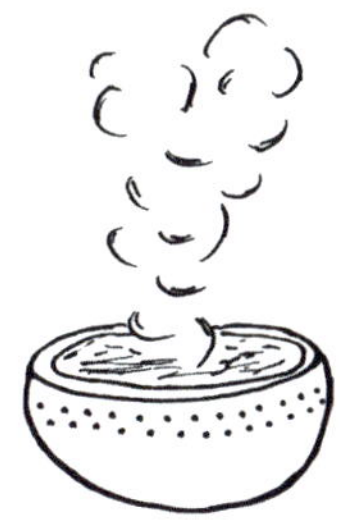

Gesichtsdampfbad

gegen trockene Haut

Anwendung
Das Wasser zum Kochen bringen, Kräuter zugeben und das Gesicht über den dampfenden Topf halten. Dabei ein Handtuch über den Kopf legen. Danach mit kaltem Wasser abkühlen.

Notiz
Der Kräuterdampf öffnet die Poren und reinigt die Haut.

Zutaten
1 EL Pfefferminze frisch oder getrocknet
1 EL Salbeiblätter frisch oder getrocknet
250 ml Wasser

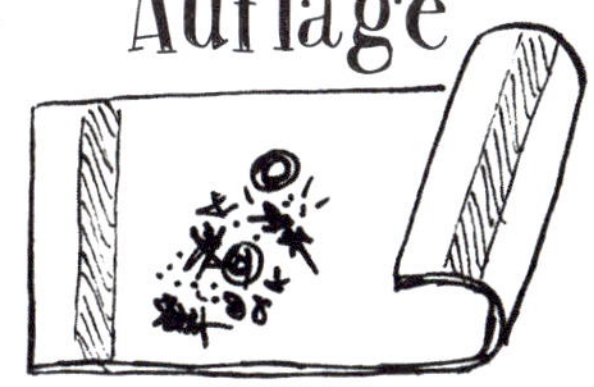

Krautauflage

hemmt Entzündungen

Zubereitung
Die äußeren Blätter entfernen und ein entsprechend großes Blatt auswählen. Das Blatt waschen und den Strunk entfernen. Mit der Teigrolle (Nudelholz, Wellholz) das Blatt walken.

Anwendung
Die betroffene Stelle gut mit Blättern abdecken. Die Auflage kann bis zu 12 Stunden oder über Nacht drauf bleiben.

Hilft bei
rheumatisch entzündlichen oder geschwollenen Gelenken, schlecht heilenden Wunden

Zutaten
Weißkraut- oder Kohlblätter
Schneidbrett
Messer, Teigroller
Binde oder Handtuch

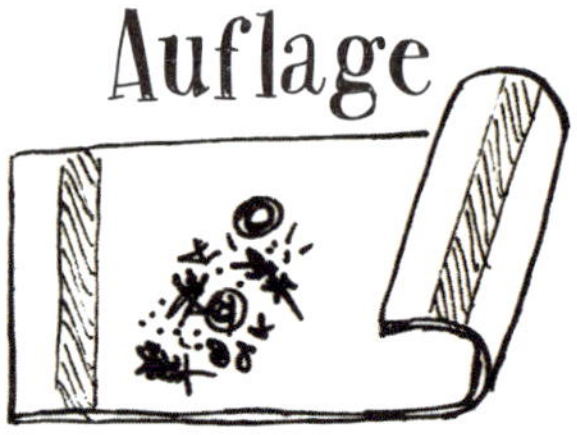

Salbeiauflage

hilft bei trockener, schuppiger und entzündeter Haut

Zutaten
1 EL Salbei
getrocknet
250 ml Wasser

Zubereitung
Den Salbei mit kochendem Wasser übergießen und 15 Minuten zugedeckt ziehen lassen. Dann abseihen und etwas abkühlen lassen.

Anwendung
Ein Baumwolltuch oder Geschirrtuch im Salbeitee tränken, auswringen und auf die Haut auflegen.

Notiz
Die lange Ziehzeit löst die Gerbstoffe aus den Blättern. Sie machen die Haut widerstandsfähiger.

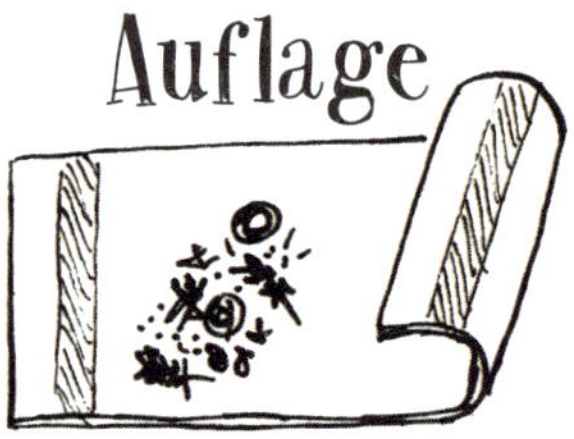

Wacholderauflage

bei unreiner oder matter Haut

Zutat
3 bis 5 EL
Wacholderbeeren

Zubereitung
Die Wacholderbeeren mit dem Nudelholz anquetschen, damit die ätherischen Öle freigesetzt werden. Auf einem dünnen Geschirrtuch verteilen und den Stoff von allen Seiten einschlagen.

Anwendung
Das Paket auf die betroffene Haut auflegen.

Wirkung
Das ätherische Öl der Wacholderbeeren fördert die Durchblutung der Haut. Es stärkt die guten Bakterien der Flora.

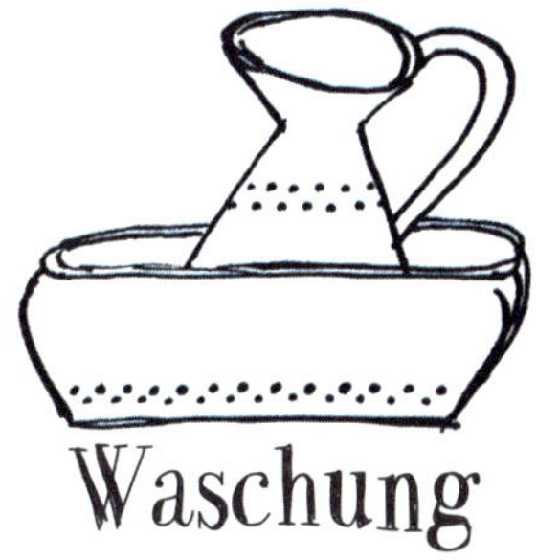

Malvenwaschung

kühlt und beruhigt die Haut

Zubereitung
Die Malven etwa 4 Stunden zugedeckt in kaltem Wasser ansetzen, dann abseihen und leicht anwärmen.

Zutaten
3 EL Malvenblüten
500 ml Wasser

Anwendung
Mehrmals täglich die betroffenen Stellen mit dem Malvenmazerat waschen.

Wirkung
Die Schleimstoffe des kalten Malvenauszuges hüllen die Haut ein und haben eine reizlindernde Wirkung.

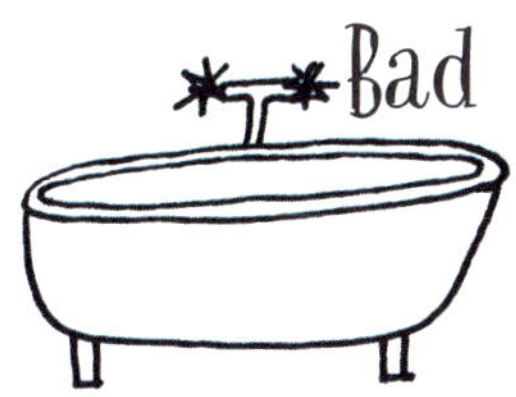

Kleopatrabad

gegen trockene Haut

Zubereitung
Olivenöl und Milch mischen und gut schütteln.

Zutaten
4 EL Olivenöl
250 ml Kuhmilch

Anwendung
Öl-Milch-Gemisch dem Vollbad zusetzen und bei 37 °C 15 Minuten baden.

Notiz
Noch verträglicher als Kuhmilch ist Ziegen-, Stuten- oder Schafmilch. Diese haben eine andere Molkeneiweißzusammensetzung.

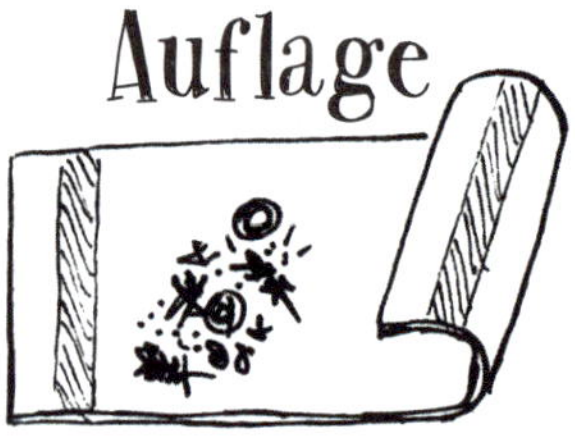

Ringelblumenumschlag

fördert die Neubildung von Hautzellen

Zutaten
1 TL Ringelblumen
250 ml Wasser

Zubereitung
Die Ringelblumen mit kochendem Wasser übergießen und 5 Minuten zugedeckt ziehen lassen.

Anwendung
Ein Baumwolltuch im Ringelblumentee tränken, auf eine angenehme Temperatur abkühlen lassen und auf die Haut auflegen.

Wirkung
Ringelblumen hemmen Entzündungen und fördern die Regeneration der Hautzellen.

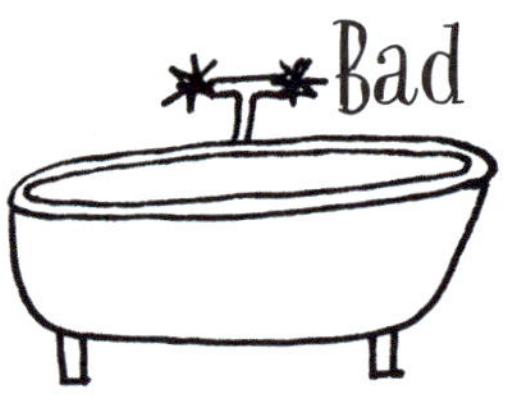

Molkebad

in Molke lind gebadet

Zutaten
400 g Molkenpulver, süße Molke als Hautschutz
oder
400 g Molkenpulver, saure Molke gegen Hautausschlag

Anwendung
Das Molkenpulver im Badewasser auflösen und ein Vollbad nehmen. Kurzes Antrocknen des Molkenfilms auf der Haut nach dem Bad verstärkt die Wirkung. Wer frische Molke vom Bauern oder von der Käserei bekommt, sollte dies nutzen. Notiz: Beim Baden in Molke bildet sich ein dünner Eiweißfilm auf der Haut, der im Winter Feuchtigkeit bindet und belebt.

Einreibung

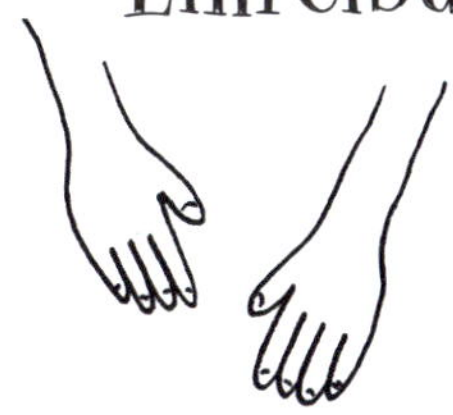

Ringelblumensalbe

fördert die Zellerneuerung

Zubereitung
Das Olivenöl erwärmen auf 60 bis 70 °C und die Ringelblumenblüten zugeben. Den Ölauszug eine Stunde warm halten. Dann die Ringelblumen abseihen und das Bienenwachs zugeben. Bei etwa 65 °C schmilzt das Wachs. Die warme Salbe in Glastiegel füllen, auskühlen lassen und zuschrauben.

Anwendung
Die Haut nach dem Waschen mit Ringelblumensalbe pflegen.

Wirkung
Die Ringelblumen fördern die Zellteilung und somit die Zellregeneration der Haut. Zudem hemmen sie entzündliche Prozesse und wirken antimikrobiell.

Zutaten
200 ml Olivenöl
2 EL Ringelblumenblüten
40 g Bienenwachs

Einreibung

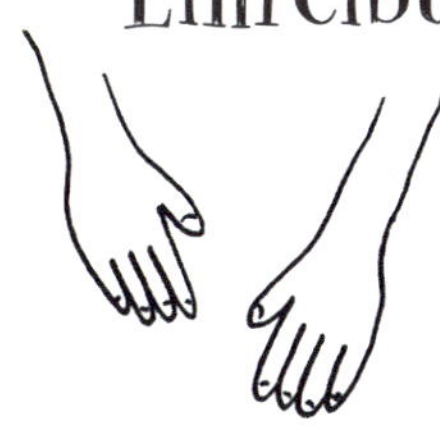

Kokosöl

befeuchtet und erfrischt die Haut

Anwendung
Das Kokosöl in die gewaschene Haut einmassieren.

Notiz
Am Schmelzpunkt erkennt man die Qualität des Kokosöls. Gutes Kokosöl schmilzt unter 30 °C.

Zutat
weiches, kaltgepresstes Kokosöl

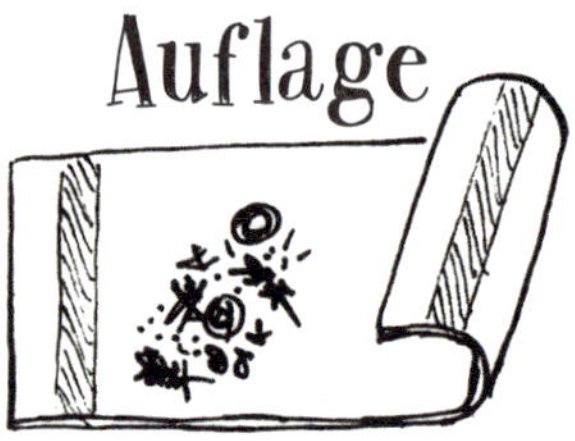

Salz-Öl-Peeling

aktiviert den Hautstoffwechsel

Zutaten
2 EL Salz
2 EL Olivenöl

Zubereitung
Salz und Öl gut verrühren.

Anwendung
Die Salz-Öl-Mischung in die Haut einmassieren. Einige Minuten bis höchstens eine halbe Stunde einwirken lassen. Die Haut wird rot durch die starke Durchblutung. Das Peeling mit lauwarmem Wasser abwaschen und die Haut eine halbe Stunde nachruhen lassen.

Varianten
Statt Olivenöl eignen sich besonders auch Mandelöl, Haselnussöl und Avocadoöl.

Zucker-Öl-Peeling

für eine antibakterielle Wirkung

Zutaten
2 EL Zucker
2 EL Olivenöl

Zubereitung
Zucker und Öl gut verrühren.

Anwendung
Die Zucker-Öl-Mischung in die Haut einmassieren. Einige Minuten bis höchstens eine halbe Stunde einwirken lassen. Das Peeling mit lauwarmem Wasser abwaschen und die Haut eine halbe Stunde nachruhen lassen.

Varianten
Statt Olivenöl eignen sich besonders auch Mandelöl, Haselnussöl und Avocadoöl.

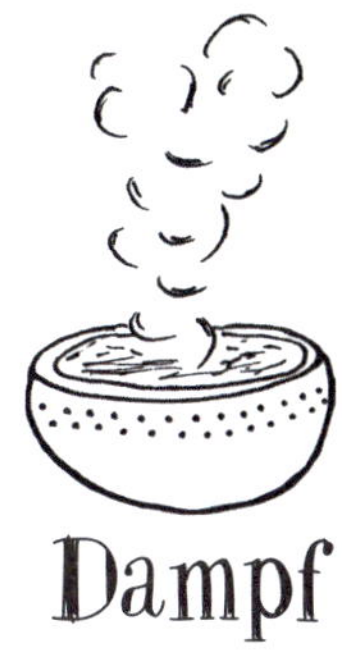

Thymiandampfbad

öffnet und reinigt die Haut

Zutaten
1 TL Thymian, getrocknet
250 ml Wasser

Zubereitung
Den Thymian mit kochendem Wasser übergießen.

Anwendung
Den Dampf des Thymiantees mit einem Handtuch in angenehmer Hitze auf das Gesicht leiten.

Wirkung
Thymian hat eine nachgewiesene Wirkung gegen Akne. Das ätherische Öl vom Thymian hat eine entzündungshemmende Wirkung.

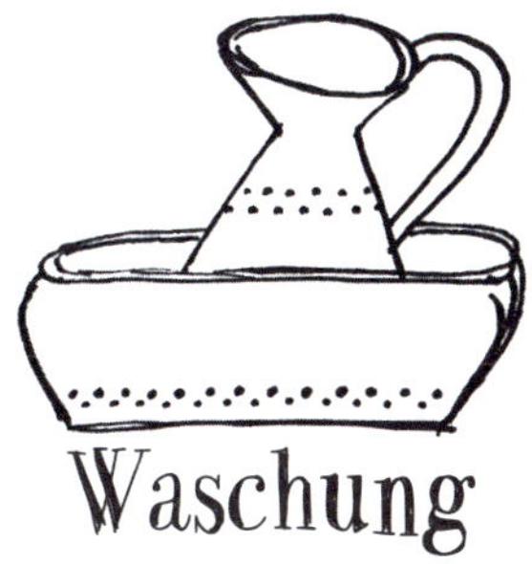

Thymianwaschung

schützt die Haut vor störenden Bakterien und Pilzen

Zutaten
1 EL Thymian
250 ml Wasser

Zubereitung
Den Thymian mit kochendem Wasser überbrühen und 5 Minuten zugedeckt ziehen lassen.

Anwendung
Den Waschlappen im Thymiantee tränken, gut ausdrücken und auf eine angenehme Temperatur abkühlen. Die Haut mit dem Waschlappen vorsichtig abreiben und dann abtrocknen.

Wirkung
Thymian wirkt sogar gegen hartnäckige, resistente Keime. Zudem durchblutet er die Haut und verbessert so den Hautstoffwechsel.

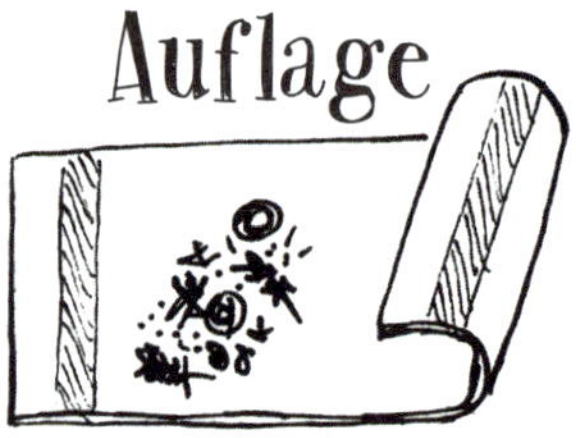

Topfenauflage

leitet die Hitze ab

Zutaten

250 g Topfen
Geschirrtuch
Wolltuch

Anwendung

Mit einem Esslöffel den Topfen etwa 0,5 cm dick auf die entzündete Haut streichen. Mit Geschirrtuch und Wolltuch abdecken. Die Auflage solange wirken lassen, bis der Topfen nicht mehr kühlt oder ausgetrocknet ist.

Wirkung

Topfen wirkt länger und anhaltender kühlend als eine Eisauflage. Zudem wirkt er entzündungshemmend. Topfen besteht hauptsächlich aus dem Proteinbestandteil Casein, der eine nachgewiesene kühlende Wirkung hat. Die Milchsäure öffnet die Poren, dringt in die Haut ein und erzeugt einen Reiz, der die Durchblutung fördert. Es wird ein Milchsäureprozess in Gang gesetzt, der die Entzündungsstoffe aus dem umliegenden Gewebe anzieht. Diese werden gebunden, aus dem Körper abgeleitet und vom Topfen aufgesaugt.

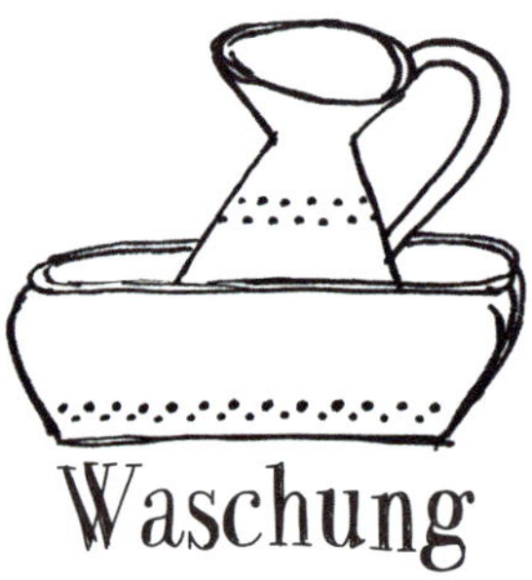

Öl-Essig-Waschung

pflegt die Finger- und Zehennägel

Zutaten

2 EL Olivenöl
1 EL Apfelessig

Zubereitung

Olivenöl und Apfelessig mischen.

Anwendung

Die Öl-Essig-Mischung in die Nägel einmassieren.

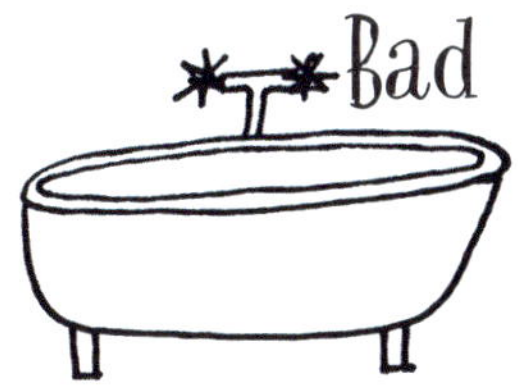

Olivenölbad

gegen trockene Haut

Anwendung
Ein Vollbad mit 32 bis 34 °C bereiten und Olivenöl und Milch zugeben.

Zutaten
250 ml Olivenöl
500 ml Milch

Notiz
Olivenöl zählt zu den hautverträglichsten Ölen und wird zudem als nicht-trocknendes Öl kaum an der Luft oxidiert.

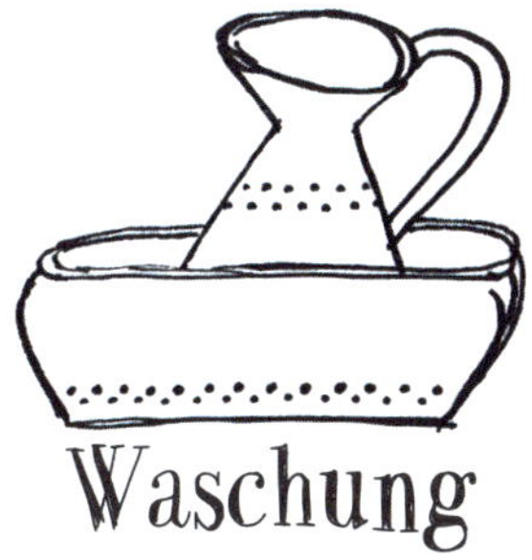

Schwarztee-Waschung

hilft bei Hautjucken, übermäßigem Schwitzen und nässenden Ekzemen

Zubereitung
Den Tee mit kochendem Wasser aufgießen und 15 Minuten ziehen lassen.

Zutaten
3 Beutel oder
1 EL Schwarzer Tee
250 ml Wasser

Anwendung
Den Waschlappen im Schwarzen Tee tränken und gut ausdrücken. Die Haut mit dem Waschlappen abreiben und dann zudecken.

Wirkung
Der Schwarze Tee enthält viele Gerbstoffe, die wir nur mit heißem Wasser und langer Ziehzeit herausbekommen. Gerbstoffe sind im Mund trocknend und zusammenziehend. Sie verfestigen und verdichten die oberste Hautschicht. Das wirkt blutungsstillend und abschwellend, die darunterliegenden Zellen werden geschützt.

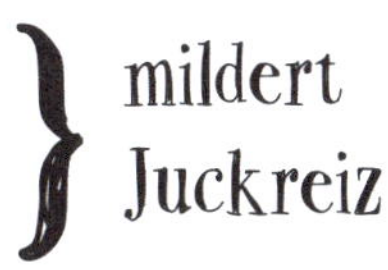

Herpes

Melisse frisch
Melissensalbe
Melissentee
Salbeiwaschung
Harzsalbe

Herpes

Fieberblase

Meistens spüren wir es ja schon ziemlich früh, wenn sich etwas anbahnt in der Nähe der Lippen. Die Haut zieht und spannt und wir wünschen uns Erleichterung herbei. Es gibt einige Heilpflanzen und Kräuter, die antiviral wirken. Das Kraut der Wahl ist die Zitronenmelisse, die nachgewiesenermaßen gegen Herpes-Erreger wirksam ist. Sie kann in verschiedensten Zubereitungen auf die betroffene Haut aufgebracht werden. Und auch der Salbei hat hier einiges zu bieten, er fegt mit seinen Gerbstoffen über die obersten Hautzellen und nimmt den Viren ihren Lebensraum.

Einreibung

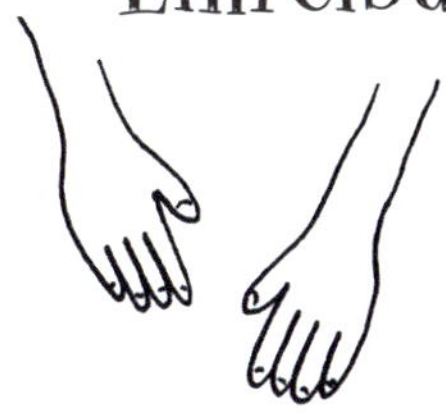

Melisse frisch

gegen Lippenherpes

Anwendung
Die Blätter zerdrücken und den austretenden Pflanzensaft mehrmals täglich auf die betroffene Stelle tupfen.

Zutat
einige frische Zitronenmelissenblätter

Einreibung

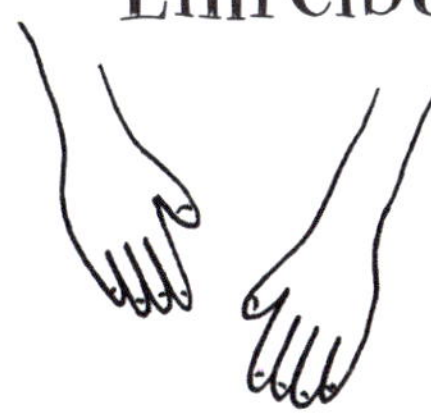

Melissensalbe

wirkt nachweislich gegen Herpes

Zubereitung
Das Olivenöl erwärmen und die Zitronenmelisse zugeben. Eine halbe Stunde warm ziehen lassen. Dann abseihen und das Bienenwachs darin schmelzen. Die warme Salbe in verschließbare Gläser füllen, auskühlen lassen und zuschrauben.

Zutaten
2 EL Zitronenmelisse
200 ml Olivenöl
40 g Bienenwachs

Anwendung
Die Melissensalbe kann schon vorsorglich als Lippenbalsam verwendet werden. Beim ersten Anzeichen von Herpes in kurzen Abständen verwenden.

Variante
Propolis verstärkt die Wirkung gegen Herpes.

Einreibung

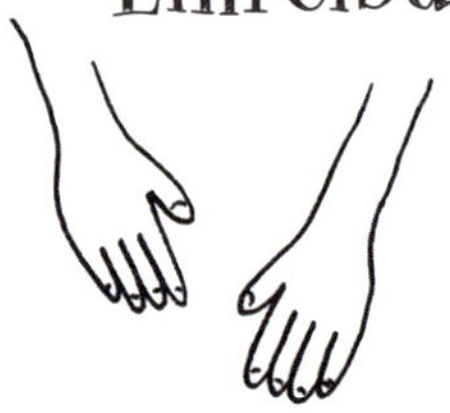

Melissentee

bei beginnendem Herpes

Zutaten

1 EL Zitronenmelisse
150 ml Wasser
Saft von einer Zitrone

Zubereitung

Die Zitronenmelisse mit kochendem Wasser übergießen und 5 Minuten zugedeckt ziehen lassen. Etwas überkühlen und den Zitronensaft zugeben.

Anwendung

Den Zitronenmelissentee mit einem Taschentuch auf die betroffene Stelle tupfen.

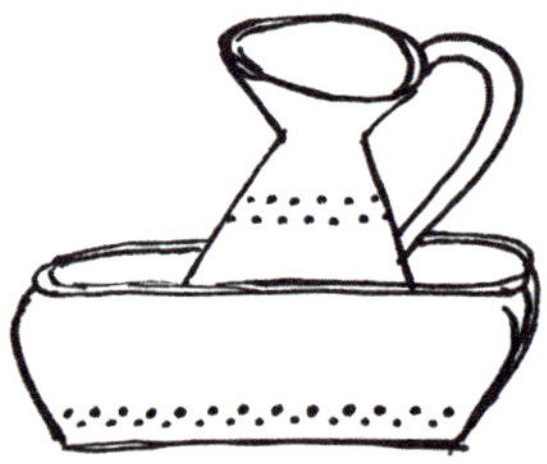

Waschung

Salbeiwaschung

schützt vor Herpes

Zutaten

10 g Salbeiblätter
100 ml Wasser

Zubereitung

Die Salbeiblätter mit heißem Wasser übergießen und zugedeckt 10 Minuten ziehen lassen, dann abseihen.

Anwendung

Die betroffene Haut mit dem Salbeitee abtupfen.

Einreibung

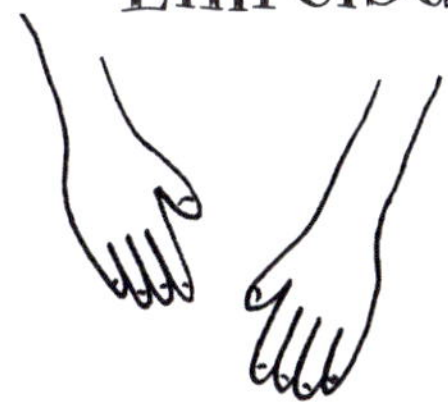

Harzsalbe

gegen Herpes

Zubereitung

Das Olivenöl erwärmen, Weihrauch und Kräuter zugeben. Unter Rühren solange warmhalten, bis sich der Weihrauch aufgelöst hat. Dann abseihen und das Wachs darin auflösen. Die warme Salbe in kleine Gläser füllen, auskühlen lassen und zuschrauben.

Zutaten

200 ml Olivenöl
40 g Weihrauch
40 g Bienenwachs
etwas Lavendel
und Salbei

Anwendung

Die Harzsalbe beim ersten Anzeichen von Spannen oder Brennen auf den Lippen verwenden.

Variante

Zitronenmelisse und Propolis verstärken die Wirkung. Das Bienenwachs kann auch durch andere Wachse ersetzt werden (Sheabutter, Kakaobutter) oder notfalls weggelassen werden. Dann ist es eine ölige Harzeinreibung, die weniger gut einzieht.

Herzbeschwerden

Fenchel-Galgant-Pulver
Galganthonig
Lavendelduft
Herztee
Gewürzhonig

Herzbeschwerden

Hausmittel für Herzbeschwerden sind komplementär zu verstehen: Die Abklärung erfolgt immer durch den Arzt. Allerdings wirken bei nervösen Herzbeschwerden, die oft mit Schlafstörungen verbunden sind, beruhigende Pflanzen gut. Einige sind sogar gängige Zutaten in der Küche wie etwa Majoran, Galgant, Sellerie oder Honig. Diese aromatisieren die Speisen ebenso wie den Tee. Lavendel, Baldrian und Melisse werden gerne innerlich und äußerlich angewendet.

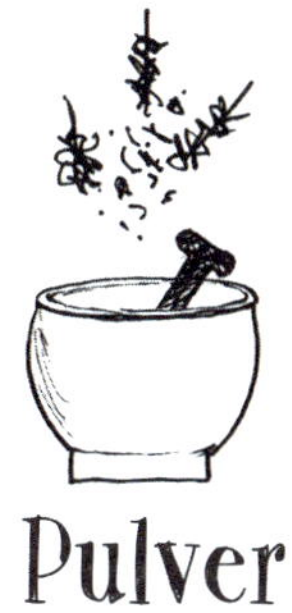

Fenchel-Galgant-Pulver

stärkt Herz und Verdauung

Zutaten
1 EL Fenchelfrüchte
1 EL Galgantwurzel

Zubereitung
Fenchel und Galgant mischen und in der Küchenmaschine fein mahlen.

Anwendung
Einen halben Teelöffel pro Tag essen, entweder pur oder den Speisen zugeben.

Wirkung
Das Fenchel-Galgant-Pulver empfiehlt sich vor allem dann, wenn Herz- und Magenbeschwerden vorliegen. Fenchel ergänzt den Galgant mit seiner krampflösenden Wirkung.

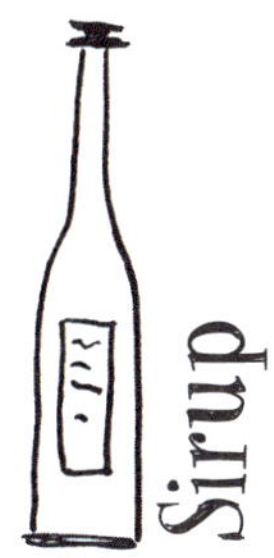

Galganthonig

hilft bei Herzdrücken, Erschöpfung und Magen-Darm-Krämpfen

Zutaten
1 EL Galgant-wurzelpulver
250 g Honig

Zubereitung
Das Galgantpulver in den Honig einrühren. Wenn nötig den Honig ganz leicht erwärmen.

Anwendung
1 TL Galganthonig nach Bedarf mehrmals täglich einnehmen.

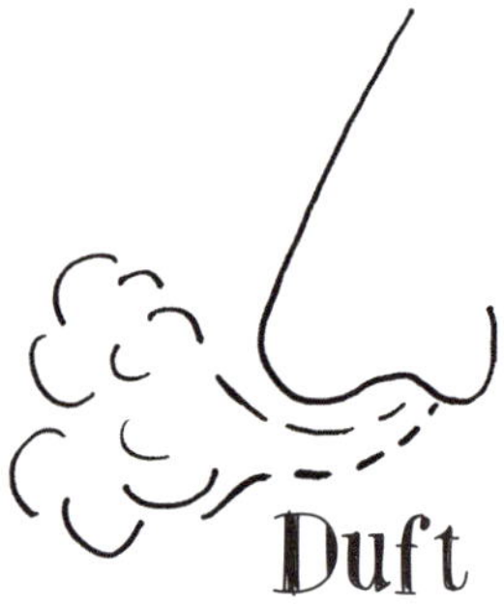

Lavendelduft

entspannt und befreit die Gedanken

Zutaten
20 g Lavendelblüten
Baumwollsackerl

Zubereitung
Die Lavendelblüten in das Baumwollsackerl füllen.

Anwendung
Nach Bedarf am Lavendelsackerl riechen.

Notiz
Lavendel wächst in vielen Klimazonen gut. Wer selbst Lavendel ziehen möchte sollte Echten Lavendel (*Lavandula angustifolia*) pflanzen und darauf achten, dass die Pflanzen nicht gespritzt sind.

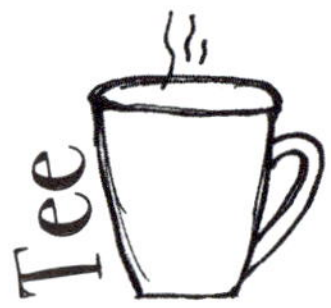

Herztee

beruhigt das hastige Herz

Zutaten
1 Teil Melissenblätter
1 Teil Kümmelfrüchte
1 Teil Baldrianwurzel
250 ml Wasser

Zubereitung
1 Teelöffel der Mischung mit einem Viertelliter kochendem Wasser übergießen und 5 Minuten zugedeckt ziehen lassen. Dann Abseihen.

Anwendung
Eine Tasse täglich trinken über 4 bis 6 Wochen.

Gewürzhonig

beruhigt und schmeckt

Zutaten

1 TL Galgantpulver
2 TL Majoranpulver
2 TL Selleriesamenpulver
1 Msp. weißes Pfefferpulver
200 g Honig

Zubereitung

Gewürzpulver mischen und mit dem Honig leicht erwärmen, damit sich alles gut vermischt.

Anwendung

Dreimal täglich eine halben Teelöffel kurmäßig über 4 bis 6 Wochen einnehmen.

Wirkung

Die stimmungsaufhellende und beruhigende Wirkung der Zutaten ergänzt sich in dieser Mischung. Der Gewürzhonig wirkt gegen leichte Herzstauungen und Kurzatmigkeit.

Husten

Brusteinreibung
Essiggurgeln
Heißer Zitronenhalswickel
Hustenzucker
Anistee
Fenchelsirup
Fenchel-Brustkompresse
Fenchelhonig
Fencheltee
Fencheldampf
Feucht-heiße Kompresse
Lungenpulver
Heißes Bier
Kräuterbutter
Guter Honig
Honigwickel
Honigzwiebel
Salbeitee
Malventee
Meerrettichsirup
Schwarzer Rettich-Hustensaft
Salzauflage
Sole gurgeln
Zitronensalz
Zitronensaft
Zitronenhonig
Zitronenknoblauch
Zitronenminztee
Thymianhonig
Thymian-Salz-Inhalation
Thymiantee
Thymian-Honigsirup
Zwiebelsirup
Zwiebelhonig
Zwiebelsalbe

Husten

Halsweh
Heiserkeit
Bronchitis

Wenn der Hals zu kratzen beginnt und die Stimme sich verändert, dann ist wahrscheinlich ein Infekt in den Atemwegen gelandet. Da denken wir gleich an Tee, Honig und Zwiebelschmalz. Und tatsächlich fegen Scharfstoffe wie Lauchöle aus Zwiebel und Knoblauch oder Senföle aus Meerrettich und Schwarzem Rettich die Viren und Bakterien einfach weg. Die Volksmedizin kennt unzählige Rezepturen mit diesen gängigen Lebensmitteln, ganz oft in Kombination mit Honig, Salbei, Kamille oder Thymian. Essig und Zitrone kühlen zudem die Entzündung und harmonisieren die Schleimhautflora, so wie auch Salz und Butter.

Einreibung

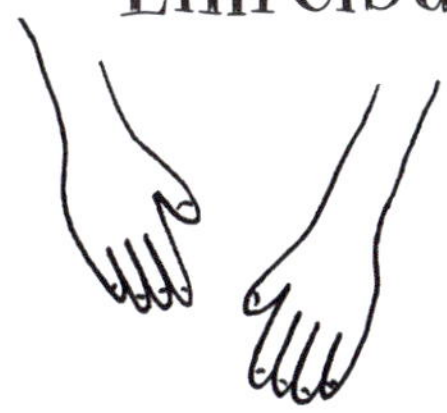

Brusteinreibung

entspannt die Bronchien

Zubereitung

Das Olivenöl erwärmen, den Thymian zugeben und eine halbe Stunde warm ausziehen. Dann abseihen und in ein Glas gießen.

Zutaten

200 ml Olivenöl
2 EL getrockneter Thymian

Anwendung

Das warme oder angewärmte Thymian-Olivenöl auf die Brust auftragen.

Notiz

Durch einen Zusatz von 40 Gramm Bienenwachs kann das Olivenöl leichter in die Haut einziehen. Das Bienenwachs einfach im warmen Olivenöl bei 65 °C auflösen.

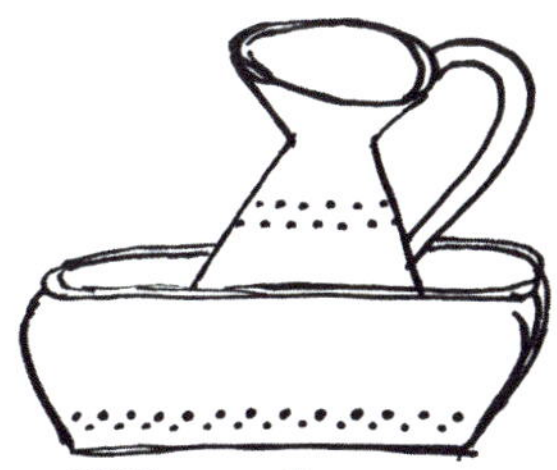

Waschung

Essiggurgeln

fördert die physiologische Flora

Anwendung

Essig und Wasser mischen und damit gurgeln.

Notiz

Essigwasser ist für Haut und Schleimhaut gleichermaßen günstig. Es nimmt Einfluss auf die Zusammensetzung der Bakterienflora durch die Essigsäurebakterien und durch den leicht sauren pH-Wert.

Zutaten

1 Glas lauwarmes Wasser
1 EL guter Gärungsessig

Auflage

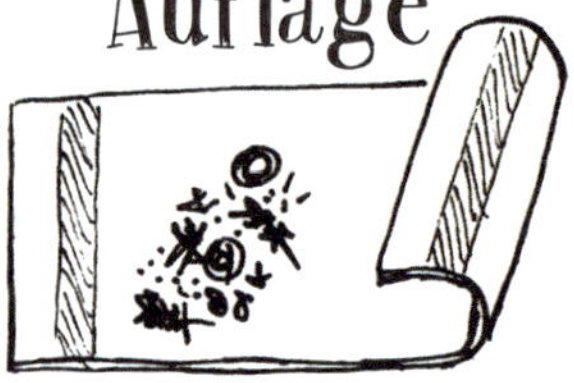

Heißer Zitronenhalswickel

erleichtert das Schlucken

Zutaten

Schüssel mit
1 Liter Wasser
½ Zitrone
Messer
kleines Handtuch
mittleres Handtuch

Anwendung

Die Zitrone sternförmig einschneiden. Das Wasser auf etwa 75 °C erwärmen. Die Zitrone ins heiße Wasser tauchen und den Saft ausdrücken. Das Handtuch im Zitronenwasser tränken und auswringen. Das Handtuch der Länge nach falten und um den Hals legen. Mit dem zweiten Handtuch abdecken. Den Zitronenhalswickel 20 bis 30 Minuten wirken lassen, dann abnehmen und eine Viertelstunde nachruhen.

Hilft bei

starken Halsschmerzen und gereiztem Hals

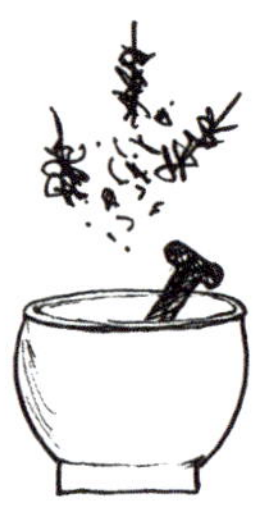

Pulver

Hustenzucker

beruhigt den Husten

Zutaten

2 g Fenchel
2 g Anis
2 g Thymian
2 g Salbei
2 g Malve
50 g Zucker

Zubereitung

Alle getrockneten Kräuter, Gewürze und den Zucker zusammen in der Küchenmaschine fein mahlen und in ein Glas füllen.

Anwendung

Bei Bedarf eine Messerspitze bis einen halben Teelöffel vom Hustenzucker pur essen oder den Tee damit süßen.

Notiz

Hustenzucker in kleinen Schraubgläsern ist auch praktisch zum Mitnehmen.

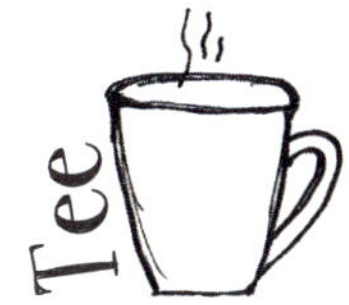

Anistee

löst den Schleim

Zubereitung
Anisfrüchte leicht quetschen und mit kochendem Wasser übergießen. 5 Minuten zugedeckt ziehen lassen und abseihen.

Zutaten
1 TL Anis
500 ml Wasser

Anwendung
Bis zu 3 Tassen pro Tag trinken. Der Tee kann mit Honig gesüßt werden.

Wirkung
Anis wirkt mit seinen ätherischen Ölen auswurffördernd, antibakteriell und krampflösend. Anis aktiviert schon in kleinen Dosen das Flimmerepithel, wodurch der Schleim gelöst wird.

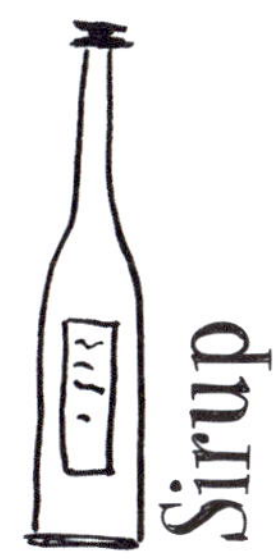

Fenchelsirup

öffnet die Bronchien

Zubereitung
Fenchel leicht anquetschen und in Wasser 15 Minuten kochen. Abseihen, Kandiszucker zufügen und zu einem zähflüssigen Sirup einkochen.

Zutaten
2 EL Fenchel
1 Liter Wasser
250 g Kandiszucker

Anwendung
Alle 3 Stunden einen Teelöffel einnehmen.

Variante
Bei diesem Sirup können 3 Teelöffel Isländisch Moos mitgekocht werden, das bringt Schleimstoffe dazu und macht den Sirup milder.

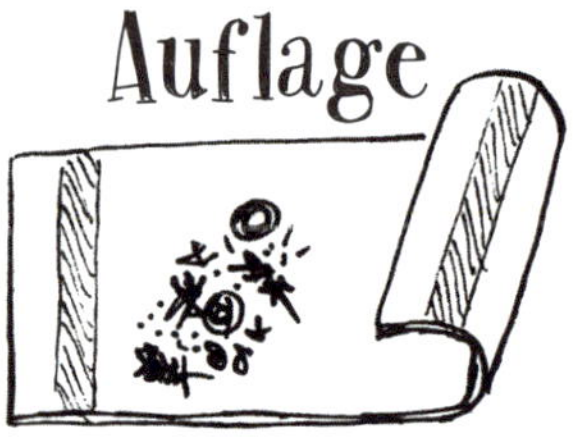

Fenchel-Brustkompresse

löst den Schleim

Zutaten
1 EL Fenchelkörner
250 ml Wasser
Baumwolltuch
Wolltuch
Wärmflasche

Zubereitung
Den Fenchel leicht anquetschen und mit kochendem Wasser aufgießen. 5 Minuten zugedeckt ziehen lassen und abseihen.

Anwendung
Das Baumwolltuch im Fencheltee tränken, auswringen und etwas überkühlen lassen. Dann auf die Brust auflegen, das Wolltuch und die Wärmflasche drüberlegen. Die Kompresse so lange einwirken lassen, solange es für den Patienten angenehm ist.

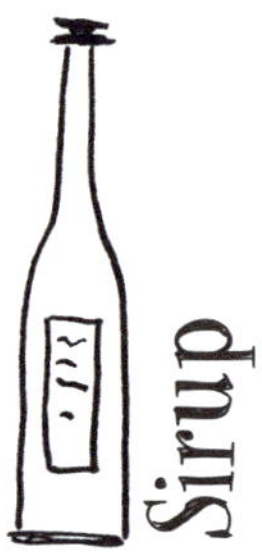

Fenchelhonig

als aromatische Hustensüße

Zutaten
1 TL Fenchel
100 g Honig

Zubereitung
Den Fenchel fein mixen und in den Honig einrühren.

Anwendung
Der Fenchelhonig kann pur in ganz kleinen Mengen nach Bedarf gegessen werden. Er versüßt auch den Hustentee.

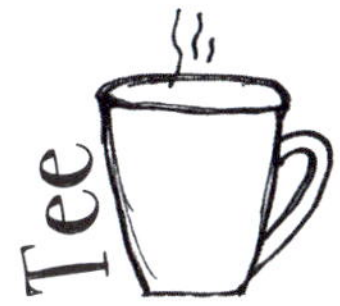

Fencheltee

löst Krämpfe und Schleim

Zubereitung
Den Fenchel leicht anquetschen und mit kochendem Wasser aufgießen. Zugedeckt 5 Minuten ziehen lassen und dann abseihen.

Zutaten
1 TL Fenchel
500 ml Wasser

Anwendung
Fencheltee nach Bedarf trinken. Er kann mit Honig gesüßt werden.

Notiz
Der Fencheltee ist für Jung und Alt geeignet. Sogar Säuglinge können ihn schon mit der Flasche bekommen.

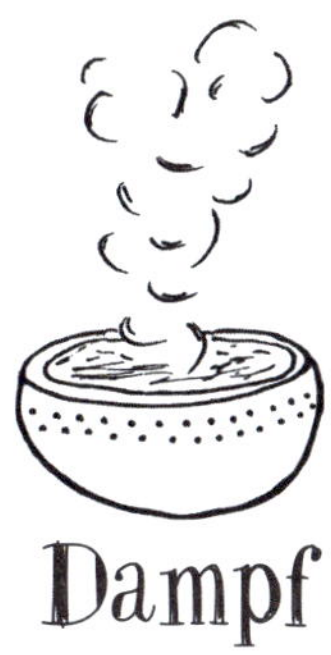

Fencheldampf

für Nase und Hals

Zubereitung
Den Fenchel leicht anquetschen und mit kochendem Wasser aufgießen.

Zutaten
1 EL Fenchel
250 ml Wasser
Handtuch

Anwendung
Den Fencheldampf, wenn die Temperatur angenehm ist, mit dem Handtuch in Mund und Nase leiten.

Auflage

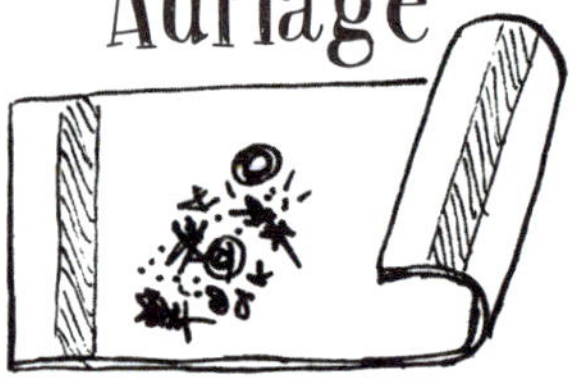

Feucht-heiße Kompresse

löst und beruhigt die Bronchien

Zutaten
1 TL getrockneter Thymian
500 ml Wasser
Geschirrtuch
Wolltuch
Wärmflasche

Zubereitung
Den Thymian mit kochendem Wasser übergießen und zugedeckt 5 Minuten ziehen lassen.

Anwendung
Das Geschirrtuch im heißen Thymiantee tränken, auswringen und auf die Brust auflegen. Darüber kommen das Wolltuch und die Wärmflasche.

Notiz
Die feucht-heiße Brustkompresse kann auch mit Anistee oder mit ein paar Fichtennadeln gemacht werden.

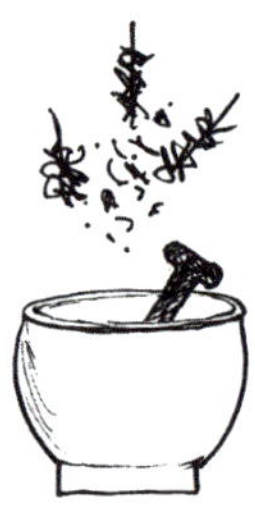

Pulver

Lungenpulver

zum tiefen Ein- und Ausatmen

Zutaten
1 TL Galgantpulver
1 EL Muskatnusspulver
1 EL Bertrampulver
1 TL Fenchel

Zubereitung
Den Fenchel mörsern und mit den Pulvern mischen.

Anwendung
Morgens nüchtern 2 Messerspitzen des Pulvers mit Brot essen.

Hilft bei
Bronchitis, verschleimtem Husten

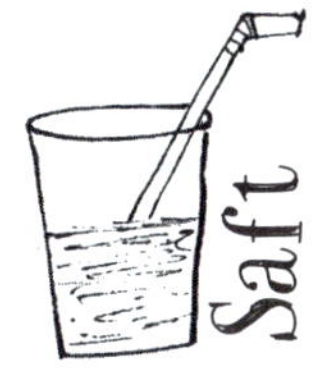

Heißes Bier

mindert Reizhusten

Anwendung
Das Bier erwärmen, den Honig darin auflösen und langsam trinken.

Zutaten
250 ml Bier
1 EL Honig

Notiz
Die Volksmedizin kennt viele Varianten von warmem Bier, vom Eierbier bis zur Mischung mit Butter, Honig und Ei.

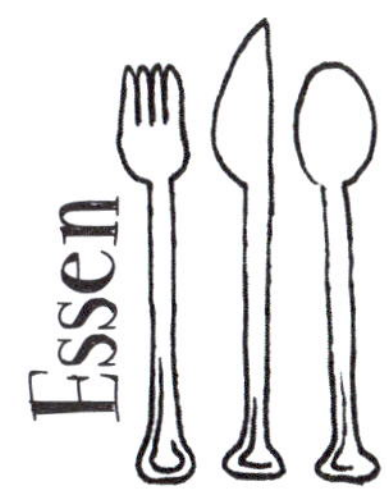

Kräuterbutter

beruhigt den Hals

Zubereitung
Die Butter in einem Topf erwärmen und verflüssigen. Thymian und Knoblauch fein hacken, zur Butter geben und eine Viertelstunde darin ziehen lassen. Dann vom Herd nehmen, den Honig zugeben, in ein Glas gießen und auskühlen lassen.

Zutaten
1 TL Thymian
1 Knoblauchzehe
100 g Butter
1 TL Honig

Anwendung
Die Kräuterbutter teelöffelweise pur oder als Brotbelag essen.

Wirkung
Der Thymian löst den hartnäckigen Schleim in den Atemwegen und wirkt gemeinsam mit Knoblauch gegen die Entzündung und die Vermehrung der Keime. Butter sorgt für die Energieversorgung der Schleimhautzellen und eine gute Bakterienflora. Sauerrahmbutter ist hier zu bevorzugen.

} Kinder mögen Quendel!

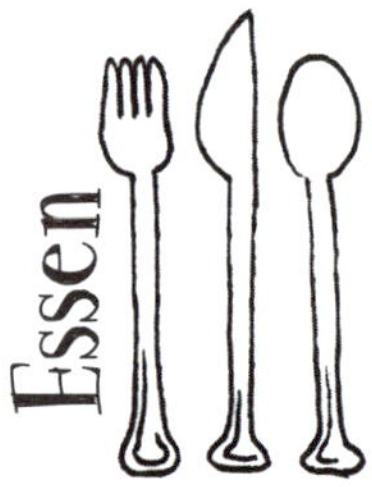

Guter Honig

pflegt und hütet gesunde Schleimhäute

Zutat

1 TL Honig

Anwendung

Einen kleinen Teelöffel Honig bei Bedarf essen.

Wirkung

Der Honig hat ein vielfältiges Wirkungsspektrum. Die Konzentration an Zucker und besonders die aktiven Enzyme im unerhitzten Honig hemmen das Wachstum von Bakterien. Nachgewiesenermaßen werden unter anderem Staphylokokken, Salmonellen und Kolibakterien gebremst.

Honigwickel

lindert den hartnäckigen Husten

Zutaten

Honig
Geschirrtuch
kleines Handtuch
Decke

Anwendung

Das Geschirrtuch anwärmen und den Honig auf eine Fläche von etwa 15 mal 15 Zentimeter streichen. Das Geschirrtuch auf die Brust legen und mit dem Handtuch und der Decke abdecken. Der Honigwickel kann eine bis mehrere Stunden, sogar über Nacht, draufbleiben.

Hilft bei

Reizhusten und Bronchitis, besonders wenn feuchte Auflagen unangenehm sind.

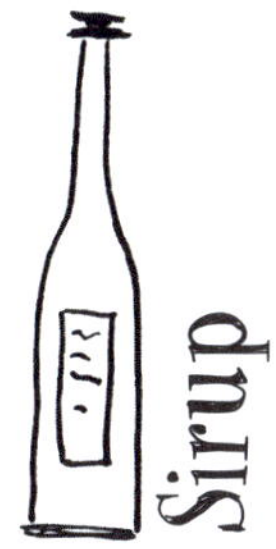

Honigzwiebel

kombiniert zwei traditionelle Heilmittel

Zubereitung
Die Zwiebel schälen, in Würfel schneiden und mit dem Honig mischen. Über Nacht stehen lassen. Am nächsten Tag durch ein Sieb drücken.

Zutaten
1 Zwiebel
5 EL Honig

Anwendung
Den entstandenen Sirup teelöffelweise einnehmen.

Wirkung
Die Honigzwiebel hemmt Entzündungen und trocknet die Schleimhäute.

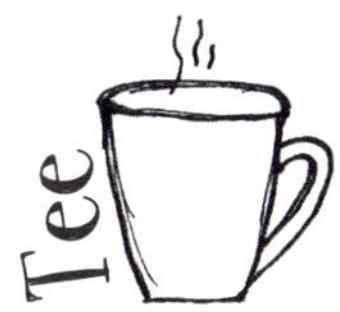

Salbeitee

hemmt die Entzündung

Zubereitung
Den Salbei mit kochendem Wasser übergießen und 15 Minuten zugedeckt ziehen lassen.

Zutaten
1 TL getrockneter Salbei
500 ml Wasser

Anwendung
Den Salbeitee schluckweise über den Tag verteilt trinken oder gurgeln.

Wirkung
Die Gerbstoffe aus dem Salbei gerben die obersten Schleimhautzellen und wirken auf diese Weise der Entzündung entgegen.

Variante
Salbei kann auch mit Kamille kombiniert werden, dieser Tee wirkt dann noch stärker trocknend.

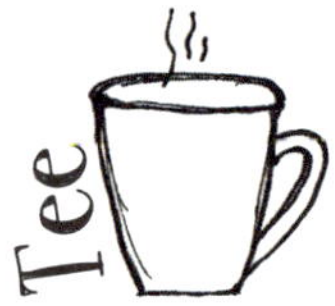

Malventee

hüllt den Hals ein

Zutaten
1 TL getrocknete Malvenblüten oder
1 EL getrocknete Malvenblätter
500 ml Wasser

event. Wasser zuerst abkochen

Zubereitung
Die Malve im kalten Wasser 4 bis 6 Stunden ansetzen.

Anwendung
Den Tee leicht erwärmen, abseihen und über den Tag verteilt trinken.

Wirkung
Die Malve ist eine Schleimdroge, wie auch Eibisch, Spitzwegerich und Leinsamen. Die Schleimstoffe haben in den Pflanzen eine Funktion, die wir uns beim trockenen Husten wünschen: Sie halten die Feuchtigkeit. Vor allem für die Samen ist das wichtig, damit das Keimen funktioniert. Die Pflanzenschleime aus der Malve sind recht hitzeempfindlich, deshalb machen wir einen Kaltauszug. Beim Trinken des Malventees legen sich die Schleimstoffe auf die trockene, gereizte Schleimhaut und ermöglichen die Abheilung unterhalb.

Notiz
Alle Malvenarten oder auch Eibisch können verwendet werden.

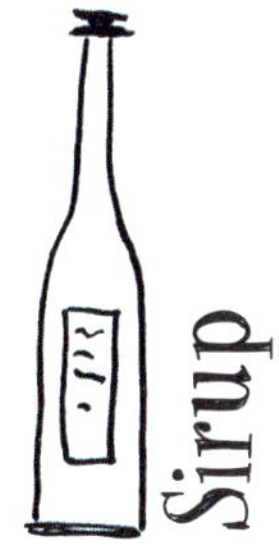

Meerrettichsirup

als wirksames Hustenmittel

Zubereitung
Alle Zutaten mischen.

Anwendung
Zwei- bis dreimal täglich oder nach Bedarf einen kleinen Teelöffel nehmen.

Wirkung
Der Meerrettich setzt beim Raspeln seine Scharfstoffe frei, die uns auch gleich in die Augen stechen. So wirken die Senföle in den Atemwegen bereits bei der Zubereitung. Diese scharfen Bestandteile gehen rasant gegen Bakterien vor, auch noch in größerer Verdünnung. Den Meerrettichsirup ruhig ein wenig im Mund verweilen lassen, das verstärkt die Wirkung.

Zutaten
2 EL Meerrettich gerieben
2 EL Honig
1 TL Ingwer
1 EL Zitronensaft

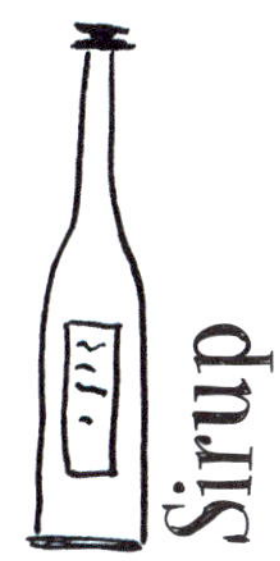

Meerrettich-Zwiebel-Honig

tut gut bei verschleimtem Husten

Zubereitung
Den Honig ganz leicht erwärmen, Zwiebel und Meerrettich einrühren.

Anwendung
Nach Bedarf kleine Mengen (½ bis 1 Teelöffel) davon essen.

Zutaten
1 EL frisch geriebener Meerrettich (Kren)
1 EL gehackte Zwiebel
10 EL Honig

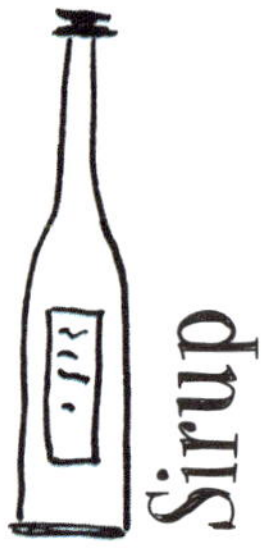

Schwarzer Rettich-Hustensaft

wirkt schnell mit seinen Scharfstoffen

Zutaten

Schwarzer Rettich
Honig
(oder Kandiszucker)

Zubereitung

Der frische Schwarze Rettich wird kegelförmig ausgehöhlt. Den Rettich mit Honig oder Kandiszucker füllen, auf einen Teller setzen und mehrere Stunden ziehen lassen. Langsam bildet sich ein süß-scharfer Sirup. Wird mit einer Stricknadel ein feines Loch in die Unterseite des Rettichs gebohrt, so tropft der Sirup langsam heraus.

Anwendung

auch bei Kindern beliebt

Den frisch zubereiteten Radisirup bei verschleimtem Husten teelöffelweise einnehmen, 5 bis 10 Teelöffel pro Tag.

Variante

Wenn die Zeit drängt wird der Rettich fein gehobelt und mit Honig gemischt.

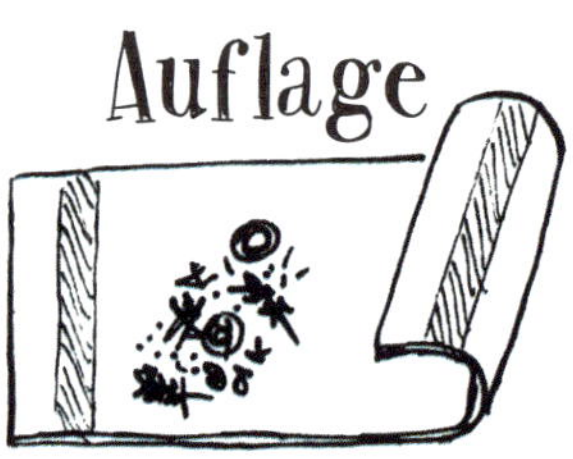

Salzauflage

trocknet die Atemwege

Zutaten

5 EL Salz
Baumwollsackerl

Zubereitung

Das Salz trocken in das Sackerl füllen und bei 50 bis 60 °C im Backrohr erwärmen.

Anwendung

Das warme Sackerl für 15 bis 20 Minuten auf die Brust legen.

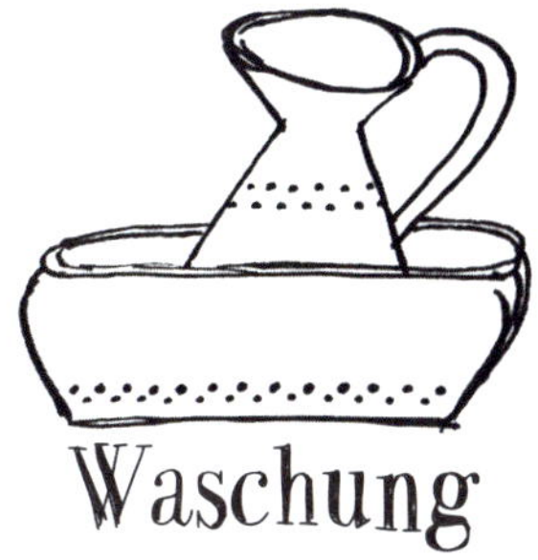

Sole gurgeln

nimmt Einfluss auf die Bakterienflora

Zubereitung
Das Wasser etwas erwärmen
und das Salz darin auflösen.

Zutaten
250 ml Wasser
70 g Salz

Anwendung
Einen Spritzer der Solelösung in ein halbes Glas lauwarmes Wasser geben und damit gurgeln.

Notiz
Eine gesättigte Salzlösung enthält etwa 26 % Salz. Wenn sich ein Rest des Salzes nicht mehr auflöst, ist das ebenfalls ein Zeichen, dass die Sole gesättigt ist. Die gesättigte Sole ist auch bei Zimmertemperatur ganz gut haltbar.

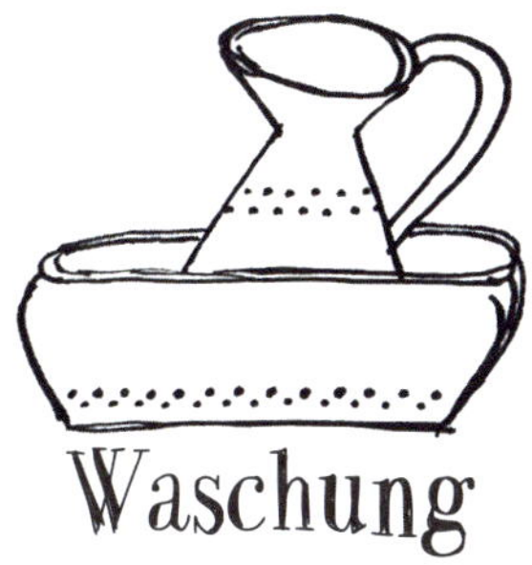

Zitronensalz

für den Hals

Zubereitung
Die Zitrone auspressen und mit Salz
und Wasser mischen.

Zutaten
1 Zitrone
½ TL Salz
1 Glas Wasser

Anwendung
Mehrmals täglich mit der Mischung gurgeln.

Wirkung
Die organischen Säuren aus der Zitrone und das Salz wirken zusammen symbioselenkend, sie fördern die gute Flora auf den Schleimhäuten.

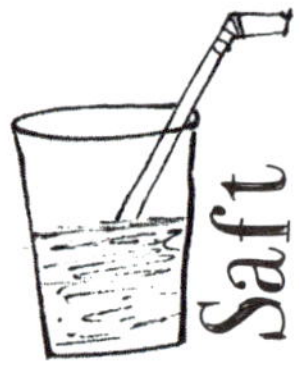

Zitronensaft

reinigt den Hals

Zitronensäure & Ascorbinsäure für den Hals

Zutaten
¼ Zitrone
125 ml Wasser

Zubereitung
Die Zitrone auspressen und mit dem abgekochten und abgekühlten Wasser mischen.

Anwendung
Mit dem Zitronenwasser gurgeln.

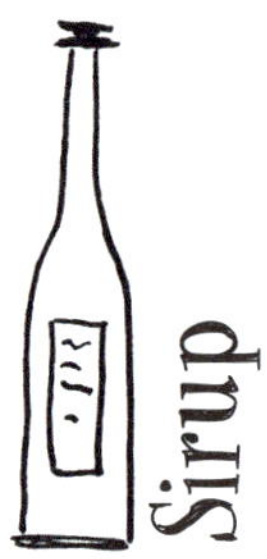

Zitronenhonig

süßsauer gegen Halsweh

Zutaten
2 EL Honig
2 TL Zitronensaft

Zubereitung
Honig und Zitronensaft mischen.

Anwendung
Einen halben bis einen Teelöffel nach Bedarf einnehmen.

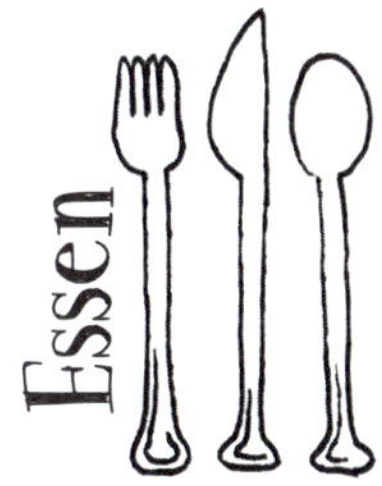

Zitronenknoblauch

verschreckt Bakterien und Viren

Zubereitung
Die Knoblauchzehen zerdrücken und die Zitrone auspressen. Beides in das Olivenöl einrühren.

Zutaten
2 Knoblauchzehen
1 Zitrone
2 EL Olivenöl

Anwendung
Dreimal täglich einen halben bis einen Teelöffel einnehmen.

Variante
Statt Olivenöl kann auch Butter verwendet werden.

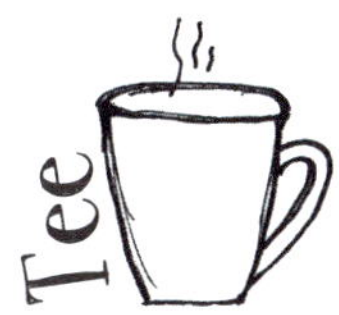

Zitronenminztee

kühlt die Entzündung

Zubereitung
Den Pfefferminztee mit kochendem Wasser aufgießen und 5 Minuten zugedeckt ziehen lassen. Dann den Teebeutel entfernen und das Salz im Tee auflösen. Zitronensaft nach Geschmack zugeben.

Zutaten
1 Beutel Pfefferminztee
1 TL Salz
Zitronensaft
500 ml Wasser

Anwendung
Mit dem Zitronenminztee gurgeln.

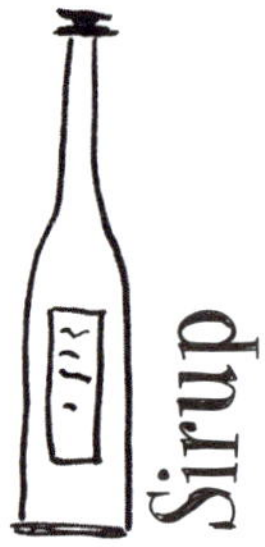

Thymianhonig

lindert Bronchitis und Husten

Zutaten

1 TL getrockneter Thymian
100 g Honig

Zubereitung

Den Thymian fein zu Pulver vermahlen und mit dem Honig mischen.

Anwendung

Nach Bedarf einen halben bis einen Teelöffel nehmen. Der Thymianhonig kann auch auf dem Butterbrot genossen werden.

Notiz

Rezepturen für die Bronchien enthalten häufig Zucker oder Honig. Das macht Sinn, weil die natürliche Süße die Bronchialsekretion steigert und antimikrobiell wirkt. Honig ist somit das Mittel der Wahl, notfalls kann auch normaler Haushaltszucker verwendet werden. Künstliche Süßstoffe oder Zuckeraustauschstoffe (z.B. Birkenzucker Xylit, Sorbit) haben diese Wirkungen nicht und sind deshalb nicht geeignet.

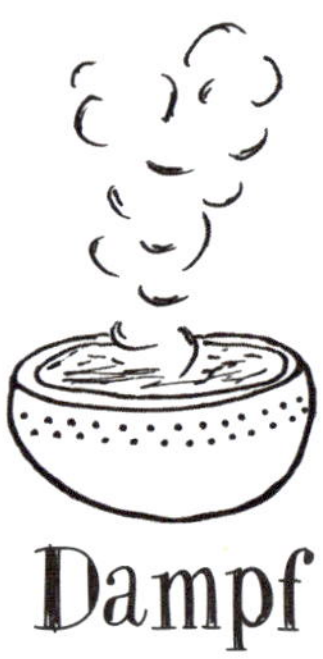

Thymian-Salz-Inhalation

zum Trocknen der Atemwege

Zutaten

1 TL Thymian, getrocknet
1 TL Salz
250 ml Wasser

Anwendung

Thymian und Salz mit kochendem Wasser übergießen und den Dampf - so heiß es angenehm ist - einatmen.

Notiz

Das Salz öffnet, somit kann der Thymian wirken.

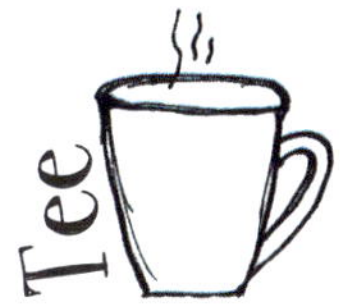

Thymiantee

trocknet und wärmt

Zubereitung
Den Thymian mit kochendem Wasser übergießen und zugedeckt 5 Minuten ziehen lassen.

Anwendung
Mehrmals täglich nach Bedarf eine Tasse Thymiantee trinken, eventuell mit Honig süßen.

Notiz
Thymian ist landläufig bekannt als »das Antibiotikum der armen Leute«. Der einheimische wilde Thymian, auch Quendel genannt, ist milder und für Kinder sehr gut geeignet.

Zutaten
1 TL getrockneter
oder
1 EL frischer
Thymian
500 ml Wasser
Honig nach
Geschmack

} bei verschleimtem Husten

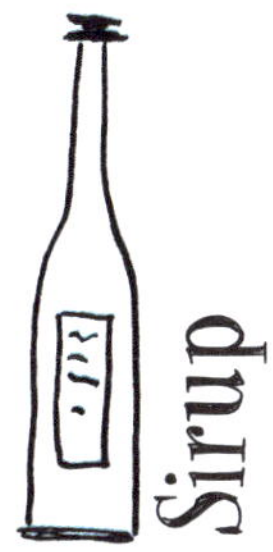

Thymian-Honigsirup

als aromatisches, süßes Heißgetränk

Zubereitung
Wasser, Thymian und Zitronensaft aufkochen, vom Herd nehmen, den Honig zugeben und eine halbe Stunde ziehen lassen. Dann abseihen und in eine Flasche füllen. Im Kühlschrank lagern.

Anwendung
Den Thymian-Honigsirup mit warmem Wasser aufgießen und trinken. Er kann nach Bedarf auch löffelweise pur eingenommen werden.

Notiz
Im Unterschied zum Thymianhonig ist dieser Thymiansirup ein Auszug des Krautes.

Zutaten
250 ml Wasser
2 EL frischer oder
1 EL getrockneter
Thymian
150 g Honig
Saft einer halben
Zitrone

} auch zum Süßen von Tee

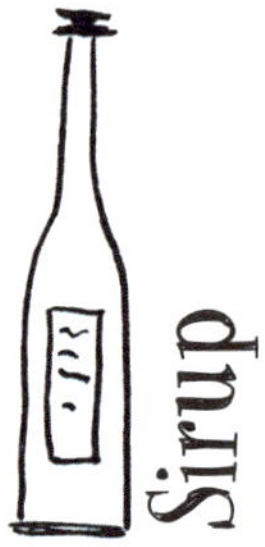

Zwiebelsirup

hemmt die Entzündung

Zutaten

1 Zwiebel
3 EL Honig
125 ml Wasser

Zubereitung

Die Zwiebel fein hacken und mit 3 Esslöffeln Honig vermischen. Dann das Wasser dazugeben und ein paar Minuten leicht köcheln lassen. Den Ansatz zirka 6 Stunden stehen lassen, abseihen und auspressen.

Anwendung

Drei- bis fünfmal täglich 1 bis 2 Teelöffel einnehmen.

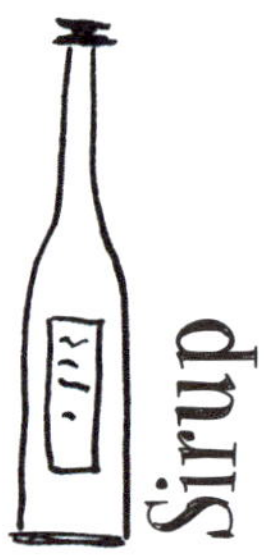

Zwiebelsirup kalt

mit allen flüchtigen Sulfiden

Zutaten

1 Zwiebel
3 EL Honig

Zubereitung

Die Zwiebel fein hacken und mit dem Honig mischen.

Anwendung

Stündlich oder nach Bedarf einen Teelöffel nehmen.

Notiz

Dieser kalte Zwiebelsirup bringt die intakten Sulfide ins Spiel, die zwar unangenehm riechen und schmecken, aber gut wirken.

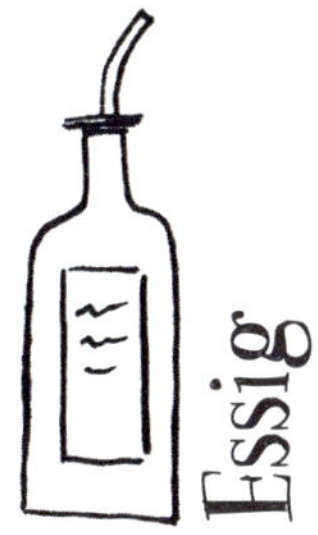

Zwiebelhonig

lindert die Heiserkeit

Zubereitung
Die Zwiebel fein hacken und mit heißem Essig übergießen. Dann abseihen und mit der gleichen Menge gutem Honig mischen.

Zutaten
1 große Zwiebel
1 Glas Apfelessig
Honig

Anwendung
Jede Stunde einen Teelöffel nehmen.

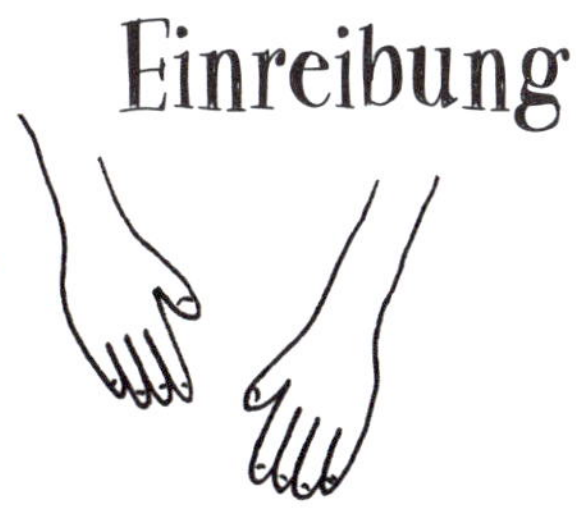

Zwiebelsalbe

für die Füße

Zubereitung
Die Zwiebel schälen und hacken. Das Olivenöl erwärmen und die Zwiebel darin eine halbe Stunde ausziehen. Dann abseihen und das Bienenwachs darin auflösen.

Zutaten
1 Zwiebel
200 ml Olivenöl
40 g Bienenwachs

Anwendung
Die Zwiebelsalbe wirkt sehr gut über die Reflexzonen der Fußsohlen und kann deshalb auf die Fußsohlen aufgetragen werden. Dann Wollsocken darüberziehen.

Notiz
Auf den Fußsohlen ist der Zwiebelduft auch für jene erträglich, die ihn nicht so gerne haben.

Immunstärker

Heißer Holundersaft
Honigwasser
Sternanis
Sauerkrautsalatkur
Koriandertee mit Essig
Schwarzer Tee

Immunstärker

Der Gestresste hat ein geschwächtes Immunsystem, der Allergiker dagegen ein übereifriges. Der Mittelweg ist wie immer der beste. Der größte Teil unseres Immunsystems liegt im Darm, deshalb stärken alle Rezepturen in diesem Buch, die der Darmflora guttun, auch das Immunsystem. Die Vielfalt an fermentierten Lebensmitteln wie Essige, Sauerhonige, milchsaure Gemüse, Sauermilchprodukte, Kombucha und viele andere dürften dabei besonders wichtig sein. Als sekundäre Pflanzenstoffe mit immunstärkender Wirkung werden derzeit orange Carotinoide, Saponine in Hülsenfrüchten und Sulfide in Zwiebelgewächsen eingestuft.

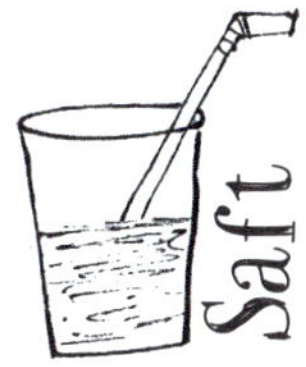

Heißer Holundersaft

stärkt das Immunsystem

Zubereitung
Den Holunderbeerensaft mit heißem Wasser aufgießen und mit Zitrone abschmecken.

Anwendung
Eine Tasse täglich vorsorglich so heiß wie angenehm trinken.

Variante
Der heiße Holundersaft kann mit winterlichen Gewürzen wie Zimt, Nelken und Kardamom verfeinert werden.

Wirkung
Im heißen Holunderbeerensaft wirken vor allem die lila Farbstoffe auf die Immunabwehr.

Zutaten
125 ml Holunderbeerensaft
125 ml heißes Wasser
Saft einer halben Zitrone

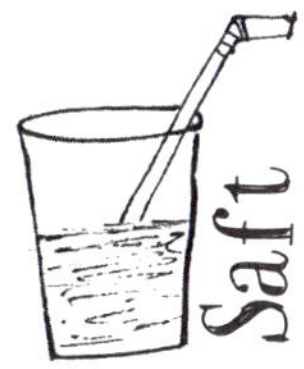

Honigwasser

stärkt das Immunsystem

Zubereitung
Den Honig in das Wasser einrühren.

Anwendung
Das Honigwasser empfiehlt sich vor allem gleich morgens nach dem Aufstehen und abends vor dem Schlafengehen.

Notiz
Handwarmes Wasser mit höchsten 40 bis 45 °C schont Enzyme und Proteine im Honig.

Zutaten
2 TL Honig
250 ml lauwarmes Wasser

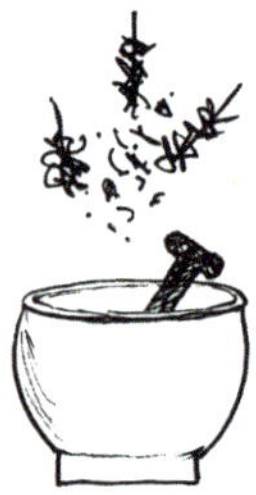

Pulver

Sternanis

verscheucht die Viren und Bakterien

Zutat
Sternanispulver

Anwendung
Eine Messerspitze täglich kurmäßig für eine Woche essen.

Wirkung
Sternanis wirkt entzündungshemmend und schleimlösend und ist sowohl zur Vorbeugung als auch bei bereits bestehendem grippalen Infekt geeignet.

Essen

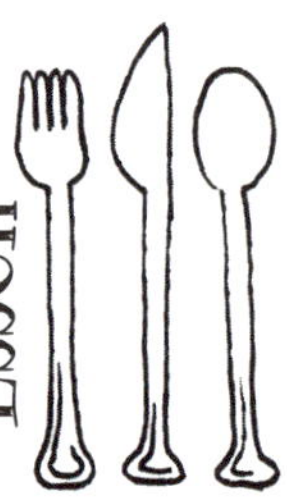

Sauerkrautsalatkur

stärkt das Mikrobiom im Darm

Zutaten
1 kleine Portion Sauerkraut
1 geriebener Apfel
1 TL Apfelessig
1 TL geriebener Kren
1 EL Öl, kaltgepresst

Zubereitung
Aus den Zutaten einen Salat bereiten.

Anwendung
2 Wochen lang kurmäßig den Sauerkrautsalat essen.

Varianten
Mit Lein-, Walnuss-, Hanf- oder Mohnöl.

Koriandertee mit Essig

Schärfe, Säure und Süße kurbelt das Immunsystem an

Zubereitung
Den Koriander anquetschen und in Wasser 10 Minuten zugedeckt kochen, abseihen, und etwas abkühlen. Essig zugeben und mit Honig abschmecken.

Zutaten
2 TL Koriander
500 ml Wasser
Honig
1 TL Essig

Anwendung
Koriandertee nach Bedarf trinken.

Schwarzer Tee

gegen Viren

Zubereitung
Den Tee mit kochendem Wasser übergießen und 3 Minuten ziehen lassen.

Zutaten
1 Beutel oder
1 TL Schwarzer Tee
500 ml Wasser

Anwendung
Mindestens einen halben Liter Schwarzen Tee täglich über mindestens 3 Wochen trinken.

Notiz
In einer Harvard-Studie konnte die immunstärkende Wirkung von Schwarzem Tee nachgewiesen werden. Das Gewebshormon Interferon konnte durch den Tee vervielfacht werden, es wirkt antiviral.

Juckreiz

Spitzwegerichblatt
Pfefferminzwaschung
Lavendelwaschung
Brennnesseltee-Kur
Essig
Gesäuerte Milch
Gänseblümchen
Essigsaure Tonerde
Zwiebel
Schnaps
Zucker
Waschung mit Schwarzem Tee
Malve

Juckreiz

Insektenstiche

Wenn die Haut ohne erkennbaren Grund juckt, so kann man sich hineinfühlen, was denn guttun könnte: Kühlung, Befeuchtung, Einhüllung oder etwas anderes? Fermentierte Lebensmittel wie Essig oder Sauermilch fühlen sich angenehm kühl an und harmonisieren die Flora. Auch Minze oder Schnaps kühlen gut. Zwiebel oder Spitzwegerich hemmen die Entzündung und Malve legt eine schützende Hülle aus Schleimstoffen drüber, und die Haut beruhigt sich. Gerbstoffe aus Schwarzem Tee machen die oberste Hautschicht unempfindlicher und lassen so den Juckreiz abklingen.

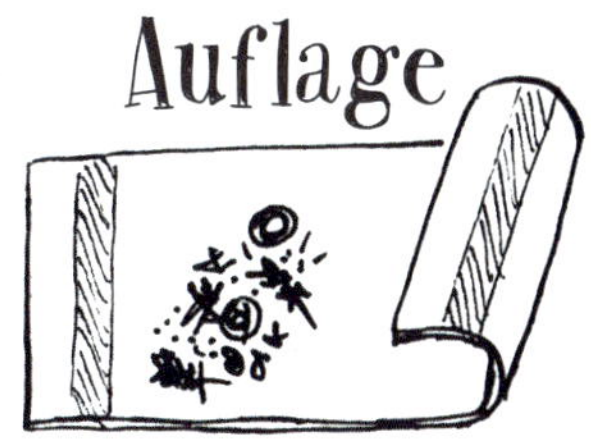

Spitzwegerichblatt

zieht zusammen

Anwendung

Das Spitzwegerichblatt etwas zerdrücken und den Insektenstich damit leicht einreiben.

Wirkung

Spitzwegerich wirkt am besten frisch vom Feld. Der Hauptwirkstoff, das Aucubin, ist hitzeempfindlich.

Zutat

frischer Spitzwegerich

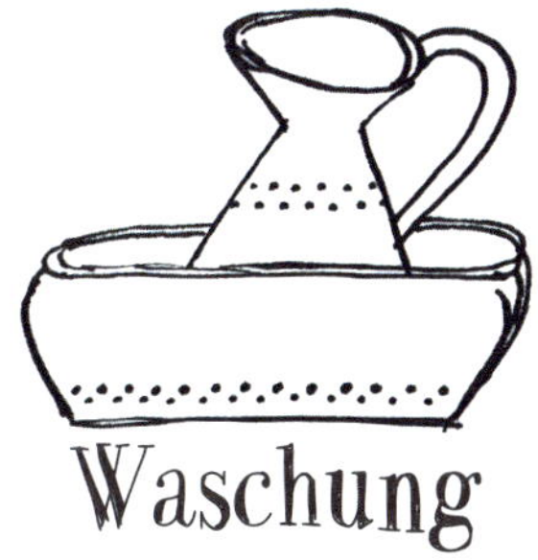

Pfefferminzwaschung

kühlt die Haut durch Menthol

Zubereitung

Die Pfefferminze mit kochendem Wasser übergießen und zugedeckt 5 Minuten ziehen lassen. Dann abseihen.

Anwendung

Den Waschlappen im Pfefferminztee tränken und gut ausdrücken. Die Haut mit dem Waschlappen abreiben und dann abtrocknen. Wenn ein stärker kühlender Effekt erwünscht ist, nicht abtrocknen, sondern an der Luft trocknen.

Wirkung

Pfefferminze ist immer dann gut, wenn sich die Haut nach Kühlung sehnt.

Zutaten

4 Teebeutel oder
2 EL Pfefferminze
500 ml Wasser

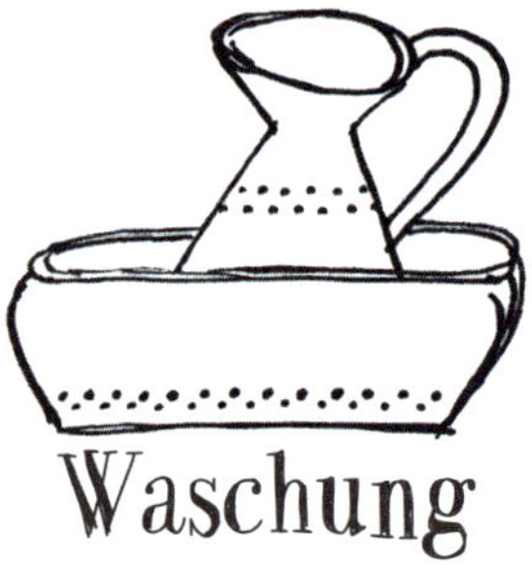

Lavendelwaschung

beruhigt die Haut

Zutaten
2 EL Lavendelblüten
500 ml Wasser

Zubereitung
Die Lavendelblüten etwas mörsern, mit kochendem Wasser übergießen und zugedeckt 5 Minuten ziehen lassen. Dann abseihen.

Anwendung
Den Waschlappen im Lavendeltee tränken und gut ausdrücken. Die Haut mit dem Waschlappen abreiben und dann abtrocknen. Für einen stärker kühlenden Effekt nicht abtrocknen, sondern an der Luft trocknen.

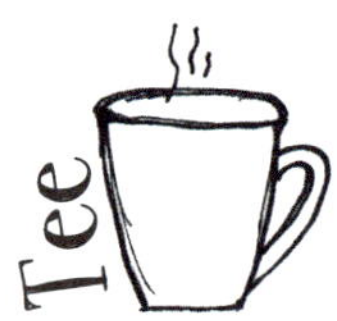

Brennnesseltee-Kur

reinigt und klärt

Zutaten
1 TL getrocknete oder 1 EL frische Brennnesseln
500 ml Wasser

Zubereitung
Die Brennnesseln mit kochendem Wasser übergießen und 5 Minuten ziehen lassen.

Anwendung
Einen halben Liter Brennnesseltee kurmäßig täglich über 4 Wochen trinken.

Wirkung
Brennnesseln enthalten in ihren Brennhaaren Histamine. In kleinen Mengen über den Tee zugeführt, kann die Histamin-Toleranz erhöht werden.

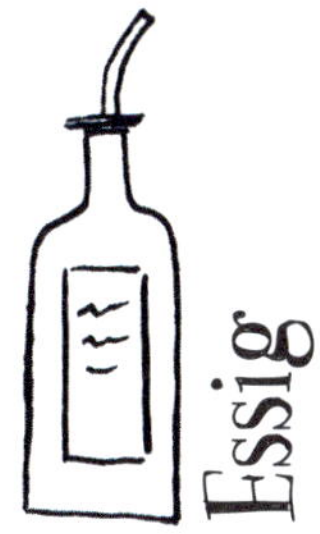

Essig

kühlt und hemmt die Entzündung

Anwendung
Essig und Wasser mischen, ein wenig davon auf ein Tuch geben und die betroffene Stelle damit betupfen.

Zutaten
2 EL Gärungsessig
½ Glas Wasser

Wirkung
Die Essigsäure wirkt angenehm kühl auf dem Stich oder der juckenden Haut und die Essigsäurebakterien helfen der gesunden Flora, sich zu verbreiten. Der Essig hat auch einen leicht sauren pH-Wert, ähnlich dem Säuremantel der Haut.

Variante
Der Essig kann auch noch gesalzen werden und hat so noch eine zusätzliche osmotische Wirkung.

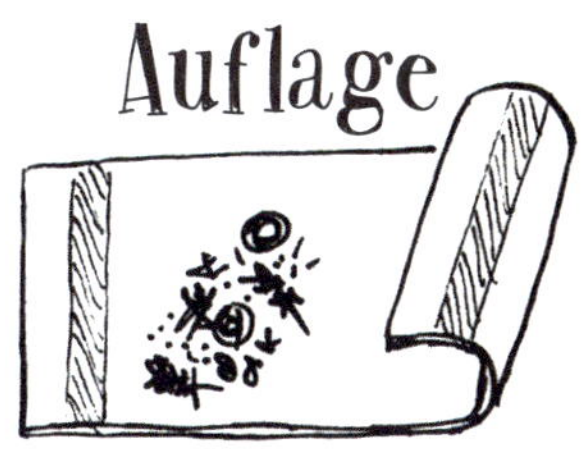

Gesäuerte Milch

zur Kühlung des Stichs

Anwendung
Einen Teelöffel des Sauermilchproduktes auf die Haut auftragen und einwirken lassen. Wenn es trocken wird, mit kaltem Wasser abwaschen.

Zutaten
Naturjoghurt oder
Sauermilch oder
Buttermilch oder
Topfen

Wirkung
Die Milchsäurebakterien und das Casein wirken kühlend und förderlich auf die Hautflora.

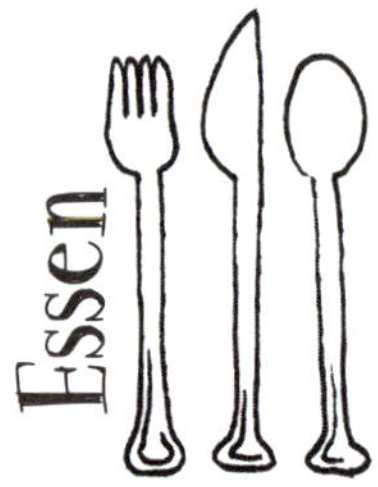

Gänseblümchen

hilft bei traumatischen Ereignissen in der Natur

Zutat

frische Gänseblümchen

Anwendung

Das Gänseblümchen etwas zerdrücken und den Insektenstich damit leicht einreiben.

Notiz

Das Gänseblümchen wirkt ähnlich wie Arnika, nur etwas sanfter, und ist das ganze Jahr über verfügbar.

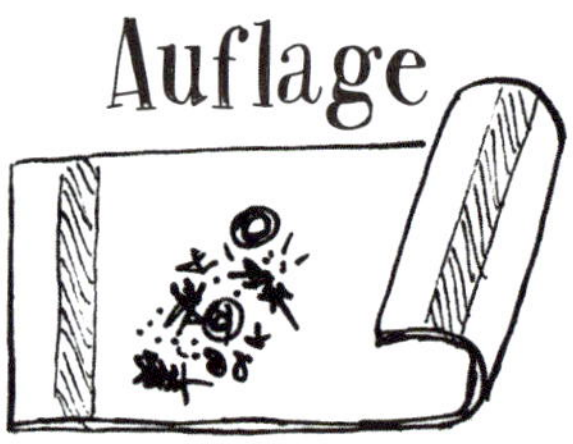

Essigsaure Tonerde

zur Entzündungshemmung

Zutaten

2 EL Heilerde
4 EL Essig
250 ml Wasser

Zubereitung

Das Wasser mit dem Essig mischen und die Heilerde damit zu einem Brei anrühren.

Anwendung

Die Masse auf die Haut streichen und antrocknen lassen. Wenn Risse entstehen, mit kaltem Wasser abwaschen.

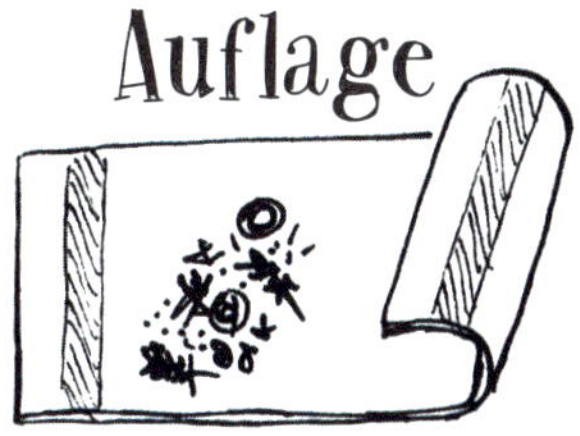

Zwiebel

mit effizienten Lauchölen

Anwendung
Eine Scheibe von der rohen Zwiebel abschneiden und auf den Insektenstich oder die juckende Haut auflegen.

Notiz
Die gelbe Küchenzwiebel hat die stärkste Wirkung durch den höchsten Gehalt an entzündungshemmenden Sulfiden.

Zutat
rohe Zwiebel

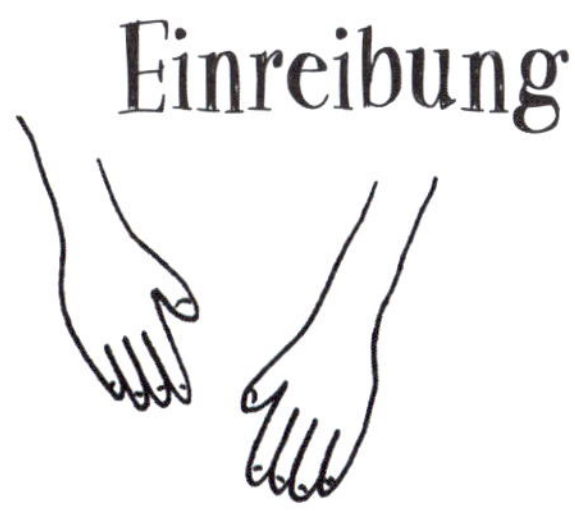

Schnaps

kühlt durch Verdunstung

Anwendung
Die betroffenen Stellen mit Schnaps betupfen.

Notiz
Je höher die Alkoholprozent, desto stärker ist die Kühlung der Haut.

Zutat
klarer Schnaps

Auflage

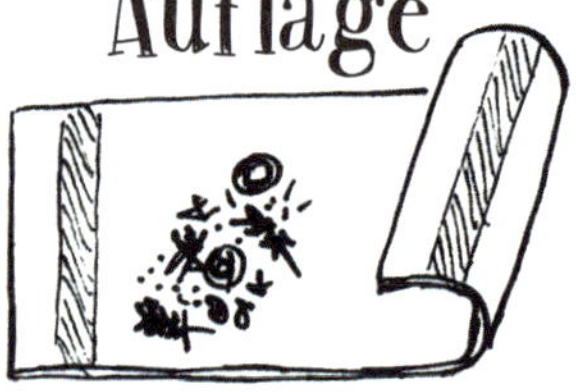

Zucker

wirkt osmotisch

Zutat
1 Stück
Würfelzucker
oder
1 TL Zucker

Anwendung
Den Zucker leicht anfeuchten und auf den Insektenstich aufbringen.

Notiz
Der Zucker entzieht dem Stich das Gift.

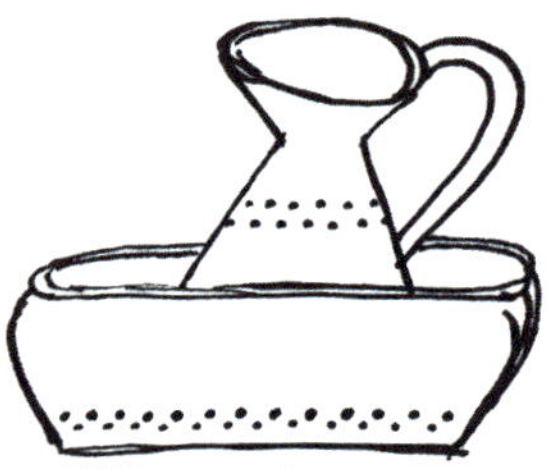

Waschung

Waschung mit Schwarzem Tee

macht die Haut unempfindlicher

Zutaten
2 Teebeutel
Schwarzer Tee
500 ml Wasser

Zubereitung
Den Tee mit kochendem Wasser übergießen und zugedeckt 15 bis 20 Minuten ziehen lassen.

Anwendung
Dann einen Waschlappen im Tee tränken und die Haut abreiben. Nicht nachspülen, einfach trocknen lassen.

Notiz
Nicht für jeden ist so eine gerbstoffhaltige Waschung angenehm. Deshalb vorsichtig ausprobieren und hineinfühlen.

Einreibung

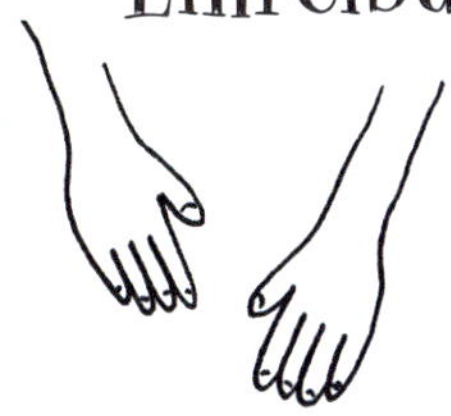

Malve

hüllt die Haut ein

Zubereitung
Die Malvenblüten im kalten Wasser ansetzen und etwa 4 Stunden ziehen lassen. Dann abseihen und leicht anwärmen.

Anwendung
Den Waschlappen im Malventee tränken und gut ausdrücken. Die Haut mit dem Waschlappen abreiben und an der Luft trocknen lassen.

Notiz
Malve enthält Schleimstoffe, die viel Wasser binden und dann die Haut sanft abdecken und befeuchten. Das hilft vor allem bei alterstrockener Haut.

Zutaten
3 EL Malvenblüten
500 ml Wasser

Kopfschmerzen

Apfelessigkur
Pfefferminze
Kartoffelauflage
Sauerkirschen
Ingwersirup
Lorbeertee
Pulswickel
Lavendeltee
Zitronenkaffee
Rosmarintee
Zitronenmelissentee
Zitrone
Zwiebel-Fußauflage

Kopfschmerzen

Wenn der Kopf mit Gedanken überfüllt ist und schmerzhaft dröhnt, dann ist es Zeit, die Fülle abzuleiten. Es gibt verschiedene Auflagen für die Fußsohlen, die hier Erleichterung schaffen. Das, was der Kopf braucht, ist in erster Linie frisches Wasser. Und es gibt einige Tees, die kühlen, durchbluten oder entspannen, je nachdem, wonach man sich sehnt. Auch das Koffein hilft, wenn mehr durchblutet werden soll oder wenn Bewegung fehlt.

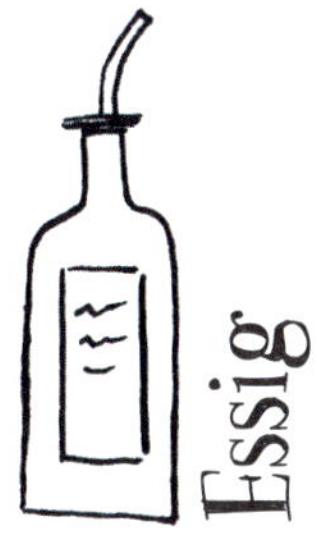

Apfelessigkur

reinigend und fördernd für Mikrobiome

Zubereitung
Essig und Honig in das Wasser einrühren.

Anwendung
Über 5 bis 8 Wochen morgens nüchtern
1 Glas Apfelessigwasser trinken.

Varianten
Im Apfelessig können zusätzlich beruhigende Kräuter wie etwa Lavendel und Melisse oder Bitterkräuter wie zum Beispiel Wacholder, Wermut und Galgant ausgezogen werden.

Zutaten
1 Glas
lauwarmes Wasser
1 EL Apfelessgig
1 TL Honig

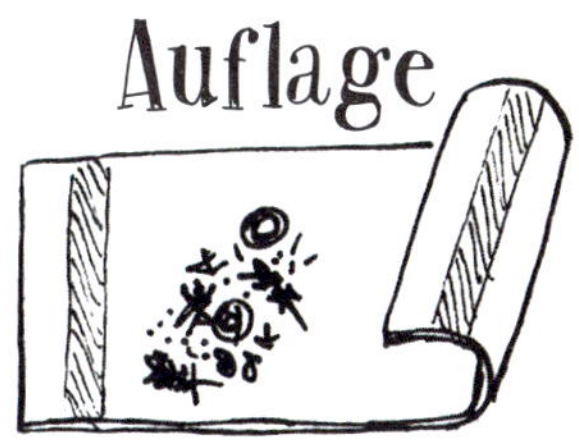

Pfefferminze

für einen kühlen Kopf

Zubereitung
Die Pfefferminze mit kochendem Wasser übergießen und 2 bis 3 Minuten zugedeckt ziehen lassen. Dann abseihen und abkühlen lassen.

Anwendung
Den kühlen oder kalten Pfefferminztee mit einem Waschlappen auf die Stirn auflegen.

Variante
Einen Tropfen ätherisches Pfefferminzöl auf beiden Schläfen leicht einmassieren. Das Chinaöl ist reines ätherisches Pfefferminzöl und wird gerne bei Kopfschmerzen verwendet.

Zutaten
2 Teebeutel oder
2 EL Pfefferminze
250 ml Wasser

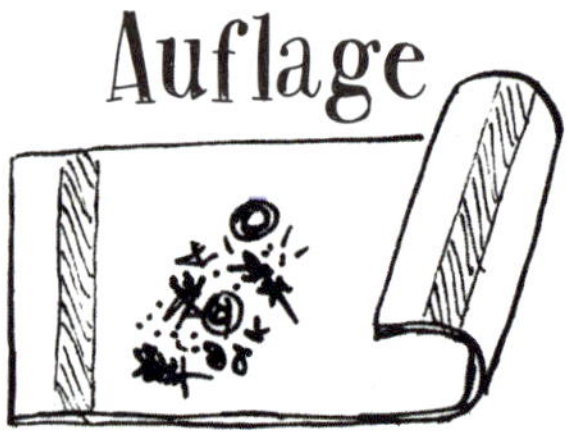

Kartoffelauflage

kühlt die Stirn nachhaltig

Zutat
1 rohe Kartoffel

Anwendung
Die Kartoffel waschen und in Scheiben schneiden. Die Kartoffelscheiben auf Stirn und Schläfen auflegen.

Notiz
Die Kartoffelscheiben vermitteln eine angenehme, anhaltende Kühle. Sie können auch auf die Fußsohlen aufgelegt werden, um überschüssige Hitze aus dem Kopf abzuleiten.

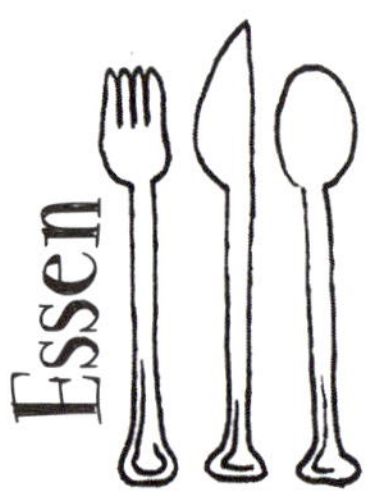

Sauerkirschen

enthalten schmerzlindernde Anthocyane

Zutat
10 bis 20 Sauerkirschen

Anwendung
Die Sauerkirschen pur oder in Zubereitungen genießen.

Wirkungen
Heilkundlich werden Sauerkirschen schon seit dem Altertum verwendet. Sie hemmen Entzündungen, senken die Harnsäurewerte und liefern Melatonin für einen erholsamen Schlaf.

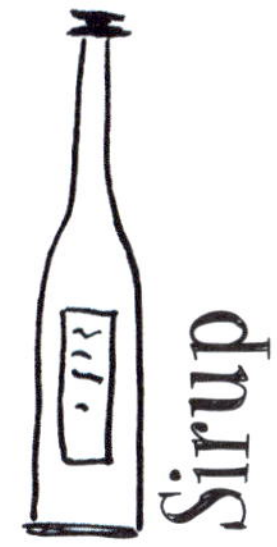

Ingwersirup

aktiviert den Stoffwechsel

Zubereitung
Den Ingwer mit Wasser aufkochen und 10 Minuten bei kleiner Hitze köcheln lassen. Abseihen, etwas überkühlen lassen und den Honig zugeben.

Anwendung
Mehrmals täglich eine Tasse trinken.

Zutaten
1 EL frische Ingwerscheiben
500 ml Wasser
1–2 EL Honig nach Geschmack

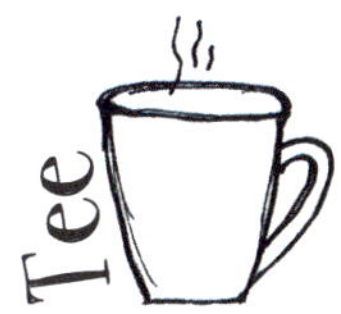

Lorbeertee

entspannt und durchblutet

Zubereitung
Lorbeerblatt, Zimtrinde und Orangenschale mit kochendem Wasser übergießen und 5 Minuten ziehen lassen. Dann abseihen und mit Orangensaft verfeinern.

Anwendung
Einen Viertel- bis einen halben Liter Lorbeertee nach Bedarf trinken.

Variante
Die Lorbeerblätter können auch in Olivenöl 3 Wochen ausgezogen und als Öl zum Einreiben der Schläfen verwendet werden.

Zutaten
1 Lorbeerblatt
1 kleines Stück Zimtrinde
1 Stück Orangenschale
500 ml Wasser
etwas Orangensaft

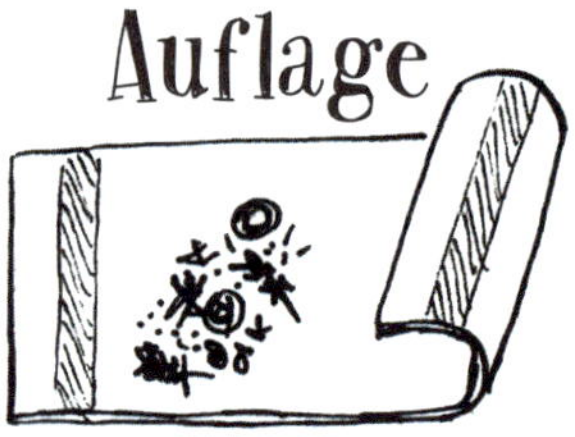

Pulswickel

bei Kopfweh oder Kreislaufschwäche

Zutaten

4 Streifen Baumwollstoff (3 x 15 cm)
4 Streifen Flanellstoff (5 x 15 cm)
Wasser mit etwa 30 bis 34 °C

Anwendung

Den Baumwollstoff im Wasser tränken und um die Hand- und Fußgelenke wickeln. Den Flanellstoff trocken darüberbinden. So lange einwirken lassen, wie es angenehm ist.

Variante

Etwas Essig oder Zitronensaft im Wasser verstärkt die Wirkung.

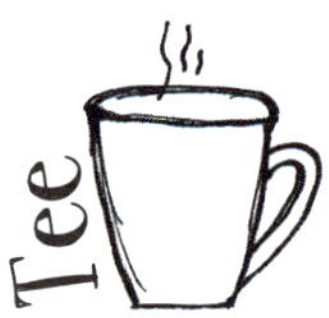

Lavendeltee

beruhigt und entspannt

Zutaten

½ TL Lavendelblüten
500 ml Wasser

Zubereitung

Den Lavendel mit kochendem Wasser übergießen und 3 Minuten zugedeckt ziehen lassen.

Anwendung

Täglich einen halben Liter Lavendeltee trinken.

Notiz

Entspannung bringt der Echte Lavendel, *Lavandula angustifolia*. Bei in der Gärtnerei gekauftem Echten Lavendel muss nachgefragt werden, ob er für kulinarische Zubereitungen geeignet und nicht gespritzt ist.

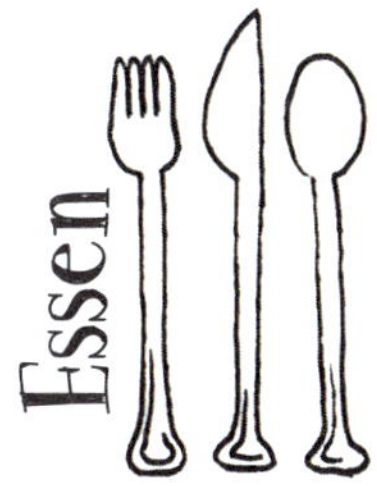

Zitronenkaffee

liefert Koffein und Vitamin C

Zubereitung
Die Zitronen auspressen und mit dem schwarzen Kaffee mischen. Den Kaffee mit Honig leicht süßen.

Anwendung
Den Zitronenkaffee trinken.

Zutaten
1 Tasse starker Kaffee
Saft einer halben Zitrone
1 TL Honig oder Zucker

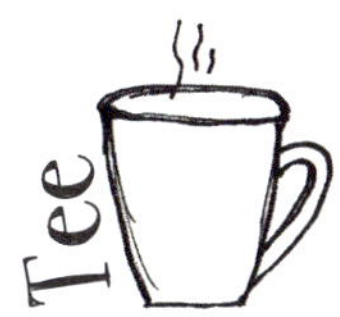

Rosmarintee

stärkt den Kreislauf

Zubereitung
Den Rosmarin mit kochendem Wasser übergießen und 5 Minuten zugedeckt ziehen lassen.

Anwendung
Täglich zwei Tassen trinken.

Wirkung
Der Rosmarintee hilft vor allem, wenn die Kopfschmerzen vom niedrigen Blutdruck kommen.

} gleicht den Blutdruck aus

Variante
Der Rosmarintee kann mit etwas Orangenschale, 3 angequetschten Gewürznelken, 1 Teelöffel Zitronensaft und 1 Teelöffel Honig verfeinert und verstärkt werden.

Zutaten
1 TL Rosmarin
500 ml Wasser

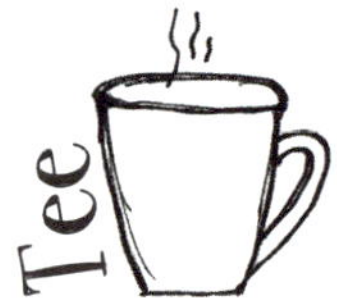

Zitronenmelissentee

bei Spannungskopfschmerz

Zutaten
1 TL getrocknete
oder 1 EL frische
Zitronenmelisse
500 ml Wasser

Zubereitung
Die Zitronenmelisse mit kochendem Wasser übergießen und 3 Minuten ziehen lassen.

Anwendung
Täglich einen halben Liter Melissentee trinken.

Wirkung
Die Zitronenmelisse wirkt durch ihre ätherischen Öle über Nase und Schleimhäute. Allein schon das Daranriechen hat eine Wirkung.

Zitrone

als kühlende Auflage

Zutat
2 Scheiben
einer Zitrone

Anwendung
Die Zitronenscheiben auf beide Schläfen auflegen.

Notiz
Die Zitronenscheiben mit etwas Abstand zu den Augen auflegen und eventuell mit einem Stirnband befestigen.

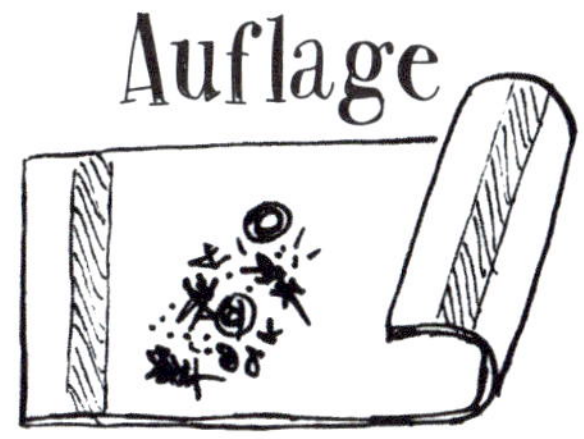

Zwiebel-Fußauflage

zur Ableitung der Fülle aus dem Kopf

Zubereitung
Pro Fuß eine Zwiebel grob schneiden und auf ein Tuch legen. Die Tücher zuschlagen.

Anwendung
Die Zwiebelkompressen etwas quetschen, auf die Fußsohlen legen und die Socken darüberziehen. Die Füße sollen nun warmgehalten werden. Die Zwiebelsocken werden so lange auf den Fußsohlen belassen, solange es angenehm ist.

Wirkung
Die Zwiebel schafft Erleichterung im Kopf, indem sie Hitze ableitet.

Zutaten
2 Zwiebeln
dünnes Baumwolltuch oder Stoffwindel
Socken
Wolldecke

Kräftigung

Bockshornklee-Tee
Fruchttrunk
Fencheltee
Honig
Bittermischung aus der Gewürzschublade
Koriandertee
Kurkumamilch
Basilikum
Herzwein
Majorankraut
Melissentee
Galgant
Galgantwurzel
Stärkungstee
Zwiebel-Frischsaft
Milchbad
Zimttee
Ingwerhonig
Ingwer-Zimt-Tee
Ingwertee

Kräftigung

Stärkung
Appetitlosigkeit

Wenn der Hunger nicht so recht aufkommen will und das appetitliche Essen das Wasser im Mund nicht zusammenlaufen lässt, dann ist es Zeit für Bitteres, Scharfes und Aromatisches. Körper und Geist werden so aktiviert und bekommen wieder Lust auf Abenteuer. Manchmal braucht es nur ein wenig Honig, um die Verwendung der Energievorräte zu starten. Danach schmecken Sauerteigbrot, Sauerrahmbutter, Bananen oder Haferflocken schon wieder.

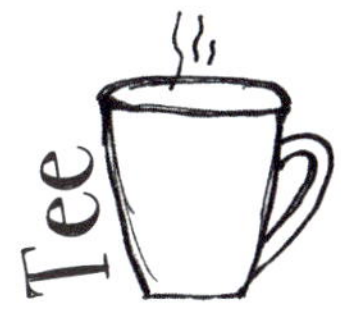

Bockshornklee-Tee

macht hungrig

Zubereitung
Die Bockshornkleesamen mit kochendem Wasser übergießen und 10 Minuten ziehen lassen.

Anwendung
Einen halben Liter Bockshornsamentee pro Tag kurmäßig über 3 Wochen trinken.

Notiz
In einigen Studien konnte auch eine anregende Wirkung auf das Haarwachstum nachgewiesen werden.

Zutaten
1 TL Bockshorn-kleesamen, gemahlen
500 ml Wasser

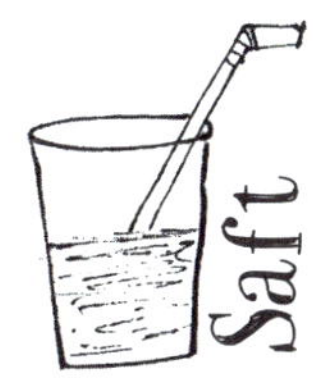

Fruchttrunk

stärkt und hebt die Stimmung

Zubereitung
Alle Zutaten in der Küchenmaschine mixen.

Anwendung
Nach Bedarf trinken.

Wirkung
Diese Zubereitung bringt viel L-Tryptophan, das mit Hilfe der Kohlenhydrate in das Gehirn eingeschleust werden kann und dort in den Stimmungsmacher Serotonin umgewandelt wird.

Zutaten
100 ml Apfelsaft
100 ml Orangensaft
1 kleine Banane
1 EL gemahlene Cashewnüsse
1 EL Haferflocken
1 TL Honig

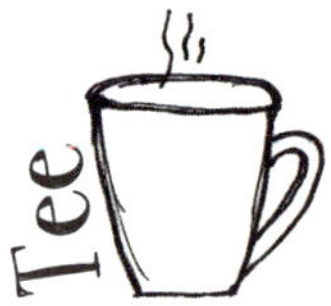

Fencheltee

kurbelt die Verdauung an

Zutaten
1 TL Fenchelkörner
500 ml Wasser

Zubereitung
Den Fenchel leicht anquetschen, mit kochendem Wasser übergießen und 10 Minuten zugedeckt ziehen lassen. Dann abseihen.

Anwendung
Den Fencheltee vor den Hauptmahlzeiten trinken.

Variante
In der gleichen Weise kann ein Kümmeltee zubereitet werden. Etwas Zitronensaft verstärkt die appetitanregende Wirkung.

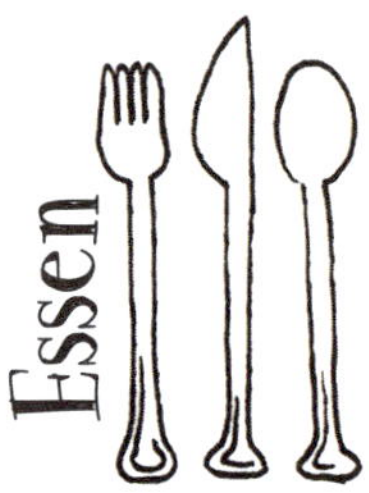

Honig

stärkt Körper und Geist

Zutat
1 TL Honig

Anwendung
Den Honig täglich pur, im Tee, im Apfelessig oder in anderen Speisen genießen.

Wirkung
Honig liefert schnell verfügbare Energie und eine Vielzahl an wertvollen Inhaltsstoffen. Er ist eines der wichtigsten körperlichen und psychischen Stärkungsmittel.

Notiz
Die individuellen Vorlieben sollten trotzdem immer berücksichtigt werden.

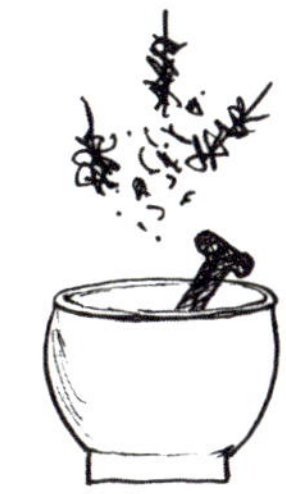

Pulver

Bittermischung aus der Gewürzschublade

regt Stoffwechsel und Appetit nachhaltig an

Zutaten
1 EL Wacholderbeeren, getrocknet
1 EL Galgantwurzel, getrocknet
1 EL Salbeiblätter, frisch oder getrocknet
1 EL Ingwer, frisch oder getrocknet

Zubereitung
Getrocknete Bitterpflanzen in der Küchenmaschine fein mahlen oder mörsern. Frische Pflanzen ganz fein hacken. Alle getrockneten Pulver mischen, die frischen Pflanzen erst zur Anwendung schneiden.

Anwendung
1 Teelöffel der Mischung eine Viertel- bis eine halbe Stunde vor dem Mittagessen einnehmen.

Wirkung
Bitterkräuter machen munter. Die Anwendung ist daher nicht für den Abend geeignet. Der bittere Geschmack im Mund löst die Reaktionen aus. Die Geschmacksrichtung Bitter wird sehr unterschiedlich wahrgenommen. Deshalb muss jeder die richtige Dosierung selbst herausfinden. Der Tee soll richtig bitter schmecken und trotzdem gut trinkbar sein.

Varianten
Die Bitterpflanzen abwechseln, nach 3 bis 5 Wochen tritt eine Gewöhnung ein.

Dosierung
Eine Unterdosierung hat keine Wirkung, Überdosierung eine gegenteilige.

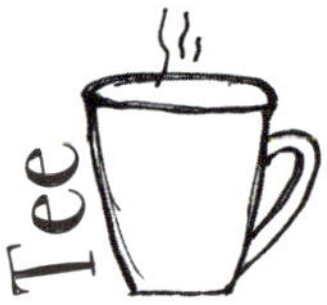

Koriandertee

stimuliert den Appetit

Zutaten

½ TL Korianderkörner, leicht angequetscht
250 ml Wasser

Zubereitung

Den Koriander mit kochendem Wasser übergießen und zugedeckt 10 Minuten ziehen lassen, dann abseihen.

Anwendung

Eine halbe Stunde vor den Hauptmahlzeiten eine Tasse Koriandertee trinken.

Wirkung

Die Mischung der ätherischen Öle im Koriander stimuliert und entkrampft die Verdauung gleichermaßen.

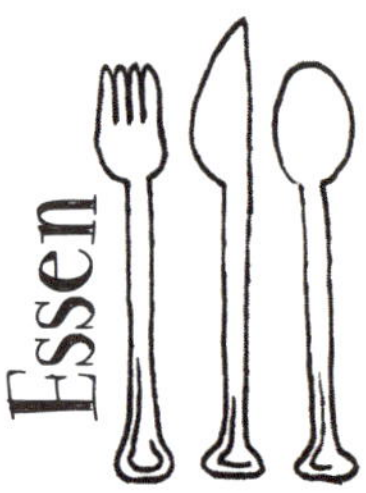

Kurkumamilch

antioxidativ und leberschützend

Zutaten

1 TL Kurkumapulver
1 TL Zucker
1 EL Butter
250 ml Milch

Zubereitung

Butter erwärmen und Kurkuma und Zucker darin leicht rösten. Mit Milch aufgießen und einmal aufwallen lassen.

Anwendung

Die Kurkumamilch möglichst heiß trinken.

Notiz

Wenn verfügbar, kann Butterschmalz verwendet werden, das eignet sich noch besser.

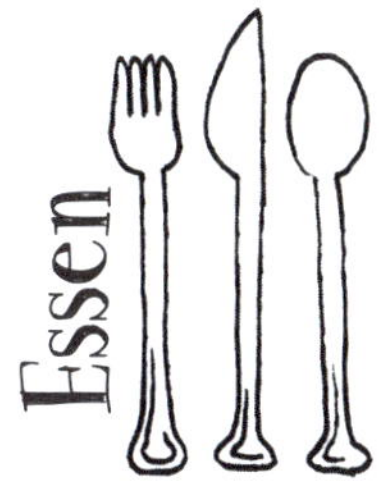

Basilikum

mit aktivierendem Duft

Anwendung
Die Basilikumblätter vor den Hauptmahlzeiten essen.

Wirkung
Das ätherische Öl des Basilikums aktiviert die Verdauungssäfte und regt auf diese Weise den Appetit an.

Zutat
einige Blätter frisches Basilikum

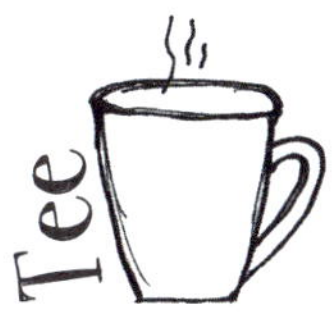

Herzwein

nach Hildegard von Bingen

Zubereitung
Den Wein mit der Petersilie etwa 10 Minuten köcheln. Dann Essig und Honig zugeben und weitere 5 Minuten köcheln. Den Herzwein abseihen und in eine Flasche füllen.

Anwendung
1 bis 2 Likörgläser Herzwein pro Tag trinken.

Notiz
Den Herzwein nicht zu kalt trinken. Die Honigmenge kann variiert werden. Wer noch mehr Wärme und Schärfe dabei haben möchte, kann einen halben Teelöffel Galgant mitkochen.

Zutaten
7 Stängel Petersilie
½ Petersilienwurzel
2 EL Weinessig
100 g Honig
1 Liter Rotwein

Tee

Majorankraut

regt aromatisch den Appetit an

Zutaten
1 TL Majoran, getrocknet
500 ml Wasser

Zubereitung
Den Majoran mit kochendem Wasser übergießen und 5 Minuten zugedeckt ziehen lassen.

Anwendung
Den Majorantee zwischen den Mahlzeiten nach Bedarf trinken.

Tee

Melissentee

beruhigt den Magen

Zutaten
1 TL Melissenblätter, getrocknet
500 ml Wasser

Zubereitung
Die Melissenblätter mit kochendem Wasser übergießen und 5 Minuten zugedeckt ziehen lassen.

Anwendung
Eine halbe bis eine Viertelstunde vor dem Mittag- und Abendessen jeweils eine Tasse trinken.

Notiz
Melisse ist eine Pflanze mit vielen ätherischen Ölen. Den ersten Schwall an Duftstoffen, der beim Aufgießen frei wird, unbedingt in die Nase leiten. Dieser wirkt dann gleich über die Nasenschleimhaut. Dann zudecken, damit sich nicht alles verflüchtigt.

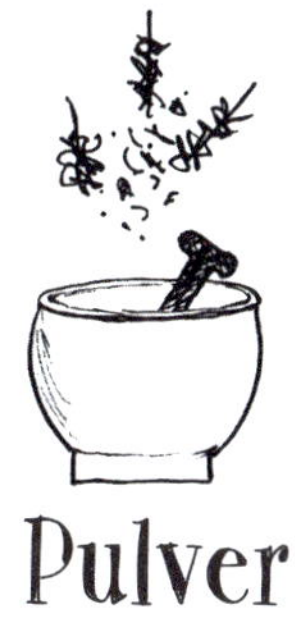

Galgant

weckt den Verdauungstrakt auf

Anwendung
Die Galgantwurzel etwa eine halbe Stunde vor den Hauptmahlzeiten kauen.

Wirkung
Bittere und scharfe Inhaltsstoffe der Galgantwurzel regen die Verdauungssäfte an.

Zutat
1 kleines Stück Galgantwurzel

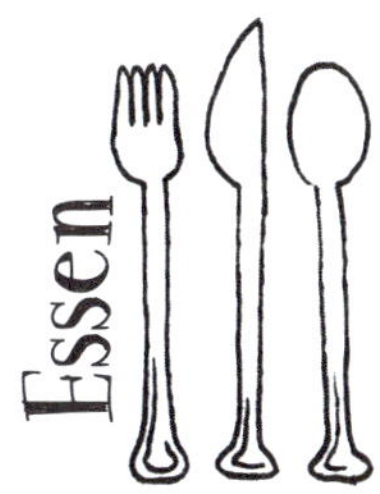

Galgantwurzel

wärmt und stärkt

Anwendung
Bei einem Gefühl der Schwäche oder Müdigkeit die Galgantwurzel kauen oder essen.

Wirkung
Galgant fördert die Durchblutung und entkrampft. Dadurch entsteht ein angenehmes Wärmegefühl.

Notiz
Die meisten Drogen gibt es in verschiedenen Verarbeitungen. Geschnittener Galgant eignet sich zum stückweisen Kauen.

Zutat
1 kleines Stück Galgantwurzel oder -pulver

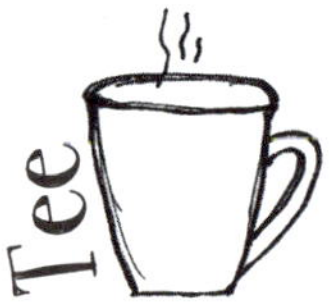

Stärkungstee

aktiviert den Stoffwechsel

Zutaten

1 Teil Majoran
1 Teil Bohnenkraut
1 Teil Rosmarin
1 Teil Pfefferminze
500 ml Wasser

Zubereitung

Die Gewürzkräuter mischen. Davon 1 Teelöffel mit einem halben Liter kochendem Wasser aufgießen und 5 Minuten zugedeckt ziehen lassen. Dann abseihen.

Anwendung

Einen halben Liter pro Tag trinken.

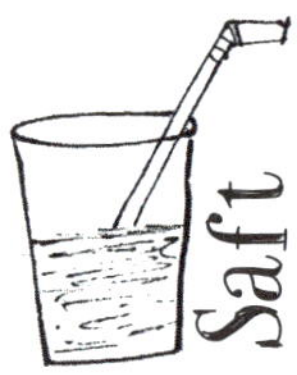

Zwiebel-Frischsaft

lässt die Verdauungssäfte fließen

Zutat

1 Zwiebel

Zubereitung

Die Zwiebel entsaften. Falls kein Entsafter zur Hand ist, die Zwiebel klein schneiden oder in der Küchenmaschine mixen und den Saft auspressen.

Anwendung

Dreimal täglich einen Esslöffel Zwiebelsaft einnehmen.

Variante

Ersatzweise können auch 20 Gramm getrocknete Zwiebel gegessen werden

Wirkung

Weckt den Appetit und stärkt die Verdauung.

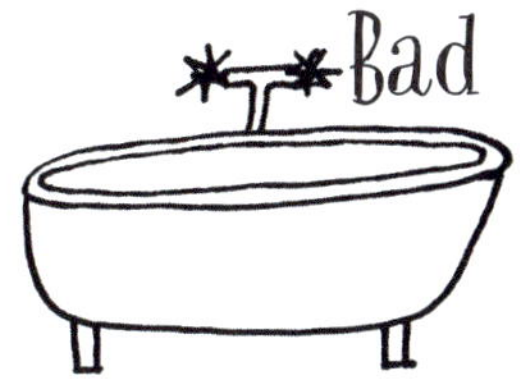

Milchbad

mit Eiweiß und Frische

Zubereitung
Das Vollbad mit 36 bis 38 °C einlassen. Die Zitrone halbieren und unter Wasser ausdrücken, damit die ätherischen Öle im Wasser bleiben. Milch und Ei verquirlen und im Badewasser verteilen.

Zutaten
500 ml Milch
1 Ei
1 Zitrone

Anwendung
Etwa 12 bis 15 Minuten baden. Danach eine halbe Stunde nachruhen.

Hilft bei
Erschöpfung, depressiver Verstimmung, Unter- und Mangelernährung, Erholung nach Krankheit

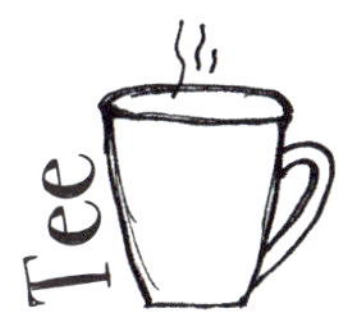

Zimttee

stimuliert die Verdauungssäfte

Zubereitung
Den Zimt mit kochendem Wasser übergießen, zugedeckt 10 Minuten ziehen lassen und abseihen.

Zutaten
½ Zimtstange
500 ml Wasser

Anwendung
1 bis 2 Tassen Zimttee eine Woche lang täglich trinken.

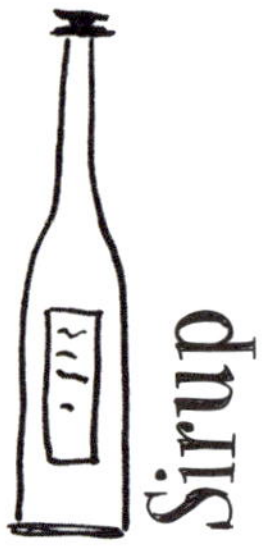

Ingwerhonig

stärkt und wärmt

Zutaten

2 TL Ingwer frisch
200 g Honig

Zubereitung

Den Honig eventuell leicht bis höchstens 30 °C erwärmen, damit er flüssig wird. Den Ingwer fein raspeln und in den Honig einrühren.

Anwendung

1 Teelöffel Ingwerhonig nach Bedarf essen.

Variante

Mit 1 Esslöffel Butter oder Butterschmalz kann der Ingwerhonig verfeinert werden.

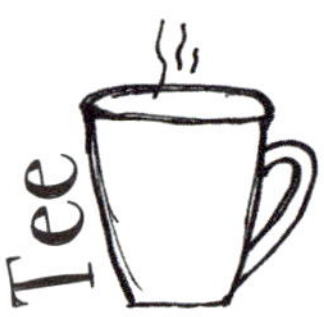

Ingwer-Zimt-Tee

aktiviert die Verdauung

Zutaten

2 dünne Scheiben frischer Ingwer
1 kleines Stück Zimtstange
500 ml Wasser

Zubereitung

Ingwer und Zimt mit kochendem Wasser übergießen und 10 Minuten zugedeckt ziehen lassen.

Anwendung

2 bis 3 Tassen pro Tag trinken.

Wirkung

Die beiden Gewürze zusammen regulieren die Verdauung.

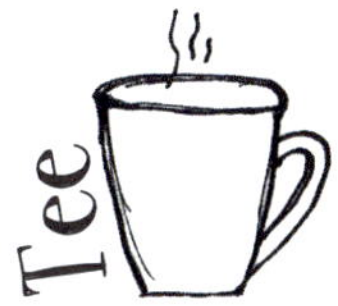

Ingwertee

wärmt und beflügelt

Zutaten
2 dünne Scheiben frischer Ingwer
500 ml heißes Wasser

Zubereitung
Den Ingwer mit kochendem Wasser übergießen und 10 Minuten zugedeckt ziehen lassen.

Anwendung
Eine halbe Stunde vor den Hauptmahlzeiten eine Tasse Ingwertee trinken.

Geschmack
Mit 1 Esslöffel Zitronensaft, 1 Esslöffel Honig und einer Prise Chili schmeckt der Ingwertee noch besser.

Wirkung
Ingwer ist ein Bittermittel mit Scharfstoffen. Bitter und scharf lassen die Verdauungssäfte fließen, so wird mehr Speichel, Magensaft und Galle gebildet. Dadurch wird der Appetit angeregt und die Verdauung gestärkt. Sogar die Darmbewegungen werden gesteigert.

} herzstärkend

Kreislauf

Senfmehlfußbad
Bitterer Honig
Rosmarinbad
Rosmarintee
Rosmarinsole
Schwarzer Tee

Kreislauf

Durchblutung
Blutarmut
Blutdruck

Wenn das Blut Nachschub und der Kreislauf mehr Kraft braucht, dann helfen wunderbare Düfte von Rosmarin und Lavendel. Diese wirken über Nase, Schleimhaut und Haut gleichermaßen, so kann zwischen Tee, Gewürz und Bad gewählt werden. Schwere bittere Noten oder Scharfstoffe werden gerne an den Fußsohlen angewendet, so sind sie weit von der Nase entfernt und wirken wunderbar. Auch Koffein, Scharfstoffe und kaltes Wasser bringen wieder Schwung ins Leben. Die Intensität der Wirkung ist gut über die Menge dosierbar.

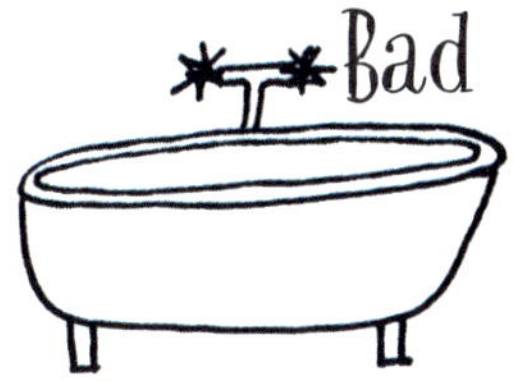

Senfmehlfußbad

regt den Kreislauf an

Zubereitung
Wasser und Senfmehl in eine Wanne geben.

Anwendung
Die Füße darin 15 Minuten baden. Dann die Füße abspülen und in einer warmen Decke ruhen lassen.

Wirkung
Senf enthält Senföle, das sind Scharfstoffe, die die Durchblutung fördern und den Kreislauf anregen. Es entsteht ein Wärmegefühl, obwohl die Temperatur nicht steigt.

Hilft bei
niedrigem Blutdruck, Kreislaufschwäche

Zutaten
1 EL Senfmehl
pro Liter Wasser
Wasser mit 35 °C

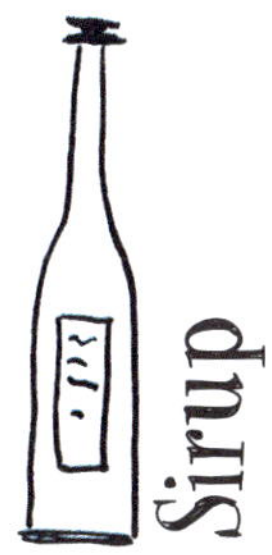

Bitterer Honig

stärkt und aktiviert

Zubereitung
Den Honig eventuell leicht bis höchstens 30 °C erwärmen, damit er flüssig wird. Das Galgantpulver einrühren und in ein Schraubglas füllen.

Anwendung
1 Teelöffel Galganthonig pro Tag pur oder mit Brot essen.

Variante
Mit 1 Esslöffel Kokosöl kann der Galganthonig verfeinert werden.

Zutaten
2 TL Galgant
200 g Honig

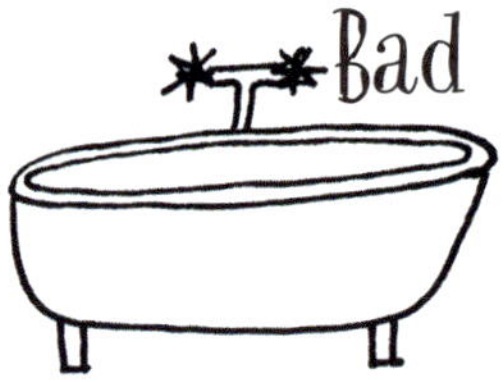

Rosmarinbad

tonisiert allgemein

Zutaten
50 g Rosmarin
2 Liter Wasser

Zubereitung
Den Rosmarin mit kochendem Wasser übergießen, 15 Minuten zugedeckt ziehen lassen und abseihen.

Anwendung
Den Rosmarintee dem Badewasser zufügen. Das Vollbad darf höchstens 37 °C warm sein, sonst wirkt es gerade bei niedrigem Blutdruck stark ermüdend.

Hilft bei
niedrigem Blutdruck, Kreislaufschwäche

Anmerkung
Nicht für Kinder, Schwangere und Hypertoniker geeignet.

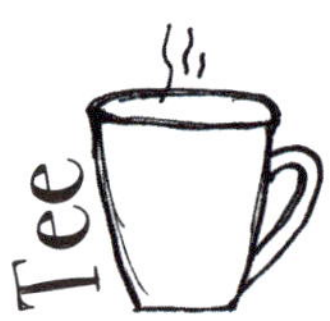

Rosmarintee

stabilisiert den Kreislauf bei niedrigem Blutdruck

Zutaten
1 TL getrockneter oder 1 EL frischer, geschnittener Rosmarin
250 ml Wasser

Zubereitung
Den Rosmarin mit kochendem Wasser übergießen, zugedeckt 10 Minuten ziehen lassen und abseihen.

Anwendung
Zwei- bis viermal täglich eine Tasse trinken.

Anmerkung
Nicht für Kinder, Schwangere und Hypertoniker geeignet.

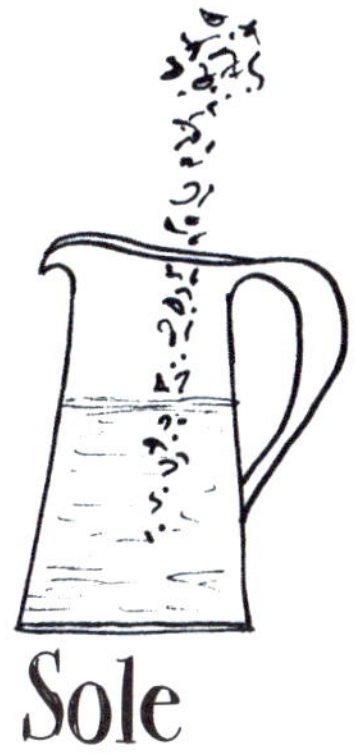

Rosmarinsole

tonisiert doppelt

Zubereitung
Den Rosmarin mit kochendem Wasser übergießen und zugedeckt 5 Minuten ziehen lassen. Dann in ein Schraubglas abseihen und das Salz darin auflösen.

Zutaten
1 EL frischer oder
1 TL getrockneter
Rosmarin
100 ml Wasser
30 g Salz

Anwendung
Die Rosmarinsole zum aromatischen Salzen von Speisen verwenden.

Anwendung
In Wasser gelöstes Salz wird von den Geschmacksknospen auf der Zunge schnell wahrgenommen.

Hilft bei
niedrigem Blutdruck, Kreislaufschwäche

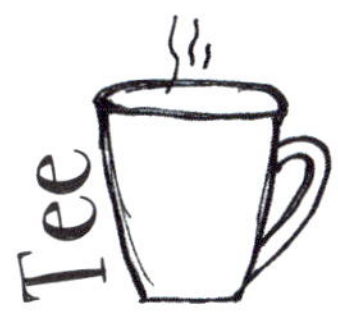

Schwarzer Tee

zur Stimulierung von Körper und Geist

Zubereitung
Den Schwarzen Tee mit heißem Wasser übergießen, 1 bis 2 Minuten ziehen lassen und abseihen.

Zutaten
1 TL oder 1 Beutel
Schwarzer Tee
500 ml Wasser

Anwendung
1 bis 3 Tassen pro Tag nach Bedarf trinken.

Wirkung
Beim Schwarzen Tee sind die Teestrauchblätter nach der Ernte fermentiert worden. Das Koffein im Schwarzen Tee, früher auch Thein genannt, wirkt stärker, wenn der Tee eine kurze Ziehzeit hat.

Magenentzündung

Apfelgetränk
Fenchel kauen
Basensuppe
Budwig-Müsli
Ingwer-Magenpulver
Magenkolikentee
Kamillenrollkur
Kamillenkur
Haferflockensuppe
Pfefferminztee
Kartoffelsaft
Malventee
Lavendeltee
Leinsamen

Magenentzündung

Sodbrennen

Wenn der Magen nervös und die Magensäure zu viel ist, entsteht leicht eine Reizung und später eine Entzündung. Dann sehnt er sich nach den weichen, milden Schleimstoffen von Leinsamen oder Malve, nach den zarten Fetten aus Haferflocken und nach einem leichten Apfeltee oder einer Gemüsebrühe. Die Pfefferminze kühlt den hitzigen Magen. Einige Gewürze und Heilpflanzen hemmen die Entzündung wie etwa Kamille oder Fenchel.

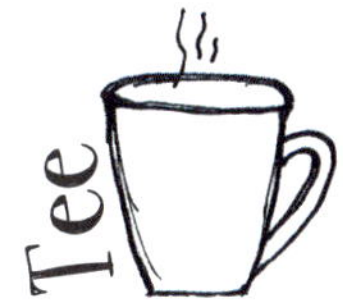

Apfelgetränk

macht satt und beruhigt den Magen

Zubereitung
Äpfel in Wasser aufkochen und eine Viertelstunde zusammen mit der Zitronenschale ziehen lassen. Dann abseihen, Zitronensaft, Honig und Apfelsaft dazugeben.

Notiz
Die Pektine im Apfel, das sind unlösliche Ballaststoffe, quellen schon im Magen auf. So verzögern sie die Magenentleerung und verstärken die Sättigung. Zudem bilden sie einen heilsamen Schutzfilm auf der Magenschleimhaut.

Hilft bei
vermindertem Sättigungsgefühl, Störungen der Darmflora und der Verdauung, nervösem Magen, irritierter Magenschleimhaut

Zutaten
1 Apfel mit Schale
600 ml Wasser
Zitronenschale
Zitronensaft
Honig nach Geschmack
200 ml Apfelsaft

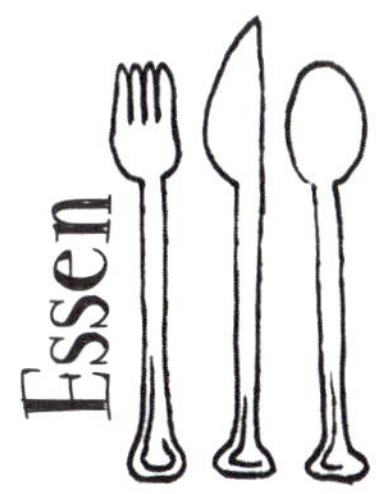

Fenchel kauen

gegen Schluckauf

Anwendung
Um den meist harmlosen Schluckauf zu beruhigen, muss das Zwerchfell entspannt werden. Das wird oft durch Kauen von Fenchel, Wassertrinken oder Luftanhalten erreicht.

Zutat
ein paar Fenchelkörner

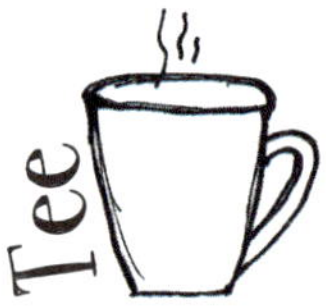

Basensuppe

gleicht den Säureüberschuss aus

Zutaten

500 g Kartoffeln
1 EL Kümmel (oder Fenchel)
1 EL ganze Leinsamen
1 Liter Wasser oder salzfreie Gemüsebrühe

Nicht salzen!

Zubereitung

Die Kartoffeln schälen und in Stücke schneiden. Mit Kümmel, Leinsamen und Wasser etwa eine halbe Stunde kochen. Dann abseihen.

Anwendung

Morgens nüchtern und abends als letzte Mahlzeit je einen Viertelliter angewärmt trinken, den Rest zwischendurch. Die Basensuppe kurmäßig über 4 Wochen trinken.

Varianten

Andere Gemüsesorten wie Weißkraut (Weißkohl), Kohlrabi, Rote Rüben, Lauch, Zwiebel, Sellerie oder Fenchel können abwechselnd dazugenommen werden

Wirkung

Die Basensuppe wird basenüberschüssig verstoffwechselt, deshalb bietet sie einen Ausgleich zur meist säureüberschüssigen Kost.

Hilft bei

Sodbrennen, Morgensteifigkeit und steifen Gelenken

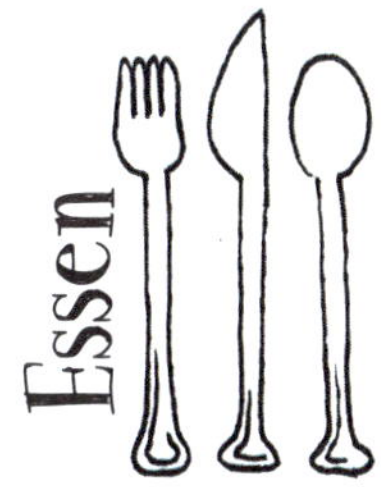

Budwig-Müsli

kühlt und wirkt antioxidativ

Zubereitung
Topfen, Saft, Leinöl, Honig und Leinsamen gut verrühren, Früchte und Nüsse oben draufgeben.

Anwendung
Das Budwig-Müsli kurmäßig 2 bis 3 Wochen als Mahlzeit oder Zwischenmahlzeit essen. In der kalten Jahreszeit eventuell die Früchte durch Kompott ersetzen.

Wirkung
Das Budwig-Müsli verbindet die entzündungshemmende Wirkung von Leinöl und Leinsamen mit den ungesättigten Fettsäuren aus den Nüssen, den Fruchtsäuren, dem hochwertigen Eiweiß und den Stärken des Honigs.

Zutaten
125 g Topfen
3 EL Fruchtsaft
1 EL Leinöl
1 TL Honig
2 EL frisch geschroteter Leinsamen
3 EL frische Früchte
1 EL Nüsse gehackt

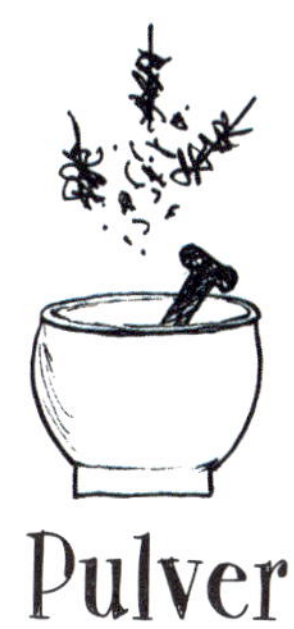

Ingwer-Magenpulver

gegen trägen Magen

Zubereitung
Ingwer und Galgant mischen und gut verschlossen aufbewahren.

Anwendung
1 bis 2 Messerspitzen des Pulvers in ein Stamperl Rotwein rühren und nach dem Essen trinken.

Zutaten
10 g Ingwerwurzelpulver
20 g Galgantwurzelpulver
Rotwein

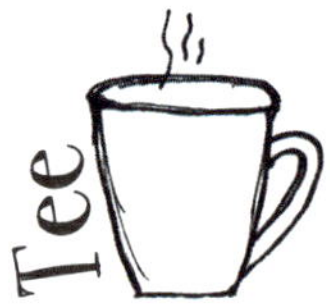

Magenkolikentee

fängt die Schmerzen ab

Zutaten
1 EL Kamillenblüten
500 ml Wasser

Zubereitung
Die Kamillenblüten mit kochendem Wasser übergießen und zugedeckt 3 Minuten ziehen lassen.

Anwendung
Eine Tasse Kamillentee trinken und nach etwa einer halben Stunde eine zweite Tasse. Danach eine Kamillenrollkur machen.

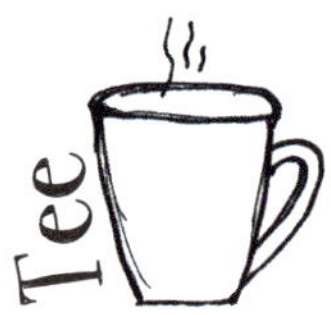

Kamillenrollkur

für den gesamten Magen

Zutaten
1 EL Kamillenblüten
500 ml Wasser

Zubereitung
Die Kamillenblüten mit kochendem Wasser übergießen und zugedeckt 3 Minuten ziehen lassen.

Anwendung
2 Tassen Kamillentee trinken und nacheinander jeweils 5 Minuten auf den Rücken, beide Seiten und den Bauch legen.

Notiz
Kurz gezogener Kamillentee trocknet und beruhigt den Magen.

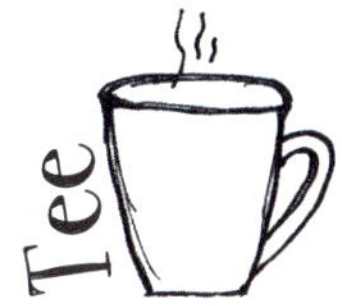

Kamillenkur

beruhigt und hemmt die Entzündung

Zubereitung
Die Kamillenblüten mit kochendem Wasser übergießen und zugedeckt 3 Minuten ziehen lassen.

Zutaten
1 TL Kamillenblüten
250 ml Wasser

Anwendung
Dreimal täglich eine Tasse Kamillentee trinken: eine Tasse vor dem Frühstück, eine Tasse tagsüber und eine Tasse vor dem Schlafengehen.

Notiz
Durch die kurze Ziehzeit des Kamillentees wird der Magen nicht überreizt.

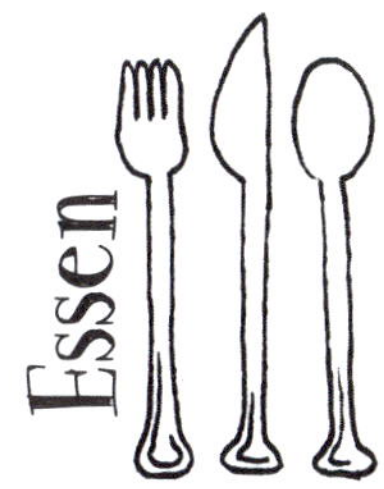

Haferflockensuppe

fängt überschüssige Säure ab

Zubereitung
Zwiebel und Karotten in Butter anrösten, Haferflocken zugeben, kurz mitrösten und mit Gemüsebrühe aufgießen. Die Suppe eine Viertelstunde lang kochen.

Zutaten
1 EL Butter
1 Zwiebel
2 EL Haferflocken
1 Liter Gemüsebrühe
3 Karotten, geraspelt

Anwendung
Die Suppe mittags oder abends essen.

Wirkung
Die Haferflockensuppe hilft bei Magenübersäuerung. Die Fette des Hafers sind mild zum Magen und zusammen mit den Gemüsesorten fangen sie die überschüssige Magensäure ab.

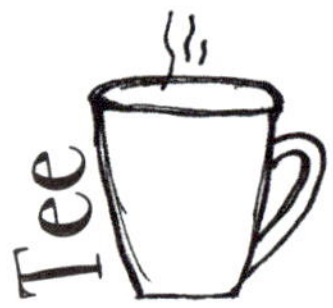

Pfefferminztee

löst Krämpfe, Brechreiz und Gallenfluss

Zutaten

1 TL Pfefferminztee
250 ml Wasser

Zubereitung

Die Pfefferminze mit kochendem Wasser übergießen und zugedeckt 10 Minuten ziehen lassen.

Anwendung

2 bis 4 Tassen täglich über höchstens 6 Wochen trinken.

Notiz

Wenn kein guter offener Pfefferminztee zur Hand ist, kann auch ein Teebeutel pro Tasse verwendet werden.

Hilft bei

krampfartigen Magenbeschwerden, verdorbenem Magen, Übelkeit, Schluckauf, Magenkrämpfen, Magenschmerzen

beruhigt den hitzigen Magen

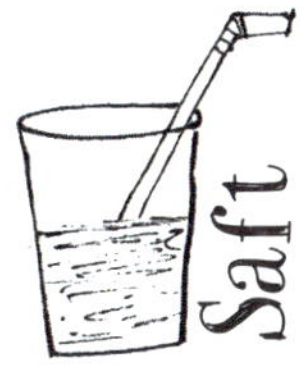

Kartoffelsaft

hilft bei Sodbrennen

Zubereitung
Die Kartoffel fein raspeln, den Saft ausdrücken und im Verhältnis 1:1 mit Wasser verdünnen.

Zutaten
1 rohe Kartoffel
Wasser

Anwendung
Den verdünnten Kartoffelsaft außerhalb der Mahlzeiten trinken.

Notiz
Manchmal bekommen Beifußpollenallergiker beim Schälen roher Kartoffel Juckreiz und Rötungen an den Händen. Für diese Personen ist der rohe Kartoffelsaft nicht geeignet.

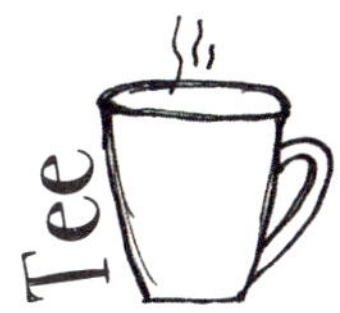

Malventee

bei Sodbrennen und Magenentzündung

Zubereitung
2 bis 6 Stunden im kalten Wasser ansetzen

Zutaten
1 TL getrocknete Malvenblüten
500 ml Wasser

Anwendung
Den Tee leicht erwärmen, abseihen und über den Tag verteilt trinken.

Notiz
Es können alle Malvenarten oder Eibischblüten und -blätter für diesen Tee verwendet werden. Von den Blättern die doppelte Menge nehmen. Volksheilkundlich bekannt ist der Tee aus Käsepappeln, das ist eine wilde Malvenart.

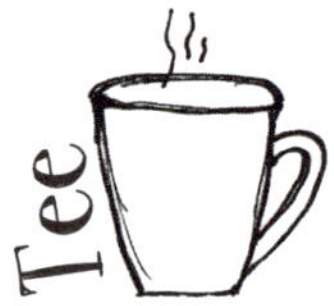

Lavendeltee

beruhigt den gereizten Magen

Zutaten
1 TL Lavendelblüten
500 ml Wasser

Zubereitung
Die Lavendelblüten mit kochendem Wasser übergießen und zugedeckt 5 Minuten ziehen lassen.

Anwendung
2 bis 3 Tassen Lavendeltee pro Tag trinken. Lavendel kann auch gut als beruhigende Komponente anderen Magentees beigemengt werden.

Wirkung
Lavendel lässt den Serotoninspiegel ansteigen und wirkt so ausgleichend, stimmungsaufhellend und beruhigend.

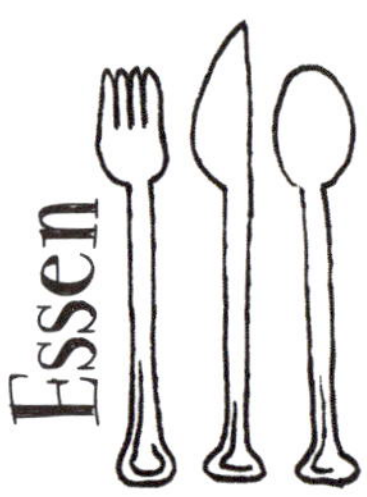

Leinsamen

hüllt den Magen ein

Zutaten
1 EL ganze Leinsamen
150 ml Wasser

Zubereitung
Den Leinsamen eine halbe Stunde im Wasser einweichen, dann pürieren und essen.

Anwendung
Eine Tasse pürierten Leinsamen nach Bedarf essen.

Wirkung
Die Schleimstoffe des Leinsamens quellen im Wasser und bilden eine weiße Schicht auf der Magenschleimhaut. So kann die Entzündung darunter abklingen.

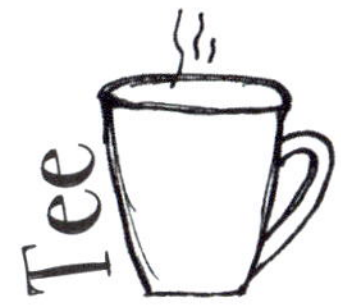

Leinsamen

als Balsam bei Sodbrennen und Entzündungen

Zutaten
2 EL ganzer Leinsamen
200 ml Wasser

Zubereitung
Den Leinsamen im kalten Wasser zwei Stunden lang quellen lassen und dann abseihen.

Anwendung
2 bis 3 Tassen täglich von diesem pflanzenschleimhaltigen Wasser trinken.

Wirkung
Die Schleimstoffe aus dem Leinsamen hüllen die Schleimhäute und die Magenwand ein und schützen sie so vor weiteren Reizen. Unterhalb dieser Schutzschicht kann die Entzündung abheilen. Die Pflanzenschleime puffern zudem überschüssige Magensäure ab. Sie hemmen auch die Geschmacksempfindung und dämpfen die Wahrnehmung von scharfen und bitteren Zutaten. In der Volksheilkunde werden Schleimdrogen als kühlend und befeuchtend eingestuft. Damit ist ein stoffwechselberuhigender und wasserbindender Effekt gemeint.

Grenzen
Weil die Aufnahme von Nährstoffen und Arzneistoffen gehemmt wird, soll der Leinsamentee außerhalb von Mahlzeiten und Medikamenteneinnahme getrunken werden und nur kurmäßig für die Dauer einer Woche.

Mund- und Rachenentzündungen

Anis
Ölziehen
Kamillen-Eiswürfel
Kamillenspülung
Rosmarin-Thymian-Spülung
Essig-Honig-Wasser
Ingwer-Spülung
Wacholderbeeren
Kümmel
Malventee
Salbeitee zum Gurgeln
Thymiantee
Salbei-Sole-Spülung
Zitronenwasser
Nelken
Schwarzer Tee

Mund- und Rachenentzündungen

Mundtrockenheit
Zahnfleischentzündung

Manchmal findet die Zunge ein Bläschen im Mund und die Zunge ist eine, die unaufhörlich darauf hinweist. Manchmal ist auch das Zahnfleisch entzündet und schmerzt. Da gibt es gute Abhilfe mit den ätherischen Ölen von Wacholder, Nelke und anderen. Diese wunderbaren Öle stecken in der Gewürzschublade und werden durch verschiedene Zubereitungen aktiviert. Die Gerbstoffe aus Salbei oder Schwarzem Tee sind ähnlich hilfreich. Mit dem Alter ist oft der Mund recht trocken. Die Säuren aus Essig oder Zitrone locken mehr Speichel und wirken angenehm befeuchtend.

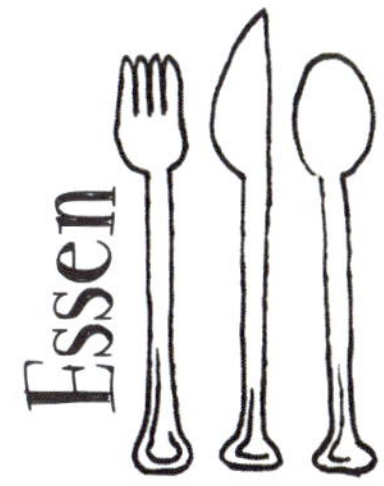

Anis

gegen Mundtrockenheit

Anwendung
Die Anisfrüchte zerkauen und einige Minuten im Mund behalten.

Zutat
5 Anisfrüchte

Wirkung
Anis aktiviert den Speichelfluss über mehrere Stunden und regt auch die Magensaftausschüttung an. Das hilft vor allem älteren Menschen bei Mundtrockenheit und trägem Magen.

Notiz
Anis, den wir als Gewürz verwenden, ist botanisch gesehen eine Frucht. Landläufig werden die Körner als Anissamen bezeichnet.

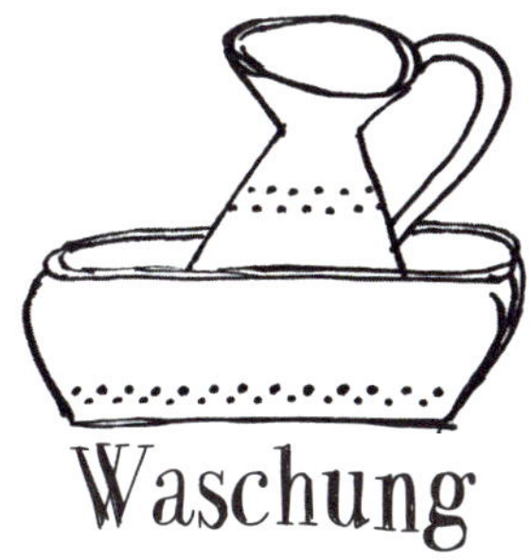

Ölziehen

festigt und reinigt das Zahnfleisch

Anwendung
Morgens nüchtern das Öl in den Mund nehmen und 5 bis 15 Minuten durch die Zähne ziehen.

Zutat
1 EL kaltgepresstes Pflanzenöl

Notiz
Kaltgepresstes, hochwertiges Pflanzenöl von der Sonnenblume, Olive oder Haselnuss wird zum Ölziehen verwendet.

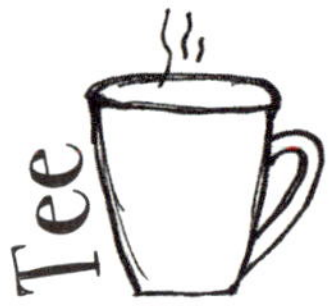

Kamillen-Eiswürfel

kühlen Verbrennungen und Entzündungen

Zutaten
1 TL Kamillenblüten
250 ml Wasser

Zubereitung
Die Kamillenblüten mit kochendem Wasser aufgießen, zugedeckt 10 Minuten ziehen lassen und dann abseihen. Den Kamillentee auskühlen, in Eiswürfelbehälter füllen und tiefkühlen.

Anwendung
Die Kamilleneiswürfel nach Bedarf lutschen.

Notiz
Entzündungen am Gaumen sind oft Folgen von Verbrennungen. Die Kälte der Eiswürfel lindert die Schmerzen und lässt die Entzündung abklingen.

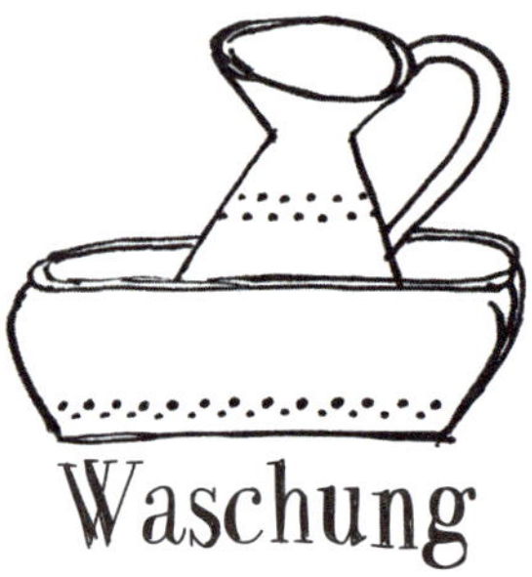

Kamillenspülung

hemmt Entzündungen

Zutaten
1 EL Kamillenblüten
250 ml Wasser

Zubereitung
Die Kamillenblüten mit kochendem Wasser übergießen und 3 Minuten zugedeckt ziehen lassen.

Anwendung
Mit der lauwarmen Kamillenspülung den Mund spülen.

Notiz
Kamille ist stark trocknend und deshalb bei Mundtrockenheit nicht geeignet.

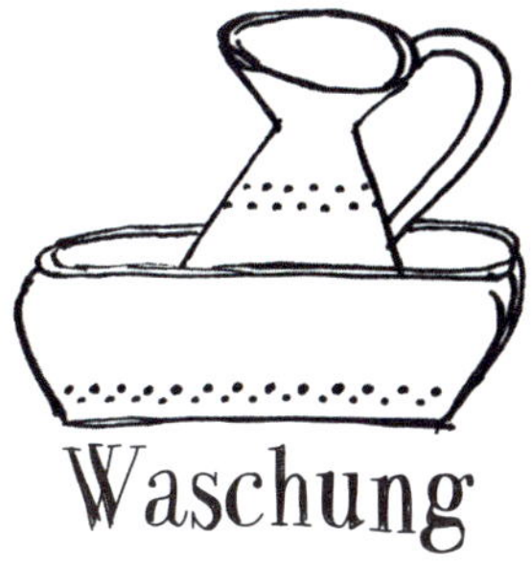

Rosmarin-Thymian-Spülung

stärkt das Zahnfleisch

Zubereitung
Rosmarin und Thymian mit heißem Wasser übergießen und zugedeckt 5 Minuten ziehen lassen. Dann abseihen und etwas überkühlen lassen.

Zutaten
1 TL Rosmarin
1 TL Thymian
250 ml Wasser

Anwendung
Mit dem Rosmarin-Thymian-Tee nach dem Zähneputzen spülen.

Wirkung
Die ätherischen Öle von Thymian, Rosmarin und Lemongras helfen nachgewiesenermaßen bei Parodontose.

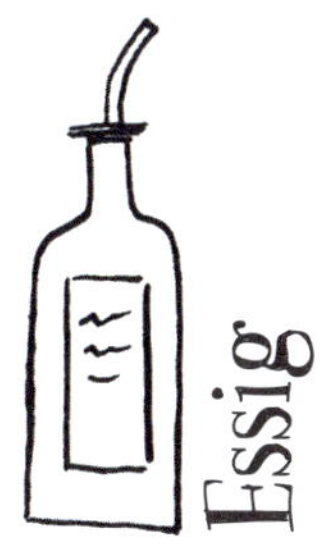

Essig-Honig-Wasser

für ein ausgewogenes Mundmikrobiom

Zubereitung
Apfelessig und Honig im Wasser auflösen.

Zutaten
1 Glas lauwarmes Wasser
1 EL Apfelessig
1 TL Honig

Anwendung
Morgens gleich nach dem Aufstehen das Essig-Honig-Wasser trinken.

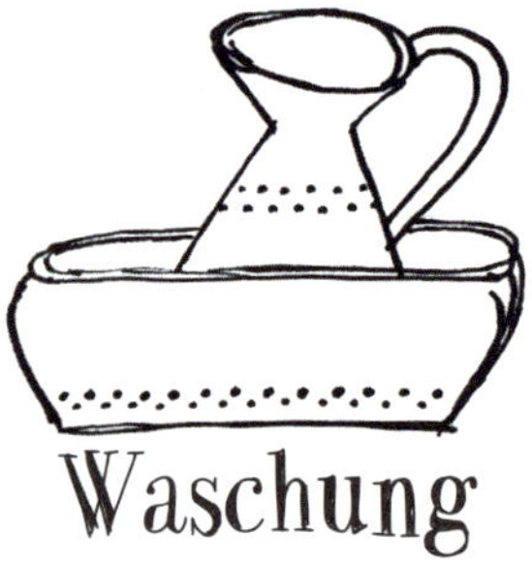

Ingwer-Spülung

harmonisiert die Mundflora

Zutaten
1 EL frisch geriebener Ingwer
1 EL Honig
1 EL Zitrone
1 Glas Wasser

Zubereitung
Ingwer, Honig und Zitrone mischen und in das Wasser einrühren.

Anwendung
Morgens nach dem Zähneputzen den Mund mit der Ingwerspülung spülen.

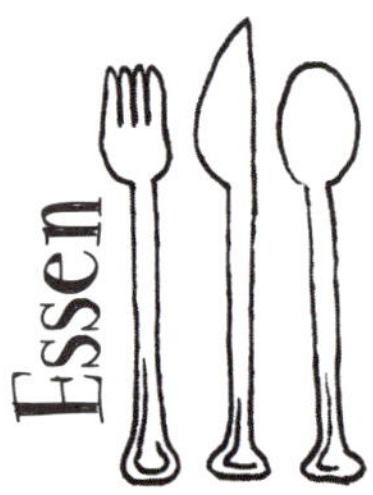

Wacholderbeeren

gegen Entzündungen im Mund

Zutat
einige Wacholderbeeren

Anwendung
Über den Tag verteilt ab und zu eine Wacholderbeere völlig zerbeißen, auch die Kerne. Mindestens eine Minute im Mund behalten und dann schlucken oder ausspucken.

Wirkung
Das ätherische Öl aus der Wacholderbeere wirkt gegen Bakterien und Pilze und hemmt Entzündungen. Reine ätherische Öle werden leicht überdosiert, deshalb empfehlen sich die Wacholderbeeren aus der Gewürzschublade.

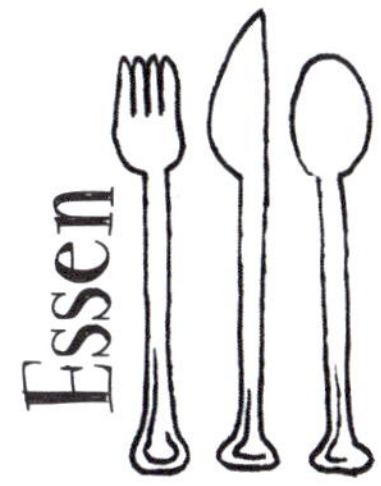

Kümmel

gegen Mundgeruch

Anwendung
Die Kümmelfrüchte kauen und einige Minuten im Mund behalten.

Zutat
einige Kümmelfrüchte

Wirkung
Die ätherischen Öle des Kümmels neutralisieren den Mundgeruch.

Notiz
Auch Wacholderbeeren und Fenchel wirken gegen Mundgeruch. Die Auswahl kann nach Belieben erfolgen.

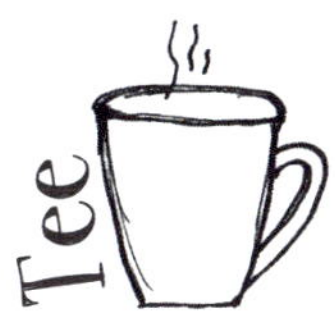

Malventee

hilft mit Schleimstoffen

Zubereitung
Die Malvenblüten im kalten Wasser ansetzen und 4 bis 6 Stunden quellen lassen. Dann abseihen.

Zutaten
1 EL Malvenblüten
500 ml Wasser

Anwendung
Den Malventee leicht anwärmen und trinken oder den Mund spülen.

Notiz
Kultivierte und wilde Malven sind gleichermaßen geeignet. Käsepappeln empfehlen sich besonders bei Entzündungen und Mundtrockenheit.

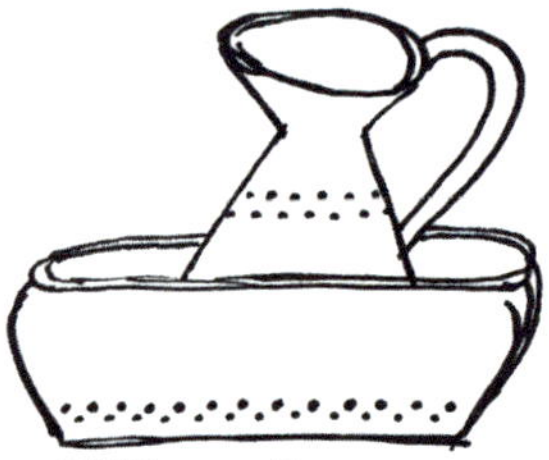

Waschung

Salbeitee zum Gurgeln

hemmt Entzündungen

Zutaten
1 TL Salbeiblätter
250 ml Wasser

Zubereitung
Die Salbeiblätter mit kochendem Wasser überbrühen und 15 Minuten ziehen lassen.

Anwendung
Den Salbeitee etwas abkühlen lassen und damit gurgeln.

Wirkung
Durch das lange Ziehen werden die Gerbstoffe aus dem Salbei gelöst. Diese wirken stark entzündungshemmend auf die Mundschleimhaut.

Tee

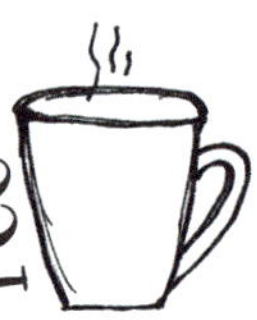

Thymiantee

lindert Schmerzen

Zutaten
2 TL Thymian
1 Tasse Wasser

Zubereitung
Den Thymian mit kochendem Wasser übergießen und zugedeckt 5 Minuten ziehen lassen. Dann abseihen.

Anwendung
Mehrmals täglich mit dem Tee gurgeln.

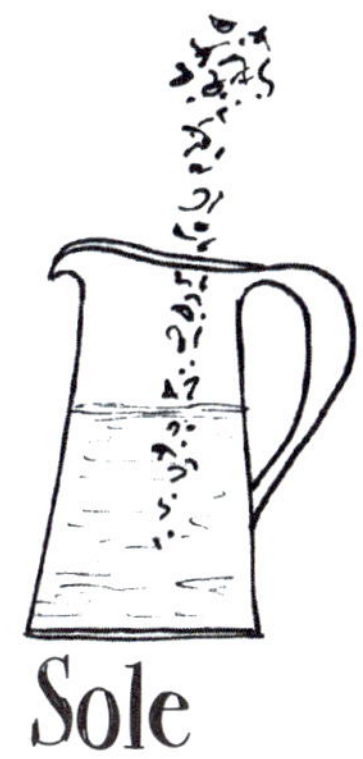

Salbei-Sole-Spülung

sorgt für eine gute Mundflora

Zutaten
3 EL Salbei
70 g Salz
250 ml Wasser

Zubereitung
Den Salbei mit kochendem Wasser aufgießen und 15 Minuten ziehen lassen. Dann abseihen und das Salz darin auflösen.

Anwendung
In das lauwarme Mundspülwasser einen Spritzer der Salbeisole geben und damit spülen.

Notiz
Eine gesättigte Sole enthält etwa 26 % Salz. Wenn sich das Salz im warmen Tee nicht vollständig auflöst, ist das ein Zeichen für Sättigung. Diese gesättigte Teesole ist im Badezimmer einige Wochen haltbar.

Varianten
Salbei kann mit Schafgarbe, Ringelblume, Minze, Rosmarin oder Thymian abgewechselt werden. Kräuter mit ätherischen Ölen nur 3 Minuten zugedeckt ziehen lassen.

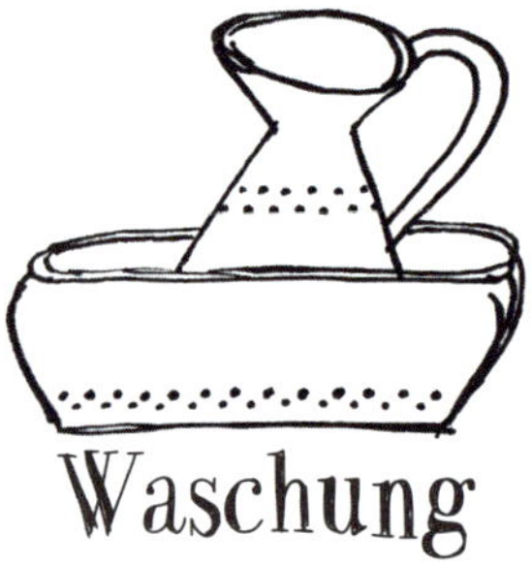

Zitronenwasser

bringt Frische in den Mund

Zutaten
1 Glas lauwarmes Wasser
½ TL Salz
Saft einer halben Zitrone

Zubereitung
Das Salz im Wasser auflösen und mit dem Zitronensaft mischen.

Anwendung
Mit dem Zitronenwasser gurgeln.

Notiz
Das leicht saure Zitronenwasser reduziert den pH-Wert der Schleimhaut und hilft so den physiologischen Bakterien auf die Sprünge.

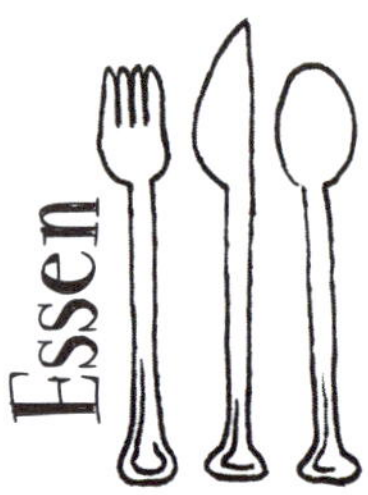

Nelken

gegen Zahnschmerzen

Zutat
1 Gewürznelke

Anwendung
Bei Zahnschmerzen auf die Nelke beißen und diese einige Zeit im Mund behalten.

Wirkung
Das ätherische Öl der Nelke wirkt antibakteriell mit breitem Spektrum und hilft deshalb bei Zahn- und Zahnfleischinfektionen.

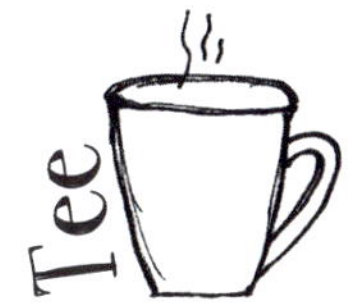

Schwarzer Tee

gegen Entzündungen oder offene Stellen im Mund

Zutaten
1 TL oder
1 Teebeutel
Schwarzer Tee
150 ml Wasser

Zubereitung
Den Schwarzen Tee mit kochendem Wasser übergießen und 15 bis 20 Minuten ziehen lassen.

Anwendung
Den Mund mit dem Schwarzen Tee spülen und gurgeln.

Wirkung
Der Schwarze Tee enthält bis zu 25 % Gerbstoffe, die durch die lange Ziehzeit im Tee gelöst werden. Gerbstoffe wirken austrocknend, was wir auf der Zunge als zusammenziehend spüren. Sie gerben, also denaturieren die oberste Schicht der Eiweiße von Haut oder Schleimhaut. Das wirkt entzündungshemmend und beschleunigt die Heilung. Das verdichtete Gewebe schützt vor dem Eindringen von Bakterien und Pilzen und vor Säuren und anderen reizenden Nahrungsbestandteilen.

Muskeln

Chilisalbe
Kartoffelwickel
Schnaps
Elektrolytsaft
Elektrolytgetränk
Meerrettich
Wacholderbalsam
Wacholderbad
Wacholderöl

Muskeln

Muskelkater
Muskelverspannung

Wenn die Muskeln mehr Durchblutung und Wärme brauchen, helfen heiße Kartoffeln, Wacholderbeeren oder Harze. Scharfstoffe erzeugen ein Gefühl von Hitze, das ebenfalls die Durchblutung steigert, obwohl die Temperatur gleich bleibt. Und wenn die Muskeln überhitzt sind, dann braucht es Kühlung. Der traditionell verwendete Vorlauf vom Schnapsbrennen wird heute durch einen guten Brand ersetzt.

Einreibung

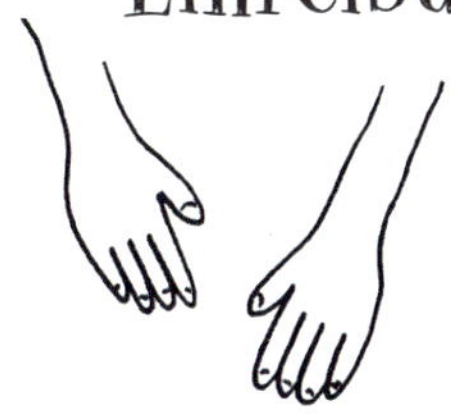

Chilisalbe

durchblutet die Muskeln

Zubereitung
Das Olivenöl erwärmen und die Chilis zugeben. Eine halbe Stunde warm ziehen lassen. Dann abseihen und das Bienenwachs darin schmelzen. Die Salbe in ein Schraubglas füllen, auskühlen lassen und zuschrauben.

Zutaten
200 ml Olivenöl
2 EL gehackte Chilis
40 g Bienenwachs

Anwendung
Die Anwendung darf nur über 2 Tage gehen, danach braucht es eine Pause von 2 Wochen.

Wirkung
Die Wirkung hängt von der Chilisorte ab. Für den ersten Versuch sollten Chilis mit mittlerer Schärfe verwendet werden.

Auflage

Kartoffelwickel

wärmt und entkrampft

Anwendung
Die heißen Kartoffeln in das Geschirrtuch einschlagen und zwischen zwei Schneidbrettern zerdrücken. Bis zur verträglichen Wärme abkühlen, auf die betroffene Stelle auflegen und das Wolltuch darüberlegen. Einmal am Tag für etwa eine halbe Stunde auflegen, bis die Wärme merklich nachlässt.

Zutaten
5 Kartoffeln, in der Schale gekocht
Geschirrtuch
Wolltuch

Einreibung

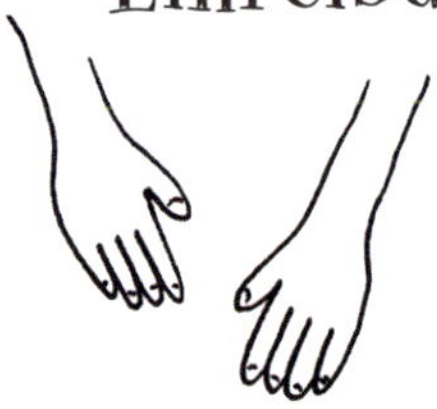

Schnaps

kühlt die überhitzten Muskeln

Zutat
1 Stamperl
klarer Schnaps

Anwendung
Den Schnaps in die
Haut einmassieren.

Notiz
Alkohol kühlt gut,
trocknet jedoch die Haut aus.

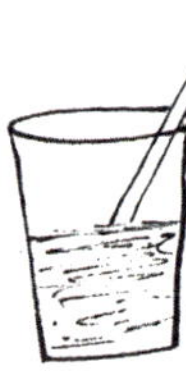

Saft

Elektrolytsaft

aus einfachen Zutaten

Zutaten
400 ml naturtrüber
Apfelsaft
600 ml magnesiumreiches
Mineralwasser
1 Prise Salz

Zubereitung
Apfelsaft, Wasser und Salz mischen.

Anwendung
Einen Liter pro Tag
kurmäßig über 3 Wochen trinken.

Wirkung
Die Mineralstoffzusammensetzung von Apfelsaft ist sehr günstig, um die wichtigsten Elektrolyte zu ergänzen. Im Vergleich zum Schweißverlust fehlen nur Magnesium und Natrium. Mineralwässer mit mehr als 50 Milligramm Magnesium pro Liter sind bereits eine gute Magnesiumquelle.

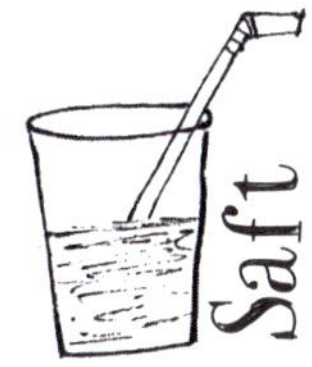

Elektrolytgetränk

mit Mineralstoffen gegen Muskelkrämpfe

Zubereitung
Alle Zutaten mixen, bis ein homogenes Getränk entsteht.

Anwendung
Das Elektrolytgetränk über den Tag verteilt trinken.

Wirkung
Kalium und Magnesium sind die wichtigsten Mineralstoffe bei Krämpfen.

Zutaten
1 Liter Wasser
1 Banane
4 TL Honig
½ TL Salz

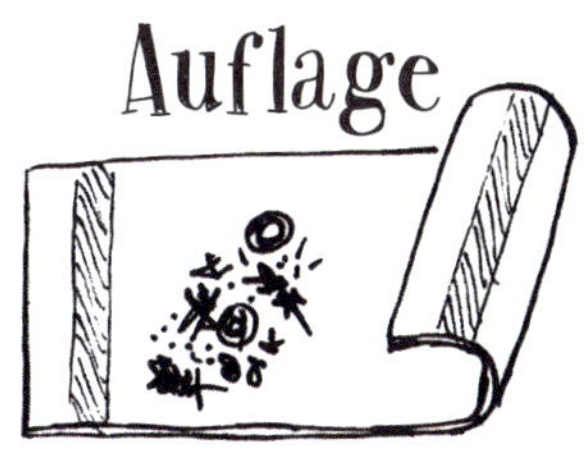

Meerrettich

erhitzt die Muskeln

Zubereitung
Die Meerrettichwurzel schälen und fein raspeln.

Anwendung
Die Meerrettichpaste dünn auf ein Stofftaschentuch streichen, zuschlagen zu einem Paket und auf die schmerzenden Stellen auflegen. Nur etwa 3 Minuten wirken lassen, bis sich die Haut leicht rötet.

Wirkung
Beim Raspeln des Meerrettichs werden Enzyme aktiv, die Glucosinolate schnell zu Senfölen abbauen. Diese wirken gegen Mikroorganismen und besonders stark durchblutungsfördernd. Starke Durchblutung lockert die Muskeln.

Zutat
2 EL frische Meerrettichwurzel

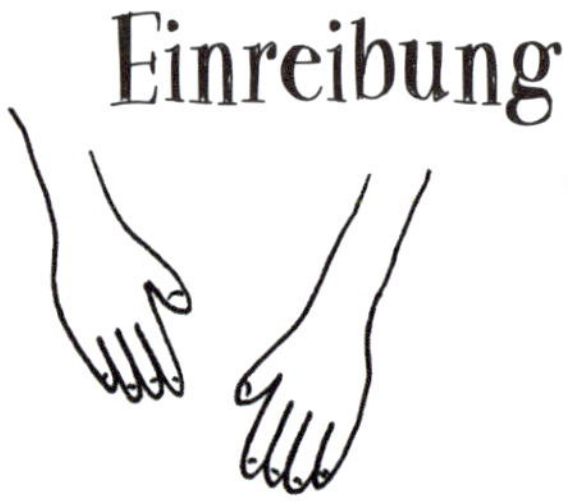

Wacholderbalsam

löst Verspannungen

Zutaten

100 g Butterschmalz
1 EL Wacholderbeeren

Zubereitung

Die Wacholderbeeren etwas quetschen und mit dem Butterschmalz erwärmen. Eine halbe Stunde warm ziehen lassen und dann abseihen. Die Wacholderbutter in ein Glas gießen und auskühlen lassen.

Anwendung

Verspannte Muskeln mit dem Wacholderbalsam einreiben.

Variante

Der Wacholderbalsam kann auch mit Olivenöl zubereitet werden.

Wirkung

Das ätherische Öl der Wacholderbeeren entkrampft die Muskeln.

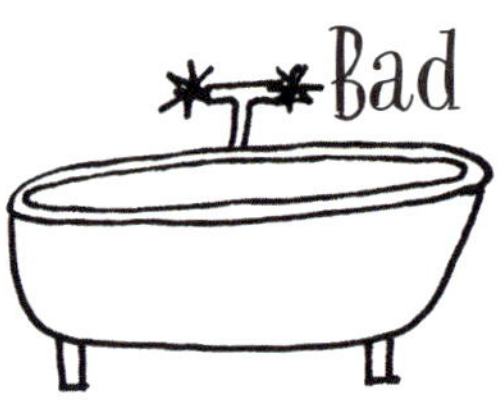

Wacholderbad

durchblutet und wärmt

Zutaten

2 EL Wacholderbeeren
2 EL Honig
1 Liter Wasser

Zubereitung

Die Wacholderbeeren etwas quetschen und mit kochendem Wasser übergießen. Zugedeckt 5 Minuten ziehen lassen. Dann abseihen und den Honig darin auflösen. Den Wacholder-Honig-Aufguss in das 37 °C warme Badewasser geben.

Anwendung

Im Wacholderbad 15 bis 20 Minuten baden.

Einreibung

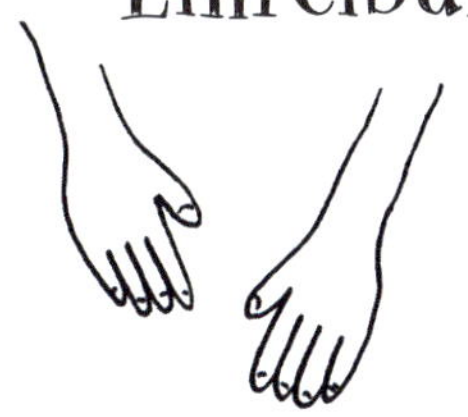

Wacholderöl

wärmt und entspannt

Zutaten
200 ml Olivenöl
1 EL Wacholderbeeren

Zubereitung
Das Olivenöl erwärmen und die gequetschten Wacholderbeeren darin eine halbe Stunde warm ziehen lassen, dann abseihen. Das warme Wacholderöl in eine Glasflasche füllen und vor dem Zuschrauben auskühlen lassen.

Anwendung
Die Muskeln nach der Dusche einreiben und warm halten.

Wirkungen
Wacholderbeeren wirken wärmend und muskelentspannend. Die Wirkung kann durch Harze verstärkt werden. Das Wacholderöl zieht noch besser in die Haut ein, wenn ganz wenig Bienenwachs dazugegeben wird (etwa 2 Gramm).

Nervosität

Gewürztee
Fichtenbad
Sellerietee
Kamillentee
Kamillenkissen
Koriandertee
Öleinreibung
Apfelessigwaschung
Nerventee
Melissenbad
Majorantee
Melissentee
Warme Kompresse
mit Lavendelöl

Nervosität

Nervenstärkung
Nervenschmerzen

Wenn die Nerven bis zum Äußersten gespannt sind und die kleinste Unebenheit zur Explosion führt, dann ist es höchste Zeit, die innere Ruhe zu suchen. Kräuter und Gewürze sind in der Lage, das Prasseln der vielen Reize zu dämpfen, den Geist frei zu machen und die Stimmung zu heben. Die Zeit des Teetrinkens und des Badens sind auch Rituale, die die Wirkung verstärken. Die beruhigende und kräftigende Kräuteranwendung will genossen werden!

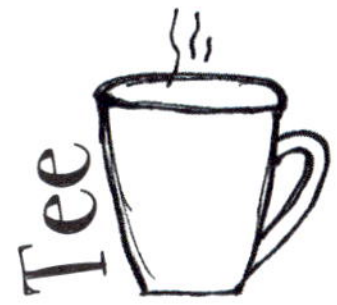

Gewürztee

beruhigt und hebt die Stimmung

Zubereitung
Die Gewürze leicht anquetschen, mit kochendem Wasser übergießen und 5 Minuten ziehen lassen.

Anwendung
Den Gewürztee nach Bedarf, höchstens aber einen halben Liter pro Tag, trinken.

Zutaten
1 TL Kümmel
½ TL Kreuzkümmel
1 kleines Stück Zimtstange
500 ml Wasser

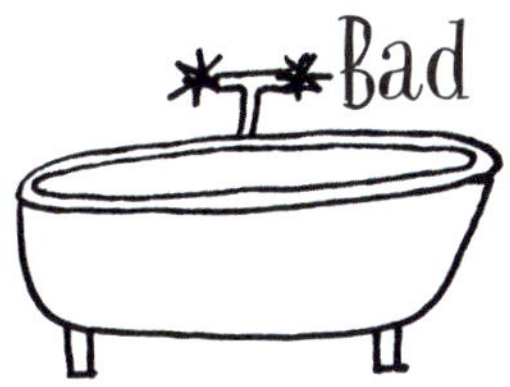

Fichtenbad

bei schmerzenden Muskeln und Nerven

Zubereitung
Die Fichtenzweige ein wenig hacken, in einem Kochtopf mit Wasser bedecken, aufkochen und zugedeckt 10 Minuten ziehen lassen. Den Absud in das Vollbad geben.

Anwendung
Bei 36 bis 38 °C etwa 15 bis 20 Minuten baden.

Wirkungen
Die ätherischen Öle der Fichte werden durch das heiße Bad freigesetzt und wirken über Haut und Atemwege. Diese Art des Fichtenbades ist die natürlichste Form.

Hilft bei
Muskel- und Nervenschmerzen, Erkältungen, verstopften Atemwegen

Zutaten
5 Fichtenzweige, 20 cm lang
4 Liter Wasser

Sellerietee

stählt die Nerven

Zutaten

1 TL Selleriekraut
500 ml Wasser

Zubereitung

Das Selleriekraut mit kaltem Wasser übergießen, zugedeckt zum Kochen bringen und dann abseihen.

Anwendung

2 Tassen Sellerietee pro Tag kurmäßig für zwei bis drei Wochen trinken.

Wirkung

Die Selleriekur entwässert gut. Nicht zu empfehlen ist sie für Schwangere und Nierenkranke. Sellerie erhöht die Lichtempfindlichkeit, deshalb ist diese Kur eher für die sonnenarmen Monate geeignet.

Kamillentee

beruhigt und hebt die Stimmung

Zutaten

1 TL Kamillenblüten
250 ml Wasser

Zubereitung

Die Kamillenblüten mit kochendem Wasser übergießen und zugedeckt 3 Minuten ziehen lassen.

Anwendung

Dreimal täglich eine Tasse Kamillentee trinken, eine Tasse vor dem Frühstück, eine Tasse tagsüber und eine Tasse vor dem Schlafengehen.

Notiz

Durch die kurze Ziehzeit des Kamillentees überreizt er den Magen nicht.

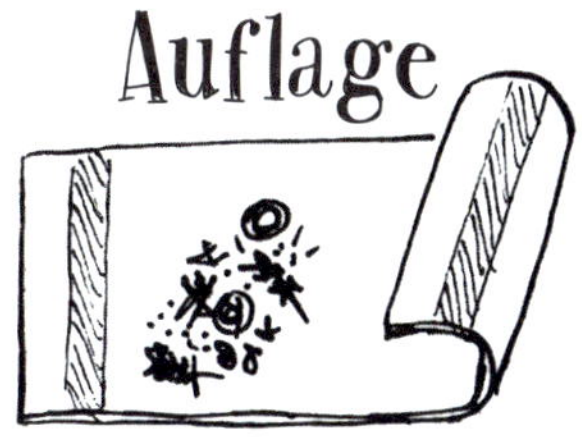

Kamillenkissen

beruhigt und löst den Schmerz

Zubereitung

Den Flanellstoff zu einem kleinen Polster an drei Seiten zusammennähen, die Kamillenblüten einfüllen und die letzte Seite zunähen. Wer keine Nähmaschine zur Hand hat kann ein Stück Stoff mit 40 mal 40 Zentimeter zuschneiden, die Kamillenblüten darauflegen und mit einem Band zu einem Bündel binden.

Anwendung

Das Kamillenpölsterchen auf den warmen Ofen legen oder im Backrohr bei 50 °C anwärmen und auflegen oder als Duftquelle verwenden.

Hilft bei

Schmerzen, Stimmungstief, Entzündungen

Notiz

Kamille ist ein wenig aus dem Gedächtnis verschwunden. Ihr Duft beruhigt, löst Ängste und hebt die Stimmung, das sind die besten Voraussetzungen, um Unbehagen und Schmerz zu vertreiben. Wer Kamille gut verträgt und den Duft mag, dem leistet sie wertvolle Dienste.

Zutaten

Baumwollflanell,
15 x 18 cm
20 g getrocknete
Kamillenblüten

Tee

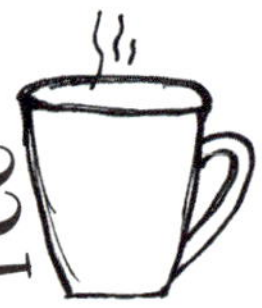

Koriandertee

gegen innere Unruhe und Angst

Zutaten

½ TL Schwarzer Tee
½ TL Korianderkörner
1 Stück Orangenschale
1 TL Honig
500 ml Wasser

Zubereitung

Den Koriander leicht anquetschen und zusammen mit dem Schwarzen Tee und der Orangenschale mit heißem Wasser übergießen. 3 Minuten ziehen lassen und dann abseihen. Etwas abkühlen lassen und den Honig zugeben.

Anwendung

Den Koriandertee nach Bedarf vormittags oder nachmittags trinken. Höchstens einen halben Liter pro Tag trinken.

Einreibung

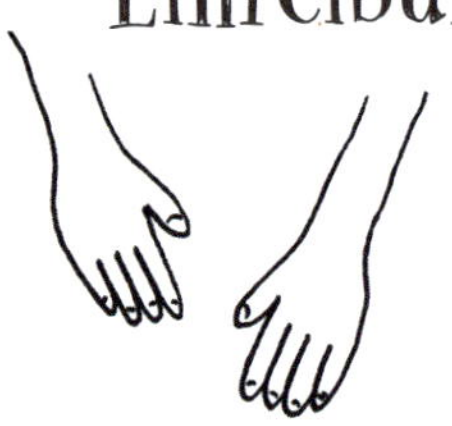

Öleinreibung

beruhigt die Muskeln

Zutaten

4 EL entspannende Kräuter wie Fenchel, Lavendel, Wacholder, Rosmarin, Ingwer, Lorbeer, Zimt
200 ml Olivenöl

Zubereitung

Die Kräuter gut zerkleinern und mit dem Öl mischen. Dafür den Ansatz eine Stunde im Backrohr oder auf der Kochplatte auf etwa 50 °C erwärmen. Dann abseihen und in eine dunkle Flasche füllen.

Anwendung

Mit dem Ölauszug Muskeln und Bauch einreiben.

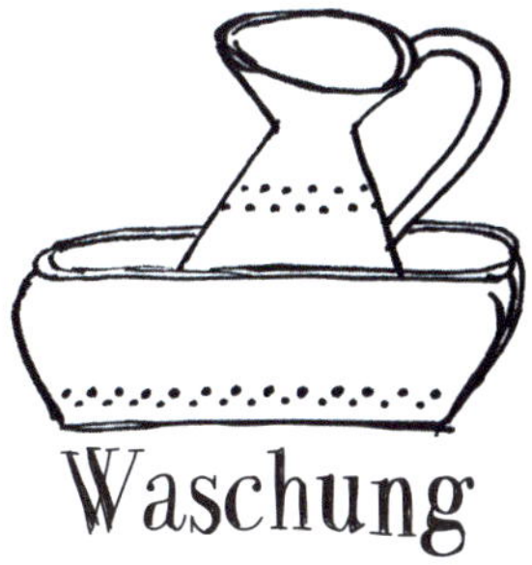

Apfelessigwaschung

erfrischt die Sinne und beruhigt

Zubereitung
Das kühle, aber nicht ganz kalte Wasser mit dem Essig mischen.

Anwendung
Den Waschlappen im Essigwasser tränken und gut ausdrücken. Den Oberkörper mit dem Waschlappen abreiben und dann abtrocknen oder zudecken.

Zutaten
3 EL Apfelessig
500 ml Wasser

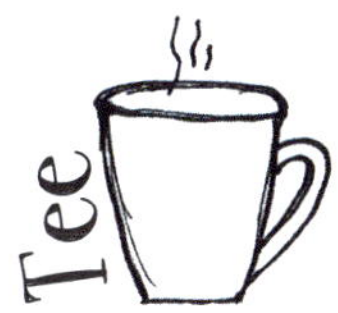

Nerventee

lässt zur Ruhe kommen

Zubereitung
Fenchel und Kümmel leicht anquetschen und mit der Melisse und der Zitronenschale mit kochendem Wasser übergießen. 7 Minuten ziehen lassen und abseihen.

Anwendung
Den auf Trinktemperatur abgekühlten Tee mit Honig süßen und trinken.

Wirkung
Dieser Tee hilft vor allem, wenn die Unruhe von der Verdauung ausgeht.

Zutaten
1 TL Fenchel
1 TL Kümmel
1 TL Melisse
1 Prise Piment
etwas Zitronenschale
500 ml Wasser
Honig nach Geschmack

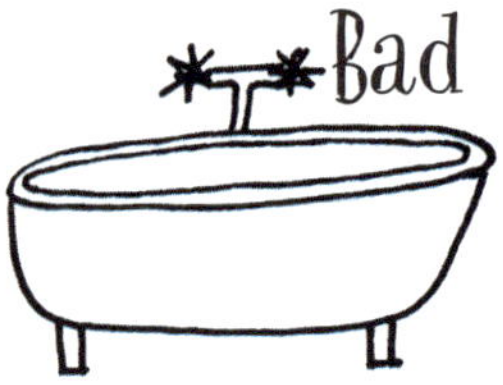

Melissenbad

zum Loslassen

Zutaten
50 g getrocknete Melisse
1 Liter Wasser

Zubereitung
Die Melisse mit kochendem Wasser aufgießen, zugedeckt 10 Minuten ziehen lassen, abseihen und dem Badewasser zufügen.

Anwendung
Bei 37 °C etwa 20 Minuten baden.

Notiz
Das Vollbad wird genau richtig temperiert, im Zweifelsfall eher kühler als wärmer machen. Zu warme Bäder rauben Kraft.

Majorantee

hebt die Stimmung

Zutaten
1 TL Majoran
500 ml Wasser

Zubereitung
Den Majoran mit kochendem Wasser übergießen und zugedeckt 5 Minuten ziehen lassen.

Anwendung
Den Majorantee nach Bedarf trinken, einen Viertel- bis einen halben Liter pro Tag.

Wirkung
Majoran fördert die Serotoninausschüttung und wirkt dadurch stimmungsaufhellend.

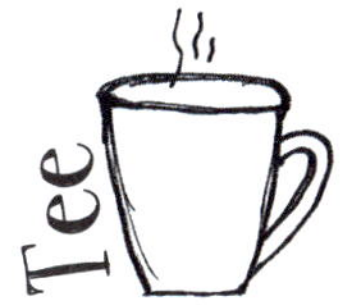

Melissentee

lässt Ruhe einziehen

Zubereitung
Die Melissenblätter mit kochendem Wasser übergießen und zugedeckt 5 Minuten ziehen lassen.

Anwendung
2 Tassen täglich trinken, eine davon vor dem Schlafengehen.

Zutaten
1 TL getrocknete oder 1 EL frische Melissenblätter
500 ml Wasser

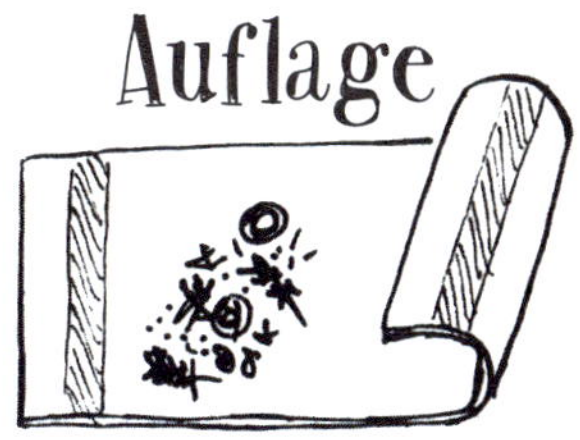

Warme Kompresse mit Lavendelöl

beruhigt die überreizten Nerven

Zubereitung
Die Lavendelblüten mörsern, mit dem Olivenöl erwärmen und auf dem Baumwollstoff verteilen.

Anwendung
Die warme Kompresse für eine halbe Stunde auf den Bauch legen. Darüber die Schafwolle oder ein Wolltuch legen und mit einem Moltontuch oder Handtuch befestigen.

Wirkung
Bei Unruhe und Nervosität hilft Lavendel, dessen ätherische Öle gut über die Haut aufgenommen werden. Auch als Einschlafhilfe empfiehlt sich diese Kompresse. Warme, trockene Wickel sind Balsam für Leib und Seele.

Zutaten
doppelt gelegter dünner Baumwollstoff
Schafwolle oder Wolldecke
Moltontuch oder Frotteehandtuch
3 EL Olivenöl
1 TL Lavendelblüten

Ohrenschmerzen

Ohrenwickel mit Zwiebel
Kamillendampf
Knoblauchspitz
Salzkissen
Kamillenkompresse

Ohrenschmerzen

Wenn leichte Schmerzen in den Ohren spürbar sind, können entzündungshemmende Pflanzen wie Zwiebel, Knoblauch oder Kamille helfen. Schon die Auflage wirkt, da die flüchtigen Pflanzeninhaltsstoffe über Luft oder Dampf ins Ohr dringen. Die Salzauflage entwickelt einen Sog nach außen. Mittelohrentzündungen bei Kindern sollte jedoch der Arzt anschauen.

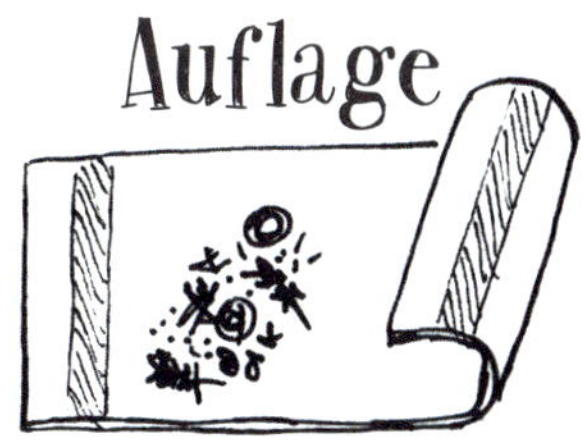

Ohrenwickel mit Zwiebel

hemmt Entzündungen

Anwendung
Die Zwiebel hacken, auf das Taschentuch legen und zusammenbinden. Die Zwiebelsäckchen auf die Ohren auflegen.

Hilft bei
Ohrenentzündung, Schleimbeutel- und Sehnenscheidenentzündung, Rheuma, Bronchitis

Zutaten
1 Zwiebel
Stofftaschentuch

} mit der gelben Zwiebel

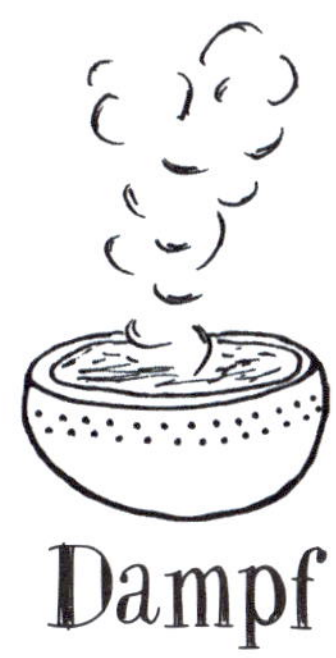

Kamillendampf

beruhigt und hemmt die Entzündung

Zubereitung
Die Kamillenblüten mit kochendem Wasser übergießen.

Anwendung
Das Ohr bedampfen, sobald die Temperatur angenehm ist. Das Ohr danach warm halten.

Varianten
Wenn gerade keine Kamille zur Hand ist, kann auch Salbei verwendet werden.

Zutaten
1 EL Kamille
1 Tasse Wasser

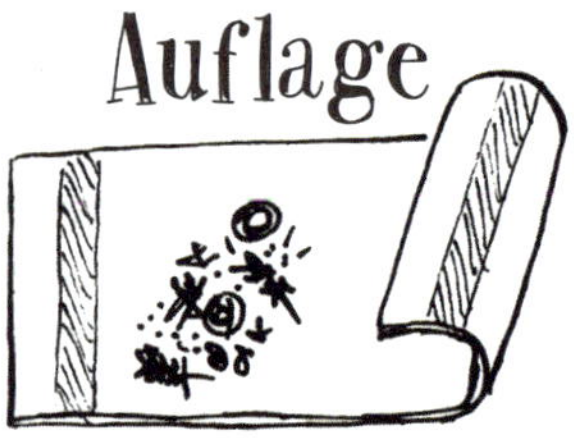

Knoblauchspitz

lässt die Ohrenentzündung abklingen

Zutaten
2 Knoblauchzehen
Mullkompresse oder Stofftaschentuch

Anwendung
Die Spitze der Knoblauchzehen abschneiden, in die Mullkompresse einwickeln und vorsichtig leicht in die Ohren stecken. Mit Wolle oder einer Mütze abdecken und mehrere Stunden oder über Nacht einwirken lassen.

Hilft bei
Ohrenentzündung, Schleimbeutel- und Sehnenscheidenentzündung, Rheuma, Bronchitis

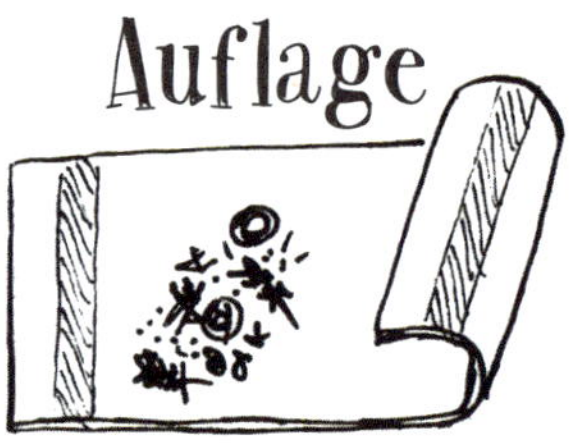

Salzkissen

bindet Feuchtigkeit

Zutaten
2 EL Steinsalz, Meersalz oder Speisesalz
kleines Baumwollsackerl

Zubereitung
Das Salz in das Sackerl füllen.

Anwendung
Das Salzsackerl leicht anwärmen und auf das schmerzende Ohr auflegen.

Variante
Falls kein Baumwollsackerl zur Hand ist, das Salz auf ein Geschirrtuch geben und zusammenbinden. Küchenrolle oder Papiertaschentücher könnten reißen und sollten deshalb nicht verwendet werden.

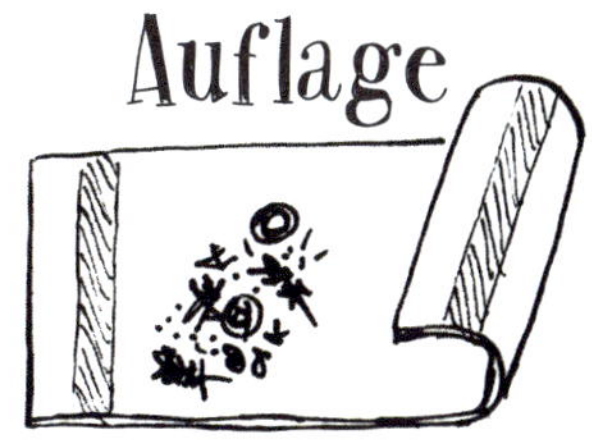

Kamillenkompresse

beruhigt und lindert Schmerzen

Zubereitung

Jeweils einen Esslöffel Kamillenblüten in die Mullkompresse einschlagen und auf einem Sieb über dem heißen Wasser erwärmen. Die Kamillenpäckchen etwas am Sieb auspressen.

Anwendung

Die Kamillenpäckchen auf die Ohren legen. Die Watte darüberlegen und mit der Mütze fixieren. Die Kompresse kann so lange drauf bleiben, wie es angenehm erscheint. Danach eine halbe Stunde nachruhen.

Wirkung

Kamille hemmt Entzündungen, wirkt gegen Bakterien, Viren und Pilze, stimuliert das Immunsystem, entspannt und regt gleichzeitig den Hautstoffwechsel an. Ihre Wirkstoffe sind hauptsächlich ätherische Öle.

Notiz

Volksmedizinisch ist das Kamillensackerl ein traditioneller Bestandteil der Hausapotheke, das bei Beschwerden wie Zahnschmerzen u.v.a. aufgelegt wurde.

Zutaten

2 EL Kamillenblüten
2 Mullkompressen
oder
Stofftaschentücher
250 ml kochendes
Wasser
etwas Watte
oder Schafwolle
eine Mütze

Prellung

Eisauflage
Franzbranntwein
Essig
Schnaps
Topfenauflage

Prellung

Quetschung
Verstauchung
Zerrung

Wenn nach einer traumatischen Verletzung Hitze und Schwellung kommen, lindert eine kühlende Auflage. Dafür eignet sich besonders Topfen (Quark), dessen kühlende Wirkung von Wissenschaftern auf das Casein und die Milchsäure zurückgeführt wird. Schnaps verdunstet schnell und entzieht dabei der Haut die Verdunstungswärme. Auch Essig und Franzbranntwein sind altbewährte kühlende Auflagen oder Einreibungen.

Auflage

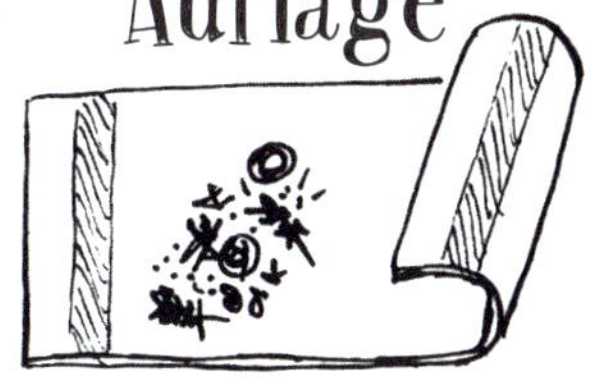

Eisauflage

kühlt schnell

Anwendung
Die Eiswürfel in einen Kunststoffsack geben, gut verschließen und auflegen. Nach Bedarf erneuern.

Zutat
Eiswürfel oder Kühlpatronen

Einreibung

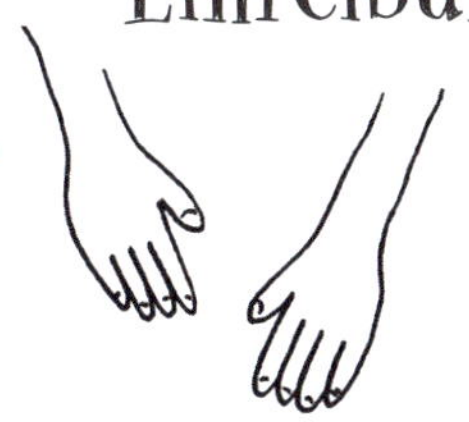

Franzbranntwein

erfrischt und fördert die Durchblutung

Anwendung
Die betroffene Stelle mit dem Franzbranntwein einreiben.

Zutat
Franzbranntwein

Notiz
Franzbranntwein ist ein altes Hausmittel, das durch den flüchtigen Alkohol und die ätherischen Öle kühlend wirkt. Der Alkohol ist vergällter Branntwein und darf deshalb nur äußerlich verwendet werden.

} auch bei Muskelkater

Auflage

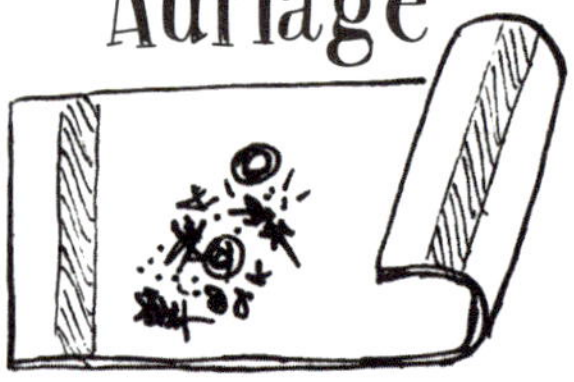

Essig

wirkt angenehm erfrischend

Zutaten

reiner Gärungsessig!

1 Teil Apfelessig
oder Weinessig
5 Teile Wasser

Anwendung

Den Essig mit Wasser mischen und ein Geschirrtuch damit benetzen. Die Essigauflage auf die betroffene Stelle legen.

Auflage

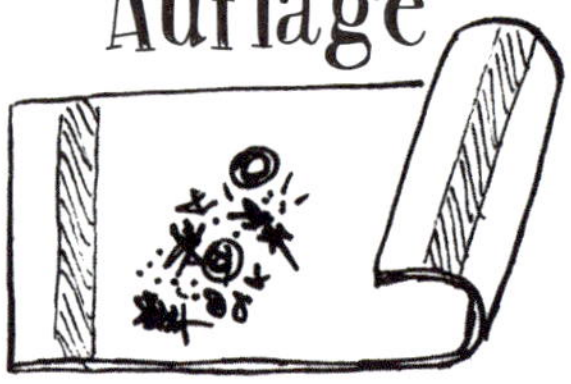

Schnaps

kühlt durch Verdunstung

Zutat

klarer Schnaps

Anwendung

Den Schnaps auf eine Küchenrolle geben und auf die betroffene Stelle auflegen.

Wirkung

Ab etwa 50 Volumprozent Alkohol wirkt dieser stärker kühlend.

Varianten

Die Wirkung wird durch Arnika oder Gänseblümchen verstärkt. Dazu die frischen Blüten in den Schnaps einlegen, einen Monat ziehen lassen, abseihen und in einer dunklen Flasche lagern.

Auflage

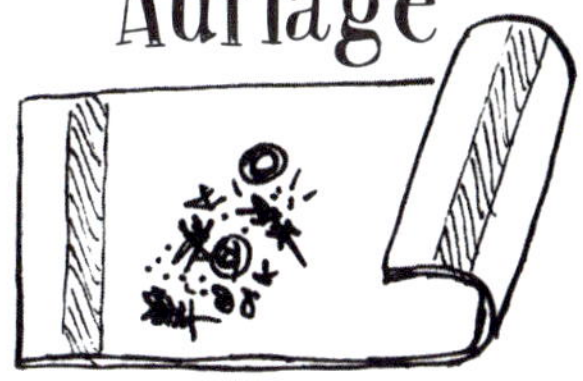

Topfenauflage

kühlt nachhaltig

Anwendung

Mit einem Esslöffel den Topfen etwa 0,5 cm dick auf die entzündete Haut streichen. Mit Geschirrtuch und Wolltuch abdecken. Die Auflage so lange wirken lassen, bis der Topfen nicht mehr kühlt oder ausgetrocknet ist.

Zutaten

250 g Topfen
Geschirrtuch
Wolltuch

} Magertopfen

Wirkung

Topfen besteht hauptsächlich aus dem Proteinbestandteil Casein, der eine nachgewiesene kühlende Wirkung hat. Die Milchsäure verstärkt diese noch und fördert die Hautflora. Topfen wirkt länger und anhaltender kühlend als eine Eisauflage und wird deshalb auch gerne im Sport eingesetzt. Durch die Mischung von Topfen mit einer Arnika-Tinktur wird die Wirkung optimiert.

Rheuma

Schwarzer Johannisbeersaft
Leinöl
Brennnesseltee
Wacholder-Kur
Kurkumatee
Rosmarintee
Wacholder-Räucherung
Weihrauchsalbe

Rheuma

Bei entzündlichen rheumatischen Erkrankungen helfen die Omega-3-Fettsäuren aus Lein-, Walnuss- oder Rapsöl. Nur kleine Mengen, etwa ein halber bis ein Teelöffel pro Tag, reichen von den kaltgepressten Kostbarkeiten. Die Entzündungshemmung wird von Wacholderbeeren und Kurkuma verstärkt. Weihrauch hat sich bei rheumatischen Erkrankungen schon einen Namen gemacht, er ist auch Bestandteil von Rheumamedikamenten, ebenso wie die Schwarze Johannisbeere.

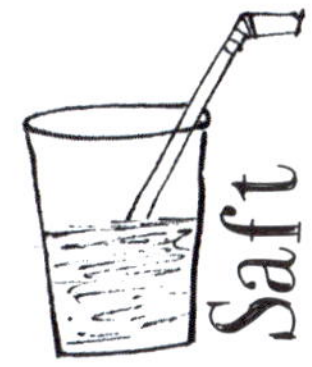

Schwarzer Johannisbeersaft

lindert Rheuma und Schmerzen

Anwendung
Den Johannisbeersaft mit heißem Wasser aufgießen und 2 bis 3 Gläser pro Tag trinken.

Zutat
Saft der Schwarzen Johannisbeere

Wirkung
Der Farbstoff der Schwarzen Johannisbeere wirkt antirheumatisch und schmerzstillend. Er ist in Beeren und Blättern enthalten. Zudem gehören die Schwarzen Johannisbeeren zu den salicylsäurereichsten Früchten.

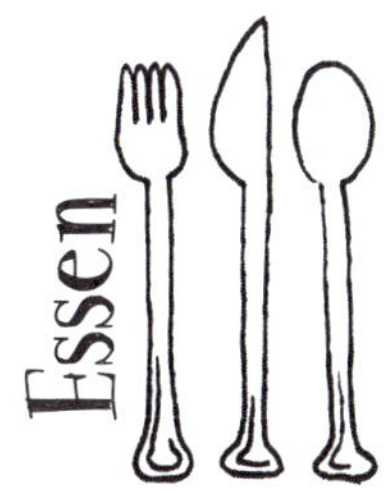

Leinöl

wirkt entzündungshemmend

Anwendung
Das Leinöl am besten pur einen Monat lang kurmäßig essen. Danach in Abwechslung mit anderen Ölen wie etwa Walnuss-, Haselnuss- oder Hanföl kulinarisch unerhitzt genießen.

Zutat
1 TL kaltgepresstes Leinöl

Wirkung
Die Omega-3-Fettsäuren im Leinöl wirken entzündungshemmend und erhöhen die Beweglichkeit und Elastizität verschiedener Gewebe.

Notiz
Bestes Leinöl hat nur eine sehr kurze Haltbarkeit von einigen Wochen. Es ist ein trocknendes Öl, es reagiert sehr schnell mit dem Sauerstoff der Luft.

Leinöl kühl und dunkel lagern

Tee

Brennnesseltee

entwässert und reinigt

Zutaten
1 TL Brennnesselblätter
500 ml Wasser

Zubereitung
Die Brennnesselblätter mit kochendem Wasser übergießen und 5 Minuten ziehen lassen.

Anwendung
Dreimal täglich eine Tasse Brennnesseltee über einen Zeitraum von 3 bis 4 Wochen trinken.

Wirkung
Die Brennnesselblätter unterstützen die Behandlung von Rheuma, Gelenksentzündungen und degenerativen Gelenkserkrankungen.

macht am Morgen beweglicher

Varianten
Es gibt unzählige Möglichkeiten, die Brennnessel in der Küche zu verwenden, wie etwa in Suppen, Spinat oder Kräuterpasten.

Wacholder-Kur

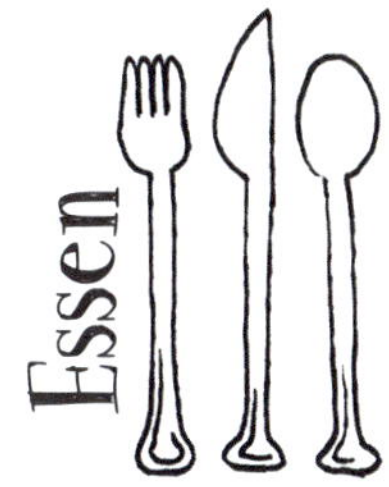

wärmt und durchblutet

Anwendung

Die Kur beginnt mit dem Zerkauen von 3 Wacholderbeeren über den Tag verteilt. Die Beerenmenge wird täglich um eine Beere gesteigert, bis 20 Wacholderbeeren pro Tag gegessen werden. Dann wird wieder absteigend jeden Tag eine Beere weniger bis zur ursprünglichen Menge gegessen.

Notiz

Interessanterweise sind die Wacholderbeeren botanisch gesehen Zapfen und keine Beeren. Die Samen liegen frei auf den Zapfenschuppen.

Zutat

Wacholderbeeren

Kurkumatee

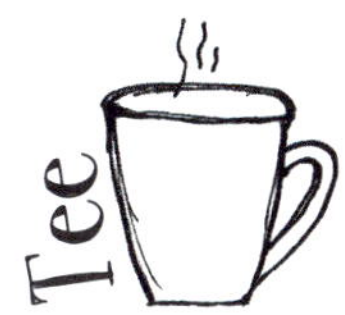

entkrampft und hemmt die Entzündung

Zubereitung

Kurkuma und Pfeffer mit heißem Wasser übergießen und gut umrühren.

Anwendung

Etwas überkühlen lassen und trinken.

Zutaten

1 TL Kurkumapulver
1 Prise
Schwarzer Pfeffer
250 ml Wasser

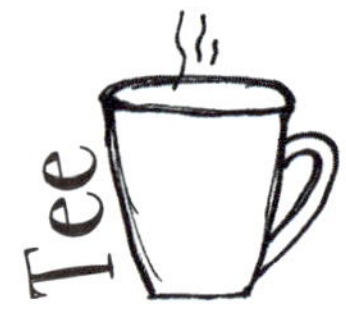

Rosmarintee

durchblutet und tonisiert

Zutaten
1 TL Rosmarin
500 ml Wasser

Zubereitung
Den Rosmarin mit kochendem Wasser übergießen und 10 Minuten ziehen lassen.

Anwendung
Zweimal täglich eine Tasse trinken.

Wirkung
Rosmarin fördert die Durchblutung und unterdrückt die Schmerzweiterleitung. Zudem hemmt die Rosmarinsäure die Bildung von Entzündungsmediatoren.

Variante
Der Rosmarinaufguss eignet sich auch als Bad. Dazu werden 50 Gramm Rosmarin mit 2 Liter heißem Wasser aufgegossen, zugedeckt 10 Minuten ausgezogen, abgeseiht und in das Vollbad gegeben.

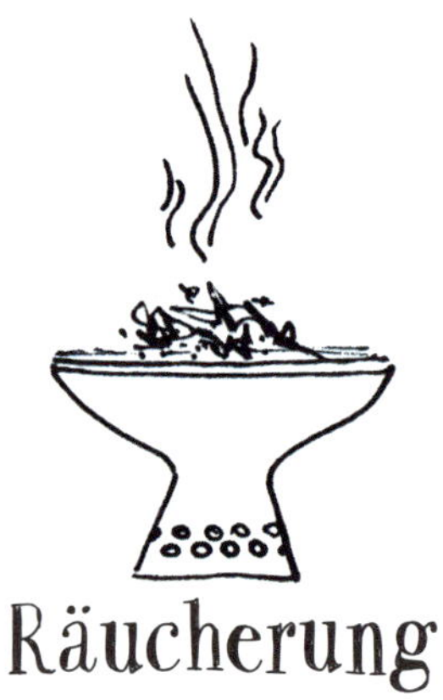

Wacholder-Räucherung

wirkt über die Atemwege

Zutaten
einige Wacholderbeeren
Räucherstövchen

Anwendung
Die Wacholderbeeren leicht anquetschen und auf dem Stövchen verräuchern. Wer kein Räucherstövchen zur Hand hat, kann die Beeren auch in einem Sieb über einer Kerzenflamme zum Verrauchen bringen.

Einreibung

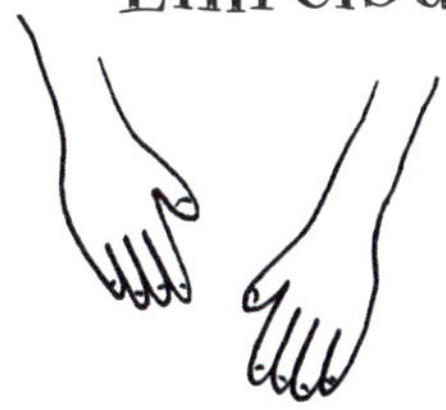

Weihrauchsalbe

wirkt antirheumatisch

Zutaten
200 ml Olivenöl
100 g Weihrauch
40 g Bienenwachs

Zubereitung
Das Öl auf maximal 70 °C erwärmen und den Weihrauch darin auflösen. Dann abseihen und das Bienenwachs zugeben. Wenn sich das Bienenwachs aufgelöst hat, kann die Salbe in kleine Glasgefäße gegossen werden. Auskühlen lassen und zuschrauben.

Anwendung
Die Weihrauchsalbe am Abend auftragen und während der Nacht einwirken lassen.

} entzündungshemmend

Notiz
Weihrauch ist das Harz des Balsambaumes, der in drei Regionen der Erde wächst: am Weihrauchgürtel im Jemen und im Oman (*Boswellia sacra*), in Somalia (*Boswellia carteri*) und in Ostindien (*Boswellia serrata*). Der Weihrauch wirkt aufgrund seiner Boswelliasäuren und den ätherischen Ölen entzündungshemmend, schmerzlindernd und ödemhemmend. *Boswellia carteri* eignet sich besonders für Neurodermitis und Psoriasis.

Rückenschmerzen

Meerrettichauflage
Essigwasser-Waschung
Salzbad
Salzauflage
Senfpflaster

Rückenschmerzen

Wenn der Rücken schmerzt, dann können Senf und Meerrettich mit ihren starken, scharfen Senfölen schnell viel Blut an Ort und Stelle holen und so die Schmerzen lindern. Hier ist jedoch auch Vorsicht geboten: Die Wirkung ist rasant und unvermittelt und die Anwendung muss entsprechend kurz gehalten werden. In der Volksmedizin wurde gerne ein Bad mit Salzsteinen gemacht, um die Rückenschmerzen zu stillen. Der Wirkung liegen wohl osmotische Veränderungen zu Grunde.

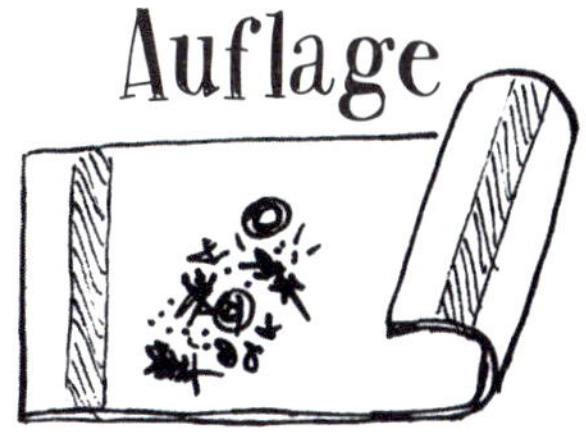

Meerrettichauflage

gibt dem Rücken einen Hitzeschubs

Zutat
2 EL frische Meerrettichwurzel

Zubereitung
Die Meerrettichwurzel schälen und fein raspeln.

Anwendung
Die Meerrettichraspel dünn auf ein Stofftaschentuch streichen, zuschlagen zu einem Paket und auf den schmerzenden Rücken auflegen. Nur etwa 3 Minuten wirken lassen, bis sich die Haut leicht rötet.

Wirkung
Der Meerrettich gibt der Durchblutung einen starken Impuls.

Notiz
Die Auflage muss sehr genau beobachtet und beim Rotwerden der Haut entfernt werden.

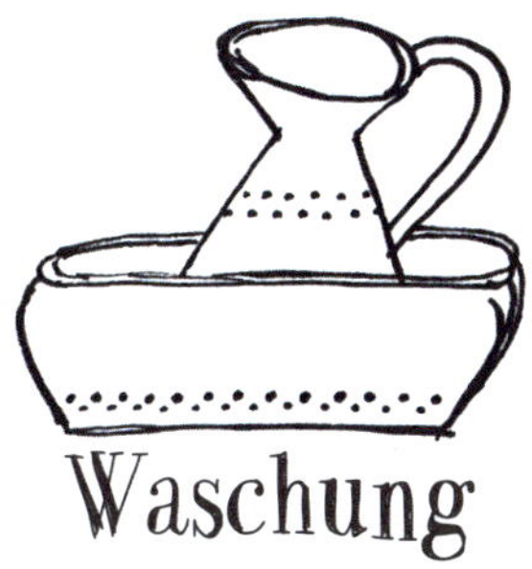

Essigwasser-Waschung

schafft ein harmonisches Milieu

Zutaten
3 EL Apfelessig
500 ml warmes Wasser

Zubereitung
Wasser und Essig mischen.

Anwendung
Den Waschlappen im Essigwasser tränken und gut ausdrücken. Die Haut am Lendenwirbelbereich mit dem Waschlappen abreiben und dann ins Bett legen. Mindestens eine halbe Stunde ruhen.

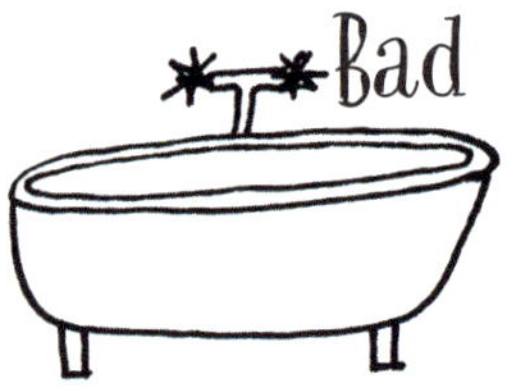

Salzbad

lindert und entspannt

Zutat

2 kg Steinsalz
oder Meersalz

Anwendung

Das Salz im temperierten Vollbad bei 35 °C auflösen und darin baden.

Notiz

Nicht zu viel Wasser einlassen, damit die Salzkonzentration höher ist. Die Sole reagiert mit der Haut, weitet die Gefäße und entspannt die Muskeln. Das lindert den Schmerz. Steinsalz oder Meersalz sind keine isolierten Natrium-Chlor-Verbindungen, sondern enthalten noch weitere Mineralstoffe und Spurenelemente, wenn auch in geringer Menge.

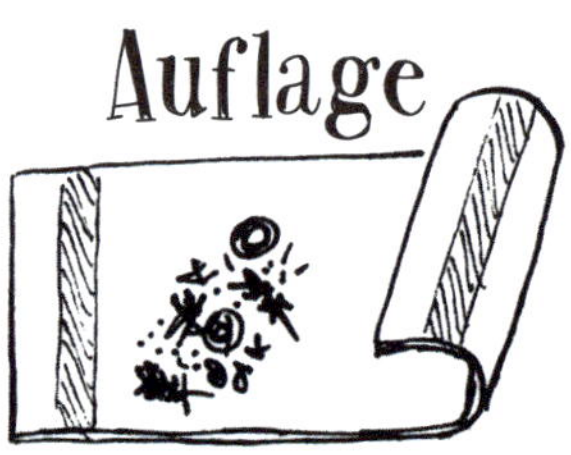

Salzauflage

zieht Flüssigkeit an

Zutaten

Steinsalz
Stoffbeutel oder
Geschirrtuch
Wolldecke

Anwendung

2 Handvoll Salz in einer Pfanne trocken anrösten, in ein Stoffsäckchen füllen oder in ein Geschirrtuch einbinden und warm auf die schmerzende Stelle legen. Mit der Wolldecke einhüllen. Mindestens eine Viertelstunde einwirken lassen.

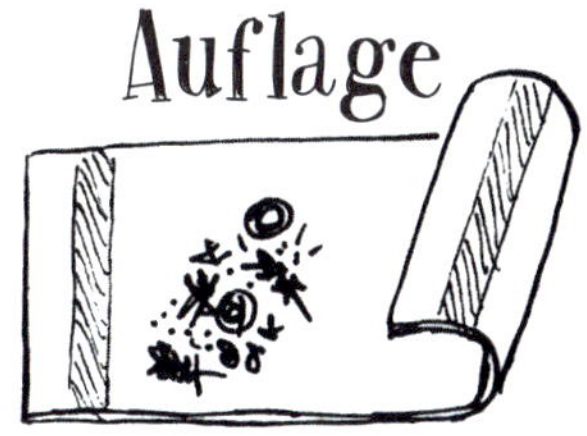

Senfpflaster

lindert schnell den Schmerz

Zutaten
4 EL Senfmehl
warmes Wasser
mit 35 bis 45 °C
Baumwolltuch
oder Geschirrtuch

} weißer Senf

Zubereitung
Das Senfmehl in das Wasser einrühren und auf eine Seite des Tuches streichen. Das Tuch zuschlagen.

Anwendung
Das Senfmehlpaket auf den Rücken legen. Nur wenige Minuten bis höchstens 15 Minuten einwirken lassen. Dann abnehmen und die Haut mit lauwarmem Wasser abwaschen.

Wirkung
Das Senfmehlpflaster wirkt schnell, schmerzlindernd und durchblutungsfördernd. Die wirksame Dauer ist individuell recht unterschiedlich.

Schlafen

Entspannungsdampfbad
Schlafwein
Dinkeltee
Sauerhonig
Schlafpolster
Ruhe-Kräuterbad
Schlafsackerl
Kaltwasseranwendung
Schlafmaske
Fenchel-Honigmilch
Warme Honigmilch
Lavendel-Honigmilch
Hopfenkissen
Schlaftee

Schlafen

Wenn die Augen zufallen, alles schwer wird und das Denken langsam, dann ist es Zeit zum Einschlafen. Lavendel, Melisse und Honig geben dem Einschlafen einen kleinen Schubs, um die Schwelle zum Traumland zu meistern. Der traditionellen Honigmilch liegen nachvollziehbare physiologische Reaktionen zu Grunde: Wenn sich die Aminosäure L-Tryptophan mit Kohlenhydraten zusammentut, dann steigt der Serotoninspiegel im Blut. Alles wird dann angenehm entspannt und ruhig.

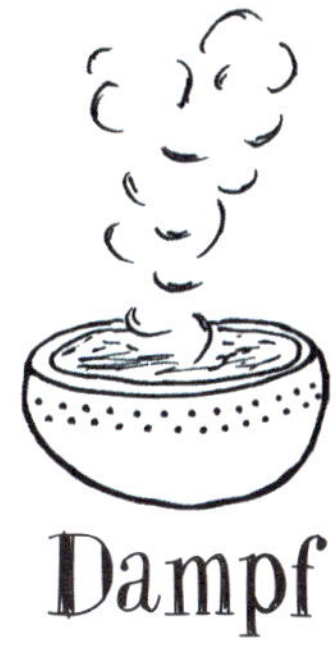

Entspannungsdampfbad

für das innere Gleichgewicht

Zubereitung
Wasser und Salz zum Kochen bringen und die getrockneten Kräuter dazugeben. Den Dampf etwas überkühlen lassen, bis er sich auf der Haut angenehm anfühlt.

Anwendung
Das Gesicht bedampfen. Dabei den Topf auf den Tisch stellen und ein Handtuch über den Kopf legen. Nach dem Entspannungsdampf empfiehlt sich eine Nachruhe in einem warmen Raum.

Notiz
Der Kräuter-Salz-Dampf öffnet auch die Atemwege und lässt so leichter durchatmen.

Zutaten
1 Prise Rosenblüten
1 Prise Melissenblätter
1 TL Steinsalz
250 ml Wasser

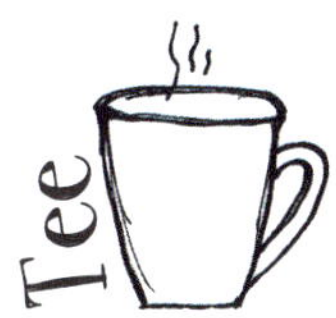

Schlafwein

als genussvoller Schlummertrunk

Zubereitung
Den Rotwein erhitzen und über die Kräuter und Gewürze gießen. 5 Minuten ziehen lassen und abseihen.

Anwendung
Den Kräuterrotwein am Abend vor dem Schlafengehen trinken.

Zutaten
1 TL Melisse
1 Prise Lavendel
1 Prise Zimt
125 ml Rotwein

Tee

Dinkeltee

gegen Hitzewallungen und Schlafstörungen

Zutaten

1 EL Dinkelkörner
250 ml Wasser

Zubereitung

Die Dinkelkörner in das kalte Wasser geben, erhitzen und eine Viertelstunde köcheln. Dann abseihen.

Anwendung

Vor dem Schlafengehen eine Tasse trinken.

Essen

Sauerhonig

zum Einschlafen

Zutaten

1 TL getrocknete Melisse
½ TL getrockneter Lavendel
500 ml Wasser
1 EL Apfelessig
1 EL Honig

Zubereitung

Melisse und Lavendel mit kochendem Wasser übergießen, zugedeckt 10 Minuten ziehen lassen und dann abseihen. Etwas auskühlen lassen und Apfelessig und Honig einrühren.

Anwendung

Den Schlaf-Sauerhonig vor dem Zubettgehen trinken.

Notiz

Die Menge an Apfelessig und Honig kann an den individuellen Geschmack angepasst werden.

Varianten

Beruhigende Kräuter wie Hopfen oder Baldrian und verdauungsberuhigende Kräuter wie Kümmel und Fenchel können ebenso verwendet werden.

Schlafpolster

hilft beim Einschlafen

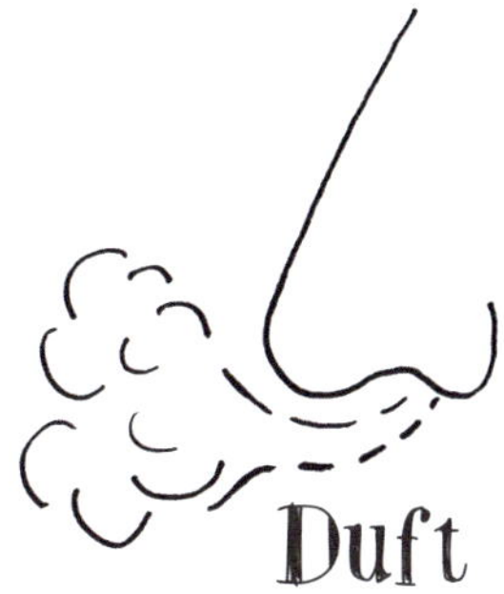

Zubereitung

Den Baumwollstoff an drei Seiten zunähen, umdrehen, die Mischung aus Zirbenspänen und getrockneten Kräutern einfüllen und die vierte Seite zunähen. Der Schlafpolster duftet sechs bis zwölf Monate bevor er neu befüllt werden soll. Der Duft kann auch durch leichtes Anwärmen herausgelockt werden.

Anwendung

Den Schlafpolster tagsüber auf das Kopfkissen im Bett legen und beim Zubettgehen zur Seite geben. Der sanfte Duft aus dem Schlafpolster wirkt einschlaffördernd.

Wirkungen

Der Duft der Zirbe senkt die Herzfrequenz um rund 3000 Schläge pro Nacht.

Notiz

Natürliche Zutaten bieten eine ausgewogene, sanfte Dosis an Duft. Individuell werden Düfte jedoch recht unterschiedlich stark wahrgenommen.

Zutaten

5 Teile Zirbenspäne
3 Teile Melissenblätter
2 Teile Hopfendolden
1 Teil Lavendelblüten
Baumwollstoff 26 x 16 cm

} anwärmen aktiviert den Duft

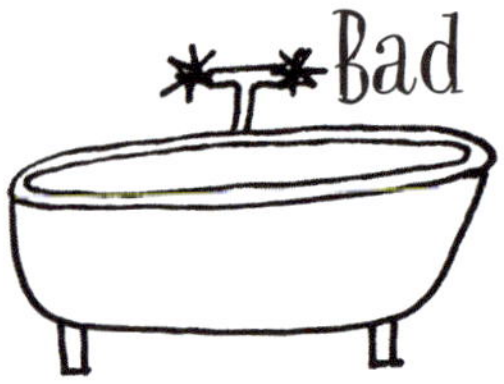

Ruhe-Kräuterbad

entspannt und löst

Zutaten
500 g Salz
5 g Lavendelblüten, fein gemahlen
5 g rote Rosenblüten, fein gemahlen

Zubereitung
Blütenpulver und Steinsalz mischen.

Anwendung
Das Ruhe-Kräuterbad im 36 bis 37 °C warmen Vollbad auflösen und etwa 10 bis 15 Minuten baden. Danach empfiehlt sich eine Nachruhe von mindestens einer halben Stunde.

Notiz
Der beruhigende Lavendel und die harmonisierende Rose in diesem Ruhebad wirken in dreifacher Weise. Der Duft steigt sogleich in die Nase bis in das limbische System, wo er die Stimmung hebt und so zu Entspannung führt. Das zweite Ereignis passiert auf der Haut, wo ätherische Öle ebenfalls aufgenommen werden und das zentrale Nervensystem anstoßen. Dann mischt auch noch das Steinsalz mit, indem es die Aufnahme über die Haut erleichtert und auf die Flora der Haut einwirkt. Eine Badetemperatur von 36 bis 37 °C wird als entspannend und wohltuend empfunden. Wärmere Bäder sind eher anregend und schwächend. Es ist also das Zusammenspiel von ätherischen Ölen, Wärme und Salz, das Ruhe bringt, die Stimmung hebt und das Einschlafen erleichtert.

maximal 37 °C

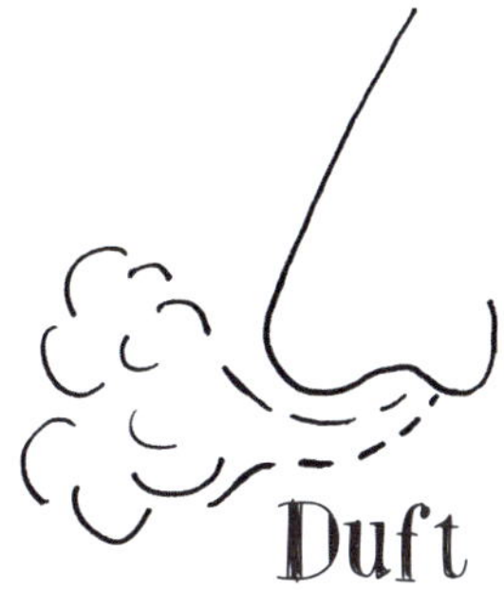

Schlafsackerl

mit dem Schlummerduft

Zubereitung
Die getrockneten Kräuter in das Sackerl füllen und gut verschließen.

Anwendung
Das Schlafsackerl neben den Kopfpolster legen und vor dem Zubettgehen leicht drücken, um neuen Duft zu gewinnen.

Notiz
Hopfen, Lavendel, Zitronenmelisse und Kamille können nach den eigenen Duftvorlieben gemischt werden. Kleine Schlafsackerl brauchen weniger Kräuterfüllung und können leichter und öfter neu befüllt werden. Die Füllung kann auch ein wenig variieren, das vermindert den Gewöhnungseffekt.

Zutaten
Lavendelblüten
Hopfendolden
kleines Baumwoll- oder Leinensackerl

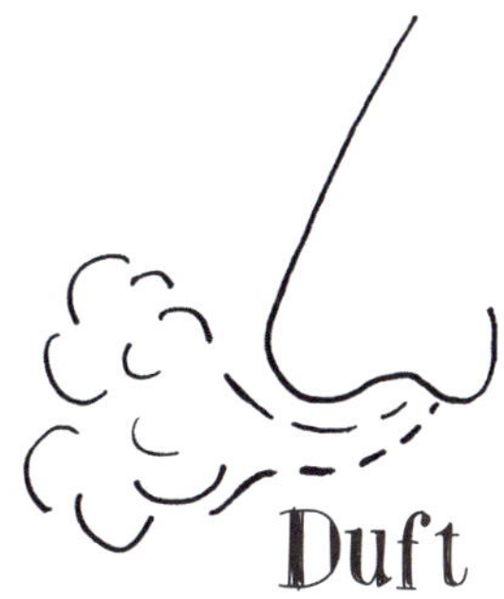

Schlafsackerl für Kinder

mit ganz feinem Duft

Zubereitung
Alle Zutaten in ein naturbelassenes Sackerl füllen.

Anwendung
Das Sackerl in das Kinderbett legen und beobachten, wie es angenommen wird.

Zutaten
1 TL Lavendel
1 EL Zitronenmelisse
1 TL Quendel
3 EL Schafwolle oder Watte
Baumwoll- oder Leinensackerl

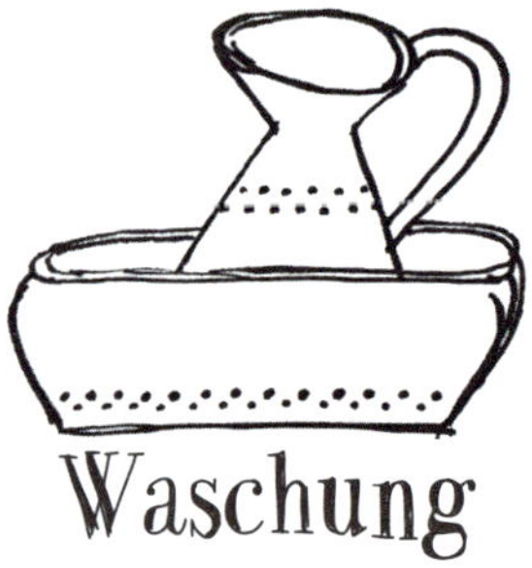

Kaltwasseranwendung

zum Durchbluten und Wärmen der Füße

Zutaten

1 Kübel mit kühlem Wasser
Wollsocken

Anwendung

Die Füße bis zur Mitte der Unterschenkel für ungefähr eine Minute in das Wasser stellen. Dann ohne Abtrocknen die Socken anziehen und ins Bett gehen.

Notiz

Dieses Schlafmittel wirkt vor allem bei kalten Füßen.

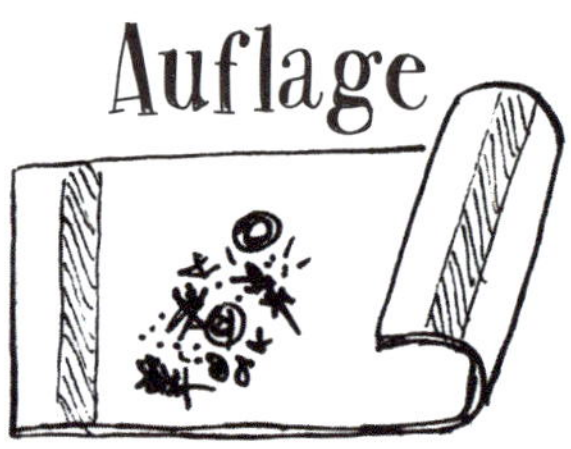

Schlafmaske

beruhigt die Augen

Zutaten

getrocknete Melisse
getrockneter Lavendel
getrocknete Rosenblüten
Baumwollsackerl

Zubereitung

Die getrockneten Kräuter in das Sackerl füllen.

Anwendung

Das gefüllte Stoffsackerl wie eine Schlafmaske auf die Augen legen.

Notiz

Je nach Verfügbarkeit können auch Zirbenspäne, Hopfendolden oder Kamillenblüten beigefügt werden.

Essen

Fenchel-Honigmilch

entspannt und entkrampft

Zubereitung
Die Fenchelfrüchte leicht quetschen und in der Milch erwärmen, einige Minuten ziehen lassen, abseihen und den Honig zugeben.

Zutaten
1 TL Fenchel
1 Tasse Milch
1 TL Honig

Anwendung
Die Fenchel-Honigmilch vor dem Schlafengehen trinken.

Essen

Warme Honigmilch

beruhigt und harmonisiert

Zubereitung
Die Milch erwärmen und den Honig zugeben.

Zutaten
1 Tasse Milch
1 TL Honig

Anwendung
Vor dem Schlafengehen eine Tasse Honigmilch trinken.

Wirkung
Zum Einschlafen brauchen wir eine gewisse Menge Serotonin, das uns entspannt und Ängste löst. Das Tryptophan der Milch ist ein guter Serotoninbaustein. Honig sorgt dafür, das Tryptophan durch die Blut-Hirn-Schranke zu schleusen, wo es dann umgebaut wird.

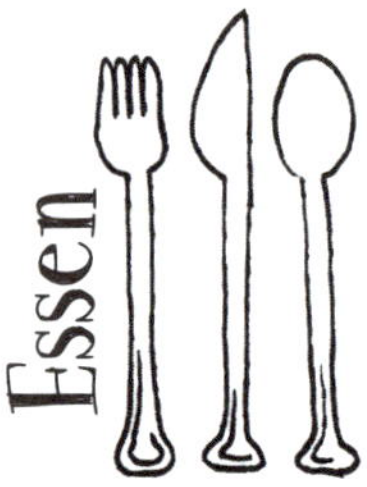

Lavendel-Honigmilch

entspannt die Gedanken

Zutaten
1 Tasse Milch
1 TL Lavendel
1 TL Honig

Zubereitung
Die Milch erwärmen, den Lavendel zugeben und 10 Minuten warm ziehen lassen. Dann abseihen und den Honig einrühren.

Anwendung
Vor dem Schlafengehen eine Tasse Lavendel-Honigmilch trinken.

Wirkung
Der Lavendel gilt als einschlafanstoßende Heilpflanze und er verstärkt somit die Wirkung der Honigmilch.

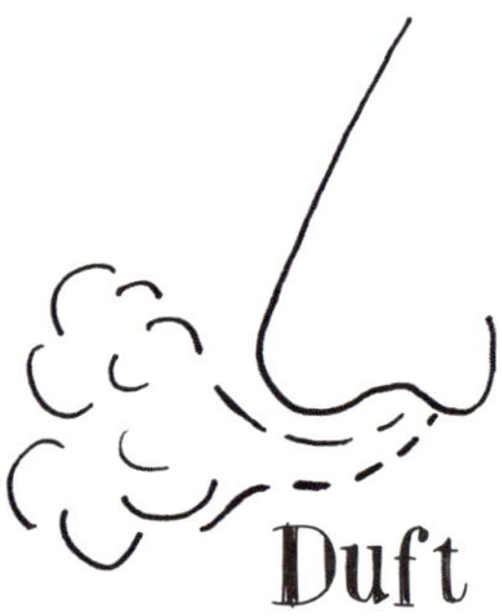

Hopfenkissen

beruhigt in kleinen Dosen

Zutaten
3 Hände voll Hopfenzapfen
Baumwollsackerl

Anwendung
Die Hopfenzapfen in das Baumwollsackerl füllen. Vor dem Einschlafen daran riechen.

Wirkung
Hopfen wirkt vor allem sedierend, er dämpft die Wahrnehmungen des zentralen Nervensystems wie eine Wattehülle. Die Dosis ist auch beim Hopfen sehr wichtig, mehr ist nicht gleich besser.

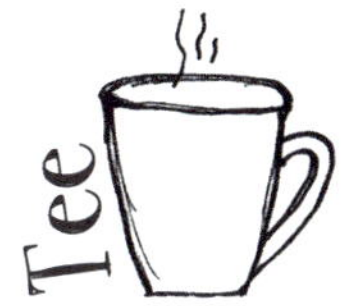

Schlaftee

gibt den Anstoß zum Einschlafen

Zutaten

1 TL getrocknete Melisse
½ TL getrockneter Lavendel
500 ml Wasser

Zubereitung

Die Kräutermischung mit kochendem Wasser übergießen, zugedeckt 10 Minuten ziehen lassen und dann abseihen.

Anwendung

Am Abend vor dem Schlafengehen ein bis zwei Tassen Schlaftee trinken.

Varianten

Hopfen und Baldrian ergänzen den Schlaftee in hervorragender Weise. Lavendel, Zitronenmelisse, Hopfen und Baldrian sind die vier besten einheimischen schlafanstoßenden Kräuter. Diese Kräuterkombination kann auch als Tinktur angesetzt werden.

Wirkung

Pflanzliche Schlafmittel helfen vor allem bei durch Nervosität bedingten Einschlafstörungen. Für den Schlaftee kommen Nachtsedativa zum Einsatz. Das sind Heilkräuter, die müde machen und die Einschlafbereitschaft fördern. Die Wirkung bleibt auf die Nachtstunden beschränkt und löst keine morgendliche Müdigkeit aus. Heilpflanzen normalisieren auch den physiologischen Schlafablauf und stören den natürlichen Schlafrhythmus mit seinen Tiefschlafphasen nicht. Möglicherweise wirkt der Tee erst nach zwei bis drei Wochen.

} mehrere Wochen lang trinken

Schnupfen

Honigrettich
Salz-Kräuter-Inhalation
Meerrettichkompresse
Kamillentee
Majoransalbe
Salzspülung
Nasenspülung
Zwiebel-Butter
Zwiebelsocken
Zwiebelduft

Schnupfen

Wenn Schnupfenzeit ist, dann rinnt die Nase entweder unentwegt oder es bewegt sich überhaupt nichts. In beiden Fällen finden wir in der Küche Zutaten, die helfen. Zum Trocknen nehmen wir Kamille, Salbei oder Zwiebel, zum Öffnen der Atemwege eignet sich Dampf mit Salz und Kräutern oder Meerrettich. Majoran ist in der Volksmedizin berühmt für die Nebenhöhlen, er beruhigt und lindert die Entzündung.

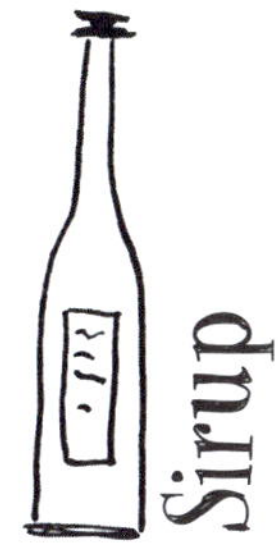

Honigrettich

vertreibt die Viren und Bakterien

Zubereitung
Meerrettich mit Honig mischen.

Anwendung
Mehrere Male am Tag einen kleinen Löffel voll essen.

Wirkung
Die Senföle aus dem Meerrettich wirken über die Atemwege und über die Schleimhäute desinfizierend und entzündungshemmend.

Zutaten
1 Teil Meerrettich, frisch gerieben
1 Teil Honig

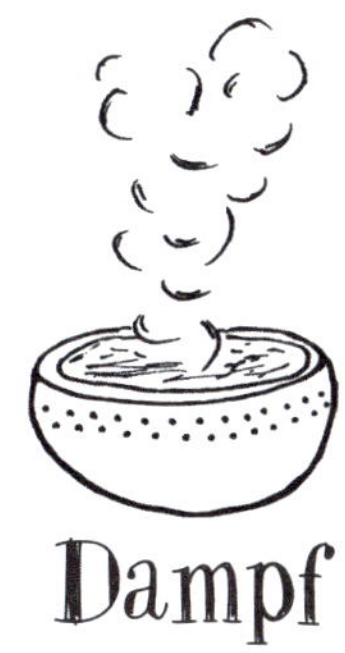

Salz-Kräuter-Inhalation

macht die Atmung frei

Zubereitung
Das Wasser zum Kochen bringen.
Salz und Kräuter zugeben.

Anwendung
Soweit abkühlen lassen, dass eine Inhalation angenehm ist. Mit einem Geschirrtuch den Dampf vom Topf zu Nase und Mund leiten.

Varianten
Falls nicht alle Kräuter zur Hand sind, können auch einzelne davon verwendet werden.

Zutaten
1 TL Salz
1 Prise Kamille
1 Prise Salbei
1 Prise Thymian
1 Prise Melisse
250 ml Wasser

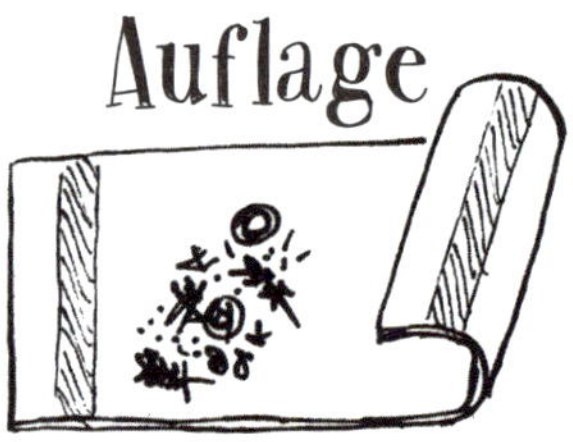

Meerrettichkompresse

lässt die Nase rinnen

Zutaten

frisch geriebener Meerrettich
dünnes Baumwolltuch

Anwendung

Den Meerrettich etwa zwei Millimeter dick in der Größe der Füße auf das Tuch aufstreichen, einschlagen und das Meerrettichpäckchen auf die Fußsohlen auflegen. Die Kompresse einige Minuten oder solange der Patient es aushält drauflassen. Danach mit lauwarmem Wasser abwaschen und mit Öl einreiben. Mindestens eine Viertelstunde nachruhen.

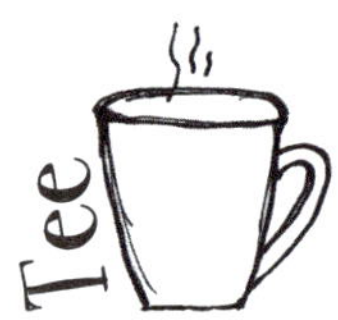

Kamillentee

hilft bei Schnupfen

Zutaten

1 TL Kamillenblüten
500 ml Wasser

Zubereitung

Die Kamillenblüten mit kochendem Wasser übergießen und 10 Minuten ziehen lassen.

Anwendung

2 bis 3 Tassen pro Tag nach Bedarf trinken. Sobald die Nase trockener wird, beenden. Der Kamillentee kann mit Honig gesüßt werden.

Wirkung

Kamille wirkt stark trocknend und ist deshalb bei stark rinnender Nase geeignet.

Einreibung

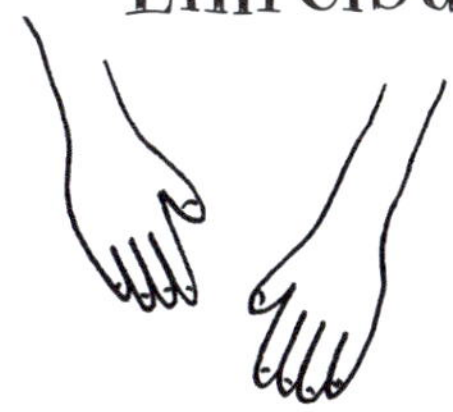

Majoransalbe

hemmt Schnupfen und schützt die Nebenhöhlen

Zubereitung
Den Majoran mörsern oder in der Küchenmaschine zu Pulver mahlen. Mit einem Teelöffel Weingeist übergießen und die Mischung einige Stunden ziehen lassen. Dann die Butter zugeben und das Ganze im Wasserbad etwa 10 Minuten erwärmen. Durch ein Tuch abseihen und abkühlen lassen.

Zutaten
1 EL Majoran getrocknet
1 EL Weingeist
1 EL Butter

Anwendung
Die Majoransalbe als Schnupfensalbe verwenden, dabei die Nase außen an den Nasenflügeln und leicht an der Innenseite einschmieren.

Notiz
Die Majoransalbe steht bereits in den alten Drogistenbüchern. Gleichzeitig zu seiner Erkältungswirkung hebt der Majoran die Stimmung, eine hilfreiche Nebenwirkung bei Krankheit!

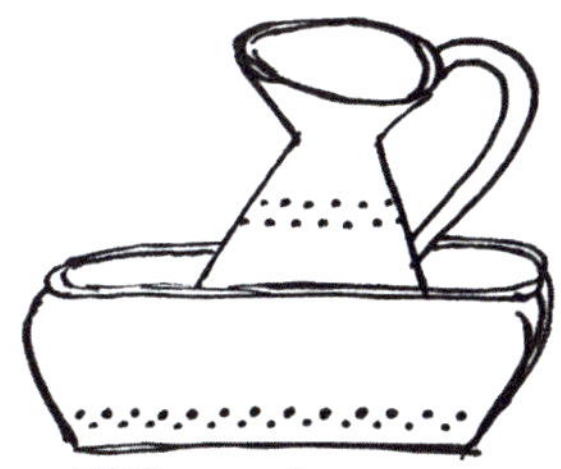

Waschung

Salzspülung

reinigt und harmonisiert die Schleimhaut

Zubereitung
Das Salz im lauwarmen Wasser auflösen.

Zutaten
½ TL Salz
1 Glas Wasser

Anwendung
Dreimal täglich oder nach Bedarf mit dem Salzwasser spülen.

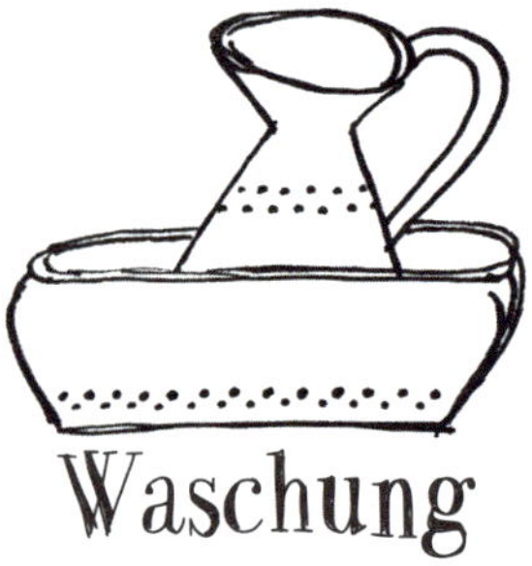

Nasenspülung

zur Beruhigung der Schleimhäute

Zutaten
1 EL Majoran
250 ml Wasser

Zubereitung
Den Majoran mit kochendem Wasser übergießen und 10 Minuten ziehen lassen.

Anwendung
Mehrere Male pro Tag mit dem Majorantee spülen.

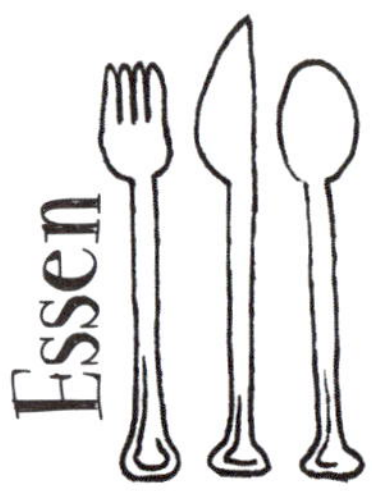

Zwiebel-Butter

trocknet und heilt die Schleimhaut

Zutaten
1 Zwiebel
2 EL Butter
2 TL Honig

Zubereitung
Die Zwiebel fein hacken und in Butter leicht dünsten. Den Honig zugeben und in ein Schraubglas füllen.

Anwendung
Bei den ersten Anzeichen von Schnupfen einen Teelöffel pur oder mit Brot essen.

Wirkung
Seit vielen Generationen kennen wir das Zwiebelschmalz. In vielen Haushalten wird nicht mehr mit Schmalz gekocht und es ist auch gar nicht mehr so leicht, gutes Schweineschmalz zu bekommen. Ein fettlöslicher Auszug der Zwiebel wirkt nachweislich entzündungshemmend, deshalb macht es Sinn, dies zu nutzen. Butterschmalz ist mindestens ebenso gut dazu geeignet.

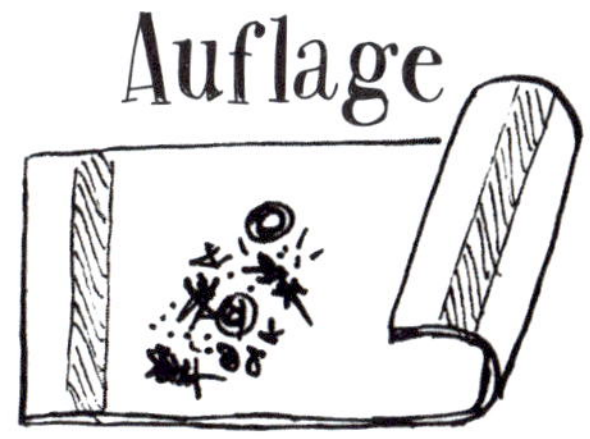

Zwiebelsocken

trocknen den Schnupfen

Zubereitung
Pro Fuß eine Zwiebel grob schneiden und auf ein Tuch legen. Die Tücher zuschlagen und am Ofen leicht erwärmen.

Anwendung
Die Zwiebelkompressen etwas quetschen, auf die Fußsohlen legen und die Socken darüberziehen. Die Füße sollen nun gut warmgehalten werden. Die Zwiebelsocken werden eine halbe Stunde oder länger, bis zu einer Nacht, auf den Fußsohlen belassen.

Wirkung
Über die Fußreflexzonen können die Lauchöle (Sulfide) der Zwiebel gut aufgenommen werden. Außerdem sind sie ziemlich weit von der Nase weg.

Zutaten
2 Zwiebeln
dünnes Baumwolltuch oder Stoffwindel
Wollsocken
Wärmflasche, Wärmekissen oder Wolldecke

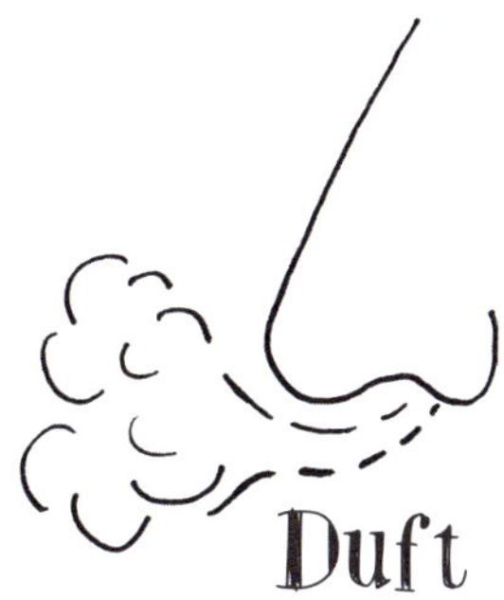

Zwiebelduft

hemmt den Schnupfen

Zubereitung
Die Zwiebel schälen und in Scheiben schneiden.

Anwendung
Die Zwiebelscheiben auf einen Teller legen und über Nacht neben das Bett stellen.

Notiz
Der Zwiebelduft ist nicht der beste, aber er ist unglaublich wirksam.

} seit Jahrtausenden bewährt

Zutat
1 Zwiebel

Schwitzen

Essigwaschung
Elektrolytgetränk
Salbeitee
Grüntee-Waschung
Salbeiwaschung

Schwitzen

Vor allem Frauen in den Wechseljahren mögen ihn: den Salbei. Er bremst das Schwitzen und hat daneben noch einen ausgleichenden Einfluss auf den Östrogenspiegel. Da Salbei auch die Milchbildung hemmt, darf er in der Stillzeit nicht getrunken werden. Bei äußerlichen Anwendungen empfiehlt sich auch der gute Gärungsessig, der harmonisch auf die Flora der Haut einwirkt und Düfte bindet. Der Essigduft verschwindet schnell. Starkes Schwitzen verlangt nach Mineralstoffen, diese können über verdünnte Fruchtsäfte und Suppen nachgefüllt werden.

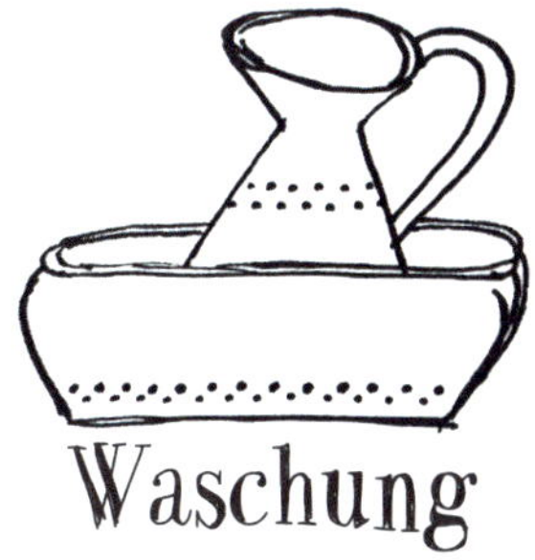

Essigwaschung

vertreibt unangenehme Düfte

Zubereitung
Obstessig und Wasser mischen.

Anwendung
Mehrmals täglich die Achselhöhlen mit dem Essigwasser waschen. Mit einer Sprühflasche ist die Anwendung noch einfacher.

Wirkung
Die Essigsäure senkt leicht den pH-Wert der Haut und schafft so ein gutes Klima für die Bakterien auf der Haut. Zudem können die Hautzellen die Säuren aus dem Essig gut verwerten.

Zutaten
500 ml Obstessig
1 Liter warmes Wasser

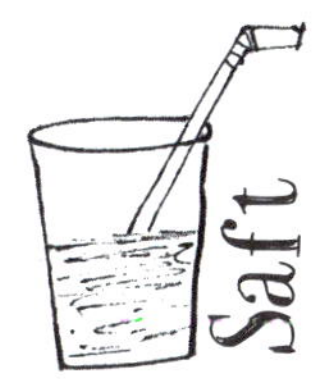

Elektrolytgetränk

gleicht den Mineralstoffverlust aus

Zubereitung
Apfelsaft und Wasser mischen.

Anwendung
Nach Bedarf trinken.

Notiz
Ein Mineralwasser gilt als magnesiumhaltig, wenn es mehr als 50 Milligramm Magnesium pro Liter enthält. Es gibt auch Wässer mit mehr als 150 Milligramm, die sich immer dann empfehlen, wenn viel Magnesium durch den Schweiß verloren geht, bei Muskelkrämpfen oder generell bei Verdacht auf Magnesiumunterversorgung.

Zutaten
200 ml Apfelsaft, 100%
300 ml Wasser, magnesiumreich
1 kleine Prise Salz

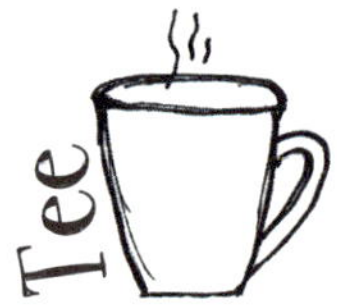

Salbeitee

hemmt den Schweiß

Zutaten
2 TL Salbeiblätter
500 ml Wasser

Zubereitung
Den Salbei mit kochendem Wasser übergießen und zugedeckt 15 Minuten ziehen lassen.

Anwendung
2 Tassen pro Tag trinken.

Wirkung
Salbeitee bremst die Schweißbildung. Er galt schon in der Volksheilkunde als trocknend.

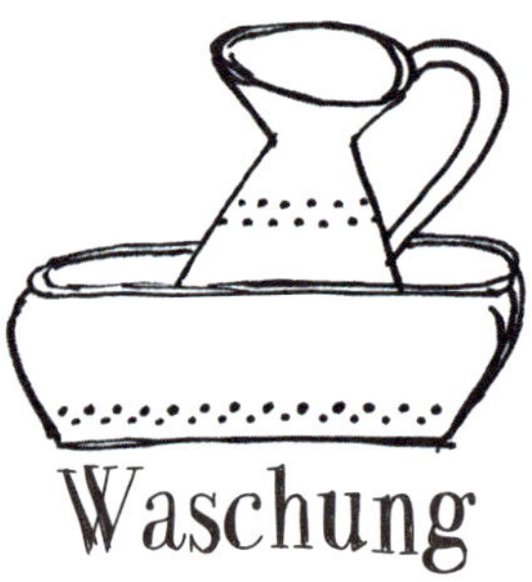

Grüntee-Waschung

wirkt über Gerbstoffe

Zutaten
2 EL Grüner Tee
500 ml Wasser

Zubereitung
Den Grünen Tee mit kochendem Wasser übergießen und 5 Minuten ziehen lassen.

Anwendung
Den Waschlappen im Grünen Tee tränken und gut ausdrücken. Die Haut mit dem Waschlappen abreiben, dann abtrocknen oder zudecken.

Notiz
Bei der äußerlichen Anwendung von Grünem Tee wird er heißer übergossen und zieht etwas länger als beim direkten Genuss einer Tasse Grüntee.

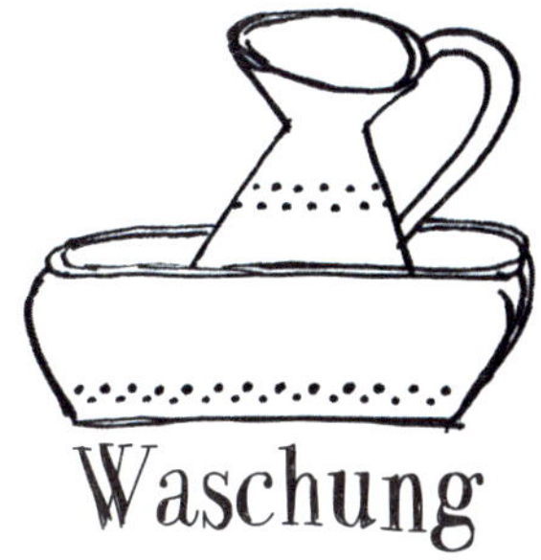

Salbeiwaschung

trocknet von außen

Zutaten

2 EL Salbeiblätter
500 ml Wasser
2 EL Apfelessig

Zubereitung

Die Salbeiblätter mit kochendem Wasser übergießen und zugedeckt 15 Minuten ziehen lassen, dann abseihen und den Essig zugeben.

Anwendung

Den Waschlappen im Salbeitee tränken und gut ausdrücken. Die Haut mit dem Waschlappen abreiben und dann abtrocknen oder an der Luft trocknen lassen, was einen noch stärker kühlenden Effekt hat.

Wirkung

Bei der Salbeiwaschung werden nur die Symptome gebremst. Der Salbei als Gerbstoffdroge verdichtet die oberste Hautschicht und hemmt so die Schweißabsonderung. Die Salbeiwaschung kann auch ohne Essig gemacht werden.

Variante

Die Waschung kann auch mit Walnussblättern statt mit Salbei gemacht werden.

Stimmungsaufhellung

Gute-Laune-Keks
Lavendeltee
Kräutertee
Majorantee
Vanillezucker
Melissenwein

Stimmungsaufhellung

Wenn die Sonne im Spätherbst kaum noch scheint, empfinden viele Menschen eine drückende Stimmung. Es ist die Zeit der warmen Stube und des Teetrinkens. Dafür stehen uns einige Küchenkräuter und Gewürze zur Verfügung, die nachgewiesenermaßen den Serotoninspiegel und damit auch die Stimmung heben: Lavendel, Kamille, Majoran und Vanille. Aufgüsse daraus helfen durch die dunkle Jahreszeit, am besten mit Gute-Laune-Keksen, die schon Hildegard von Bingen in ähnlicher Weise gepriesen hat.

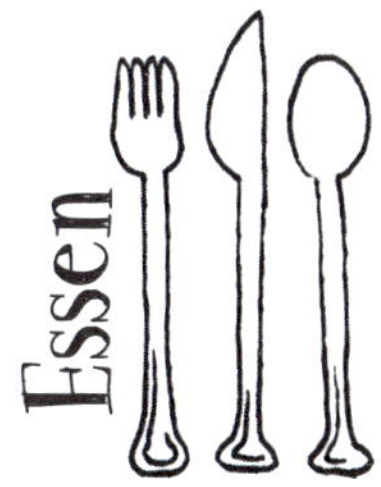

Gute-Laune-Keks

für gute Laune

Zutaten
300 g Dinkelvollkornmehl
200 g helles Dinkelmehl
150 g Rohrohrzucker
250 g Butter
1 Prise Salz
4 Eier
1 Pkg. Backpulver
100 g feingemahlene Mandeln
1 TL Zimt, gemahlen
¼ TL Nelken, gemahlen
1 Msp. Muskatnuss, gemahlen

Zubereitung
Die beiden Mehle mischen und mit der Butter verbröseln. Alle anderen Zutaten unterkneten. Den Mürbteig eine halbe Stunde kühl stellen, dann ausrollen, Kekse ausstechen und 10 Minuten bei 180 °C backen.

Anwendung
Gute-Laune-Keks nach Bedarf essen.

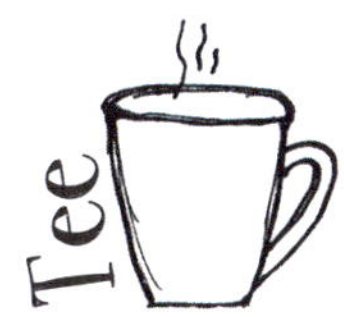

Lavendeltee

lässt vieles leichter fallen

Zutaten
1 TL Lavendelblüten
500 ml Wasser
Honig nach Bedarf

Zubereitung
Die Lavendelblüten mit kochendem Wasser übergießen, 5 Minuten ziehen lassen. Dann abseihen und nach Vorliebe mit Honig süßen.

Anwendung
2 bis 3 Tassen Lavendeltee pro Tag nach Bedarf trinken.

Tee

Kräutertee

zum Gut-drauf-Sein

Zutaten

1 Teil Lavendel
2 Teile Kamille
3 Teile Zitronenmelisse
500 ml Wasser
Honig nach Bedarf

Zubereitung

Das Wasser zum Kochen bringen und damit 1 Teelöffel der Kräutermischung aufgießen. 5 Minuten zugedeckt ziehen lassen und abseihen. Nach Bedarf mit Honig süßen.

Anwendung

2 bis 3 Tassen pro Tag trinken.

Wirkung

Lavendel und Kamille fördern die Serotoninausschüttung, wodurch die Stimmung erhellt wird. Zitronenmelisse bringt ihren zitronigen Duft dazu, der ebenfalls fröhlich macht.

Tee

Majorantee

hebt die Stimmung

Zutaten

1 TL Majoran
1 TL Zitronensaft
1 TL Honig
500 ml Wasser

Zubereitung

Majoran mit kochendem Wasser übergießen, 5 Minuten ziehen lassen und abseihen. Etwas auskühlen lassen und Zitrone und Honig zugeben.

Anwendung

Einen Viertel- bis eine halben Liter Majorantee trinken.

Variante

Mit einigen Blättern Basilikum können Wirkung und Geschmack verbessert werden.

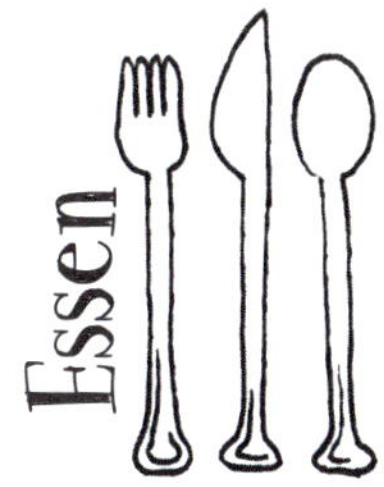

Vanillezucker

aus echter Vanille

Zubereitung
Den Zucker in ein Schraubglas füllen. Die Vanilleschote halbieren, in Stücke schneiden und in den Zucker stecken.

Zutaten
5 EL Zucker
1 Vanilleschote

Anwendung
Den natürlichen Vanillezucker für süße Speisen verwenden.

Wirkung
Vanille wirkt stimmungsaufhellend und ist deshalb besonders für die dunkle Jahreszeit geeignet.

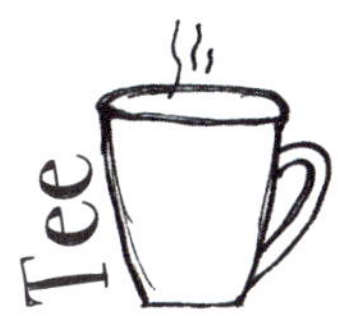

Melissenwein

erhellt die Gedanken

Zubereitung
Die Melisse mit Weißwein übergießen und bis zum nächsten Tag ziehen lassen, dann abseihen.

Zutaten
30 g getrocknete Melisse
1 Liter Weißwein

Anwendung
Dreimal täglich 1 Likörglas genießen.

Variante
Im Sommer kann die frische Zitronenmelisse verwendet werden. Dazu etwa 5 Stängel ernten.

Übelkeit

Ingwertee
Zitronenwasser
Fencheltee
Minzsackerl
Kräutertee

Übelkeit

Erbrechen

Wenn Übelkeit aufsteigt und sich der Magen zu heben droht, dann hat der Appetit meistens schon das Weite gesucht. Das beste natürliche Antiemetikum, wie Antibrechmittel medizinisch genannt werden, ist der Ingwer. Aber auch Pfefferminze, Zitronenmelisse, Fenchel, Kamille oder Zitronensaft helfen manchmal, vorausgesetzt die Abneigung dagegen ist noch nicht zu groß. Das letzte Mittel der Wahl ist hier immer die Karenz von Speisen und Getränken.

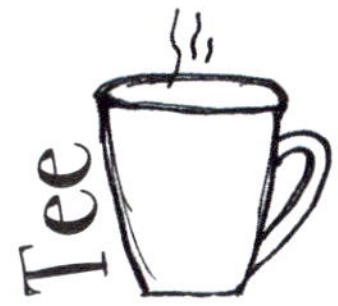

Ingwertee

dämpft die Übelkeit

Zubereitung
Die Ingwerwurzel mit kochendem Wasser übergießen und 7 Minuten ziehen lassen.

Anwendung
Mehrere Tassen vor Reiseantritt oder bei Übelkeit trinken.

Zutaten
1 TL frische Ingwerwurzel, geschnitten
500 ml Wasser

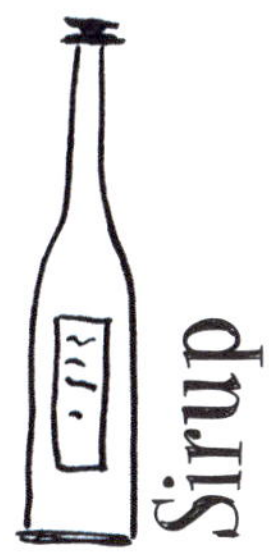

Zitronenwasser

bringt den Magen ins Gleichgewicht

Zubereitung
Wasser mit Zitronensaft und Honig mischen.

Anwendung
Das Zitronenwasser schluckweise trinken.

Hilft bei
trägem, wenig aktivem Magen

Zutaten
1 TL Zitronensaft
1 TL Honig
1 Glas Wasser

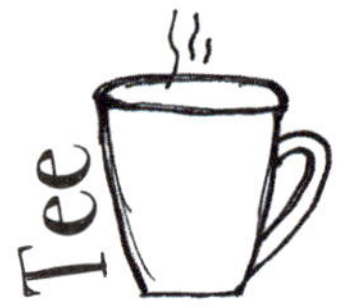

Fencheltee

beruhigt die Verdauung

Zutaten

1 TL Fenchelfrüchte
500 ml Wasser

Zubereitung

Den Fenchel leicht quetschen, mit kochendem Wasser übergießen und 5 Minuten zugedeckt ziehen lassen, dann abseihen.

Anwendung

Nach Bedarf trinken.

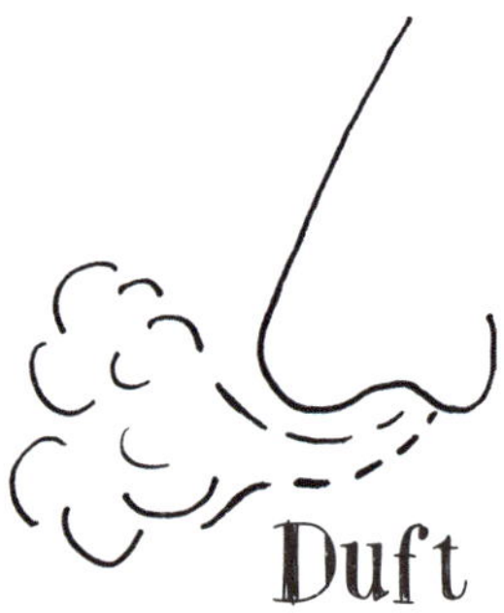

Minzsackerl

hilft bei Übelkeit

Zutaten

3 EL Pfefferminze
ein kleines Baumwollsackerl

Zubereitung

Die getrocknete Pfefferminze in das Baumwollsackerl geben. Dabei die Blätter nicht zerkleinern.

Anwendung

Bei Bedarf am Minzsackerl riechen. Notfalls kann einfach ein Pfefferminzteebeutel verwendet werden.

Notiz

Um den Duft zu aktivieren, das Minzsackerl leicht drücken oder anwärmen.

Varianten

Es können verschiedene Minzarten verwendet werden, je nach Vorliebe. Der zitronige Duft der Melisse oder Zitronenverbene ergänzt die Wirkung.

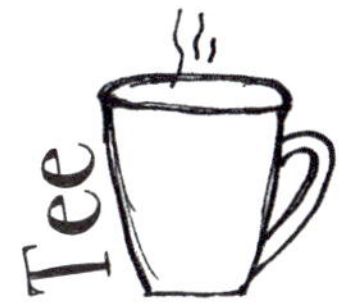

Kräutertee

lindert den Brechreiz

Zutaten
4 Teile Pfefferminze
3 Teile Zitronenmelisse
2 Teile Kamillenblüten
250 ml Wasser

} Apfelminze wirkt sanfter

Zubereitung
1 TL der Kräutermischung mit einem Viertelliter kochendem Wasser übergießen und 5 Minuten ziehen lassen.

Anwendung
2 Tassen pro Tag bei Bedarf trinken.

Wirkung
Minze entkrampft, Melisse beruhigt und Kamille hebt die Stimmung. Das sind gute Voraussetzungen, um den Magen zur Ruhe zu bringen.

Variante
Wer das Aroma von Fenchel gerne mag, kann ihn dazu mischen. Fenchel beruhigt die Verdauung zusätzlich.

Verbrennung

Kühles Wasser
Essigbad
Aloe Vera
Kartoffelauflage
Minzwaschung
Topfenauflage

Verbrennung

Wenn es der Haut zu heiß wird, sehnt sie sich nach Kühlung. Dafür ist klares Wasser gut geeignet und auch meistens verfügbar. Es sollte kühl sein, doch nicht eiskalt. Die weiteren Hausmittel empfehlen sich nur bei leichten Verbrennungen ersten Grades, wo eine schmerzhafte Rötung der obersten Hautschicht entsteht. Wenn sich Blasen bilden, kann ebenfalls noch mit Wasser gekühlt werden, dann ist aber keine weitere Selbstmedikation angezeigt.

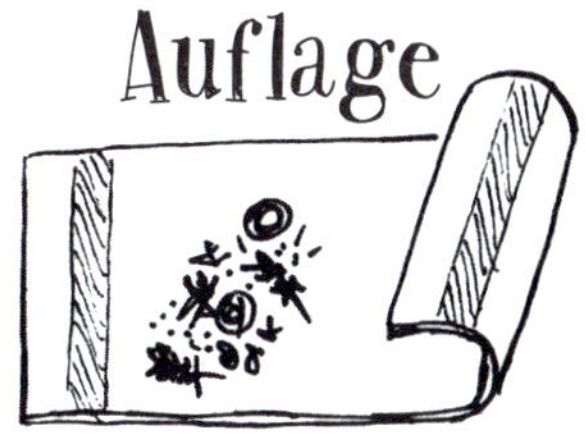

Kühles Wasser

als erste Maßnahme

Anwendung
Die verbrannte Haut mit kühlem Wasser über etwa 20 Minuten kühlen.

Notiz
Das Wasser soll nicht eiskalt sein, es ist ausreichend, wenn es sich kühl anfühlt.

Zutat
laufendes, kühles Wasser

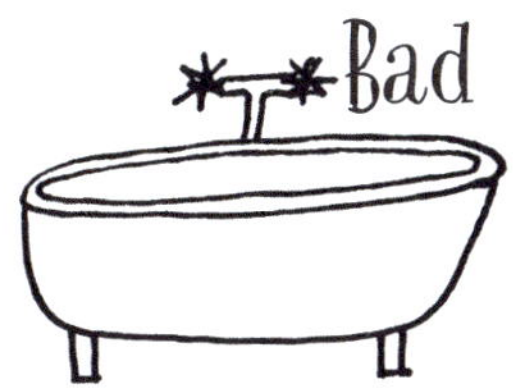

Essigbad

lindert und kühlt

Anwendung
Wenn die Haut keine offenen Wunden hat, kann Essigwasser angewendet werden. Essig und Wasser mischen und die verbrannte Haut untertauchen. Das Essigwasser kann auch für eine Waschung mit einem Waschlappen oder für eine Auflage verwendet werden, indem ein Baumwolltuch getränkt und aufgelegt wird.

Wirkung
Essigwasser schafft einen günstigen, leicht sauren pH-Wert auf der Haut für eine gute Regeneration.

Zutaten
500 ml Essig
500 ml kühles Wasser

Auflage

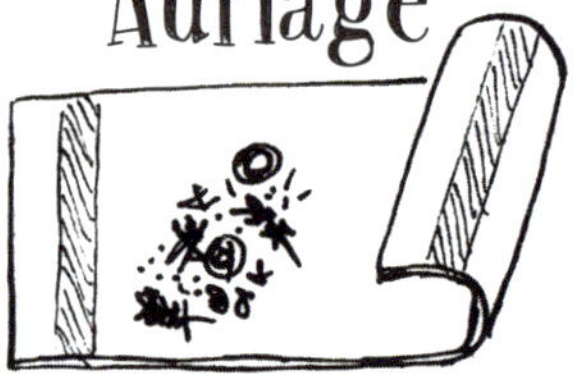

Aloe Vera

kühlt angenehm

Zutat
ein Stück der Aloe Vera

Blatt halbieren

Anwendung
Fruchtfleisch der Aloe Vera auf die betroffene Stelle auflegen.

Variante
Die Hauswurz hat eine ähnliche Wirkung wie Aloe Vera und kann in der gleichen Weise verwendet werden.

Auflage

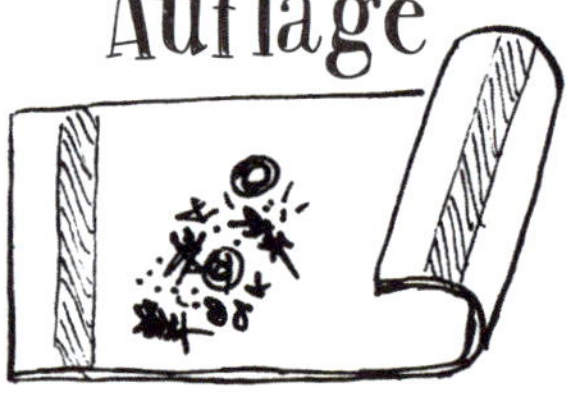

Kartoffelauflage

stillt den Verbrennungsschmerz und kühlt

Zutat
1 rohe Kartoffel

Anwendung
Nach dem akuten Stadium die Kartoffel schälen, in Scheiben schneiden und auf die Haut auflegen. Bei Verbrennungen am Finger einfach ein Loch in die Kartoffel schneiden und den Finger hineinstecken.

Notiz
Die Kartoffelauflage nicht auf offenen Wunden anwenden.

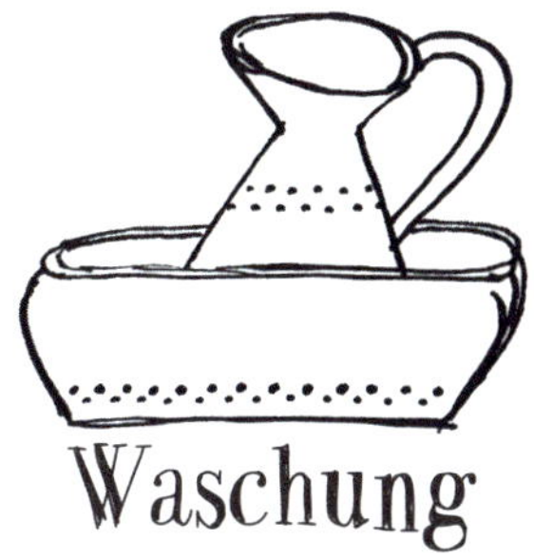

Minzwaschung

kühlt den Verbrennungsschmerz

Zubereitung
Die Pfefferminze mit kochendem Wasser übergießen und 3 Minuten zugedeckt ziehen lassen.

Anwendung
Nach dem akuten Stadium die verbrannte Haut mit dem kühlen Minztee abtupfen.

Zutaten
2 TL Pfefferminze
oder 1 Teebeutel Pfefferminze
250 ml Wasser

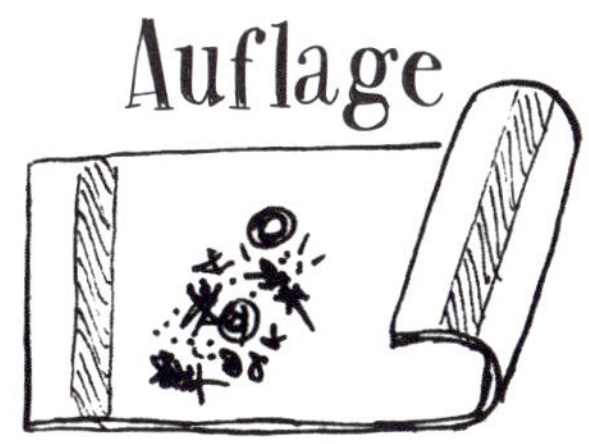

Topfenauflage

kühlt die Haut nachhaltig

Anwendung
Mit einem Esslöffel den Topfen etwa 0,5 cm dick auf die verbrannte, geschlossene Haut streichen. Mit Geschirrtuch und Wolltuch abdecken. Die Auflage so lange wirken lassen, bis der Topfen nicht mehr kühlt oder ausgetrocknet ist.

Wirkung
Auf die erste Phase der Wasserkühlung kann eine Topfenauflage folgen. Der Eiweißbestandteil Casein im Topfen kühlt sehr effizient.

Notiz
Nicht auf offenen Wunden anwenden.

Zutaten
250 g Topfen
Geschirrtuch
Wolltuch

Verstopfung

Äpfel
Milchzucker
Dörrpflaumenkugeln
Getrocknete Pflaumen / Feigen
Sauerkrautsaft
Sauerhonig
Bitterpulver
Warmes Wasser
Leinsamen als Darmaktivierer

Verstopfung

Wenn der Darm träge und müde ist, kann er wieder aktiviert werden. Dafür gibt es verschiedene Möglichkeiten: Die Darmflora wird durch Probiotika wie etwa Essig, Honig oder Sauerkraut verbessert, die Darmfüllung durch quellende Zutaten wie Apfelpektin, Leinsamen und getrocknete Feigen oder Pflaumen. Milchzucker und Pektine sind zudem ein gutes Futter für die Darmbakterien, also ein Prebiotikum. Bitterstoffe durchbluten und bewegen den Darm und regen ihn zum Arbeiten an.

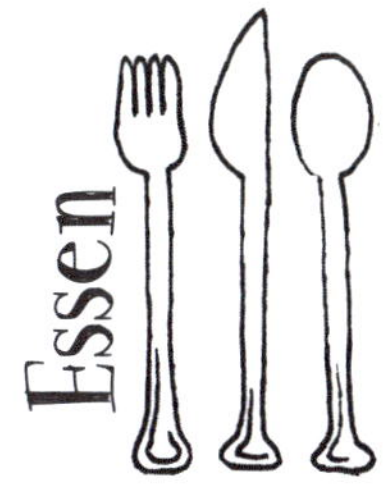

Äpfel

bewegen den Darm

Anwendung
Die frischen, rohen Äpfel
mit der Schale essen.

Wirkung
Im Gegensatz zu geraspelten Äpfeln, die stopfend wirken und als Hausmittel gegen Durchfall gelten, bringen ganze Äpfel Bewegung in den Darm.

Zutat
2 bis 3 Äpfel

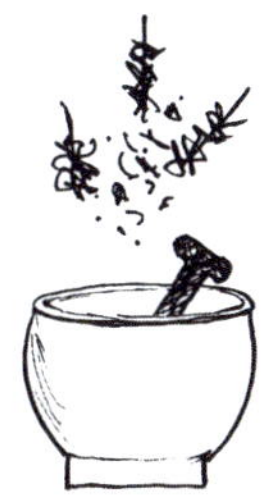

Pulver

Milchzucker

als Prebiotikum

Zubereitung
Den Milchzucker
in das Wasser einrühren.

Anwendung
Das Milchzuckerwasser trinken.

Wirkung
Der Milchzucker bindet Wasser und erweicht dadurch den Stuhlgang. Die Darmbakterien freuen sich über das Futter und bauen den Milchzucker zu Milchsäure ab.

Notiz
Nicht geeignet bei Laktoseintoleranz.

Zutaten
20 bis 40 g
Milchzucker
(Laktose)
250 bis 500 ml
Wasser

Essen

Dörrpflaumenkugeln

aktivieren den Darm

Zutaten

100 g Dörrpflaumen
100 g Mandeln, gerieben
2 TL Honig
1 TL Zitronensaft
gemahlener Zimt
gemahlene Nelken
Kakao oder Staubzucker

Zubereitung

Die Pflaumen fein hacken und mit den Mandeln, dem Zitronensaft und den Gewürzen mischen. Kleine Kugeln formen und in Staubzucker oder Kakao wälzen.

Anwendung

Ein bis drei Kugeln pro Tag essen.

Essen

Getrocknete Pflaumen oder Feigen

sind osmotische Abführmittel

Zutaten

3 Backpflaumen oder 2 Feigen
250 ml Wasser

Zubereitung

Die Backpflaumen/Feigen über Nacht einweichen.

Anwendung

Am Morgen nüchtern das eingeweichte Obst essen und den Kaltauszug trinken.

Wirkung

Trockenobst ist ein osmotisch wirksames Abführmittel, weil die Früchte, denen das Wasser entzogen wurde, viel Wasser im Darm binden. Dadurch wird der Stuhlgang nicht so stark eingedickt.

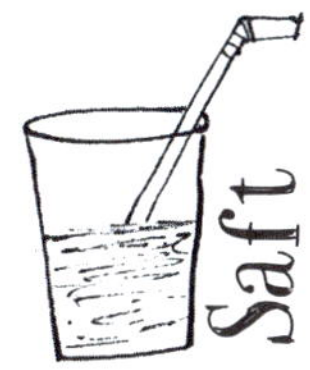

Sauerkrautsaft

tut dem Darmmikrobiom gut

Anwendung
Dreimal täglich ein halbes Glas Sauerkrautsaft trinken

Wirkung
Rohes Sauerkraut hat eine noch bessere Wirkung als Sauerkrautsaft, der pasteurisiert ist.

Zutat
250 ml
Sauerkrautsaft

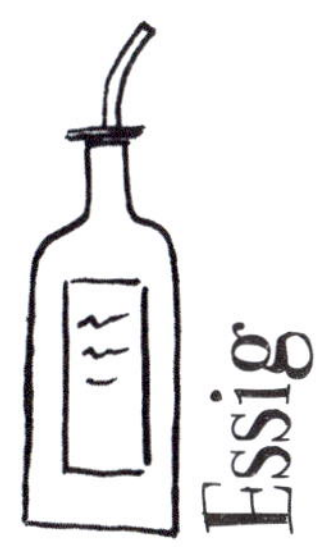

Sauerhonig

fördert die Darmflora

Zubereitung
Honig im Essig auflösen. Notfalls die Mischung bis 30 °C erwärmen, damit sich der Honig besser löst.

Anwendung
Morgens einen Esslöffel Sauerhonig in ein Glas lauwarmes Wasser rühren und vor dem Frühstück trinken.

Notiz
Auch abends vor dem Zubettgehen kann der Sauerhonig getrunken werden.

Zutaten
100 ml Apfelessig
300 g Honig

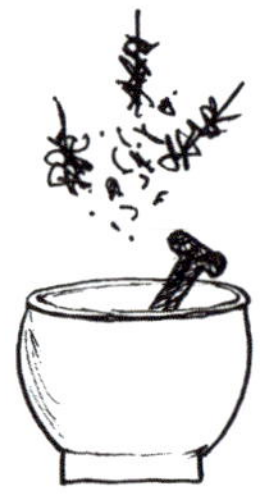

Pulver

Bitterpulver

aktiviert den Darm

Zutaten

1 EL Galgant
1 EL Bertram
1 EL Kümmel
1 EL Fenchel
1 EL Anis
1 EL Wacholder

Zubereitung

Die Gewürze mischen und in der Küchenmaschine zu Pulver mixen.

Anwendung

Einen halben bis einen ganzen Teelöffel pro Tag mit Wasser oder kombiniert mit Speisen essen.

Wirkung

Die Kräutermischung liefert anregende Bitterstoffe, verdauungsfördernde ätherische Öle und aktivierende Scharfstoffe. Alles zusammen bringt Bewegung in die Verdauung.

Essen

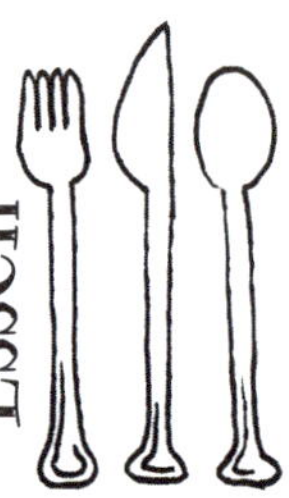

Warmes Wasser

pur ohne Kohlensäure

Zutat

500 ml bis 1 Liter lauwarmes Wasser

Anwendung

Zwischen oder nach den Mahlzeiten viel Wasser trinken, am besten lauwarm oder warm.

Hilft bei

Darmträgheit, Kopfschmerzen, Schwindel, niedrigem Blutdruck, Müdigkeit

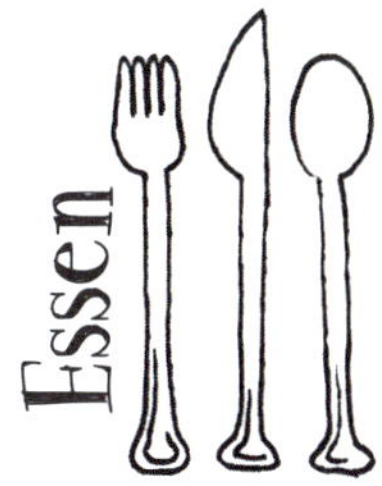

Leinsamen als Darmaktivierer

bringen Füllung in den Darm

Anwendung
2 Portionen des Leinsamens pro Tag mit dem Wasser eine Woche lang einnehmen.

Wirkung
Der Leinsamen ist ein Füll- und Quellmittel, er sorgt für eine gute Darmfüllung. Seine Pflanzenschleime binden viel Wasser. Dadurch steigt sein Volumen und das löst im Darm Druck aus. Der Darm beginnt zu arbeiten. Leinsamen ist auch für den Dauereinsatz geeignet.
Ganze Leinsamen sind lange haltbar. Sie reagieren nicht mit der Luft und werden daher nicht ranzig. Zudem wird aus den ganzen Samen kaum Blausäure herausgelöst.

Zutaten
1 EL ganze Leinsamen
1 Glas kaltes Wasser

} braune oder gelbe Leinsamen

Wechseljahre

Apfelessigwaschung
Leinsamen
Leinöl
Salbeibad
Zitronenwaschung
Salbeitee

Wechseljahre

Die beste Quelle für pflanzliche Östrogene in Mitteleuropa sind Leinsamen. Sie enthalten mengenmäßig am meisten von diesen Pflanzenwirkstoffen, die den weiblichen Hormonen ähnlich sind. Sie stecken in den Schalen der Leinsamen und werden dann gut verwertet, wenn der Leinsamen quellen konnte. Das Leinöl hält die Zellwände elastisch und sorgt für einen guten Zellstoffwechsel. Um die Hitzewallungen erträglich zu halten, empfiehlt sich Salbei in verschiedenen Zubereitungen, auch gemeinsam mit den organischen Säuren aus Apfelessig und Zitrone.

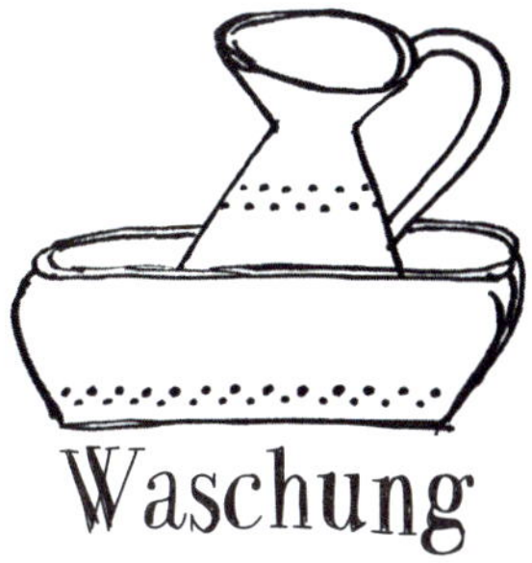

Apfelessigwaschung

bei übermäßigem Schwitzen

Zubereitung
Essig und lauwarmes Wasser mischen.

Anwendung
Den Waschlappen im Essigwasser tränken und gut ausdrücken. Die Haut mit dem Waschlappen abreiben und dann abtrocknen oder an der Luft trocknen lassen.

Zutaten
500 ml Apfelessig
1 Liter Wasser

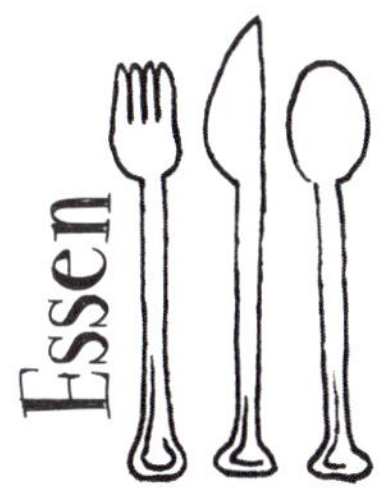

Leinsamen

liefern Phytoöstrogene

Anwendung
Leinsamen mit Wasser essen.

Wirkung
Leinsamen enthalten eine beträchtliche Menge an Phytoöstrogenen in den Schalen. Durch das Wasser quellen die Hüllen auf und machen die pflanzlichen Hormone verfügbar. Phytoöstrogene helfen erstaunlicherweise sowohl bei zu niedrigem als auch zu hohem Östrogenspiegel. Sie wirken weniger stark als körpereigene Östrogene. Bei zu hohem Östrogenspiegel besetzen sie die Rezeptoren und verdrängen die körpereigenen Hormone, bei zu niedrigem sorgen sie für eine leichte Erhöhung.

Zutaten
1 EL ganze Leinsamen
1 Glas kaltes Wasser

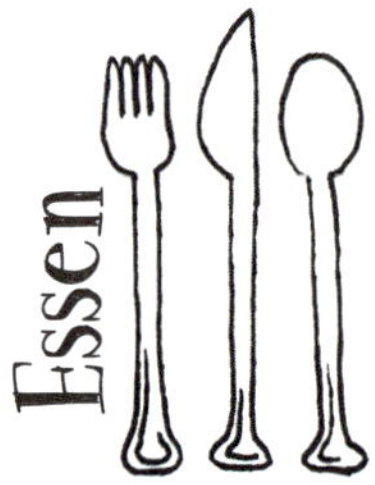

Leinöl

liefert Omega-3-Fettsäuren

Zutat

1 TL bis 1 EL gutes, kaltgepresstes Leinöl

Anwendung

Täglich einen Teelöffel Leinöl pur oder einen Esslöffel in Salat, Suppe und anderen Speisen essen.

Wirkung

Die meisten pflanzlichen Östrogene sind zwar in den Schalen der Leinsamen, trotzdem ist das Leinöl mit seinen entzündungshemmenden Omega-3-Fettsäuren eine gute Ergänzung in den Wechseljahren.

Notiz

Das Leinöl ist ein trocknendes Öl, das bedeutet, es reagiert schnell mit Luft und wird deshalb nach dem Öffnen im Kühlschrank aufbewahrt.

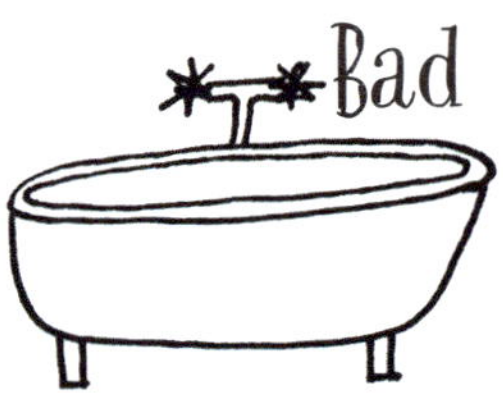

Salbeibad

harmonisiert und regeneriert

Zutaten

2 Handvoll frischer Salbei oder 4 EL getrockneter Salbei
3 bis 5 EL Salz

Zubereitung

Ein Vollbad mit 36 bis 38 °C vorbereiten und Salbei und Salz zugeben.

Anwendung

15 bis 20 Minuten im Salbeibad baden.

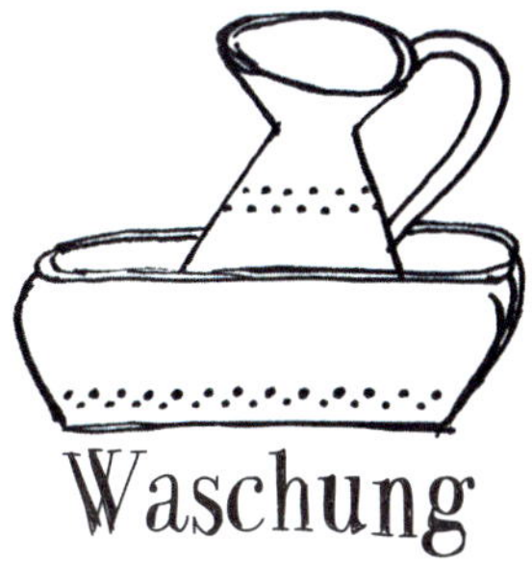

Zitronenwaschung

kühlt und nährt

Zubereitung
Die Zitrone unter Wasser auspressen.

Anwendung
Den Waschlappen im Zitronenwasser tränken und gut ausdrücken. Die Haut mit dem Waschlappen abreiben, dann abtrocknen oder zudecken.

Wirkung
Die Zitronenwaschung erfrischt stark und nährt die Hautzellen mit organischen Säuren.

Zutaten
1 unbehandelte Zitrone
500 ml kühles Wasser

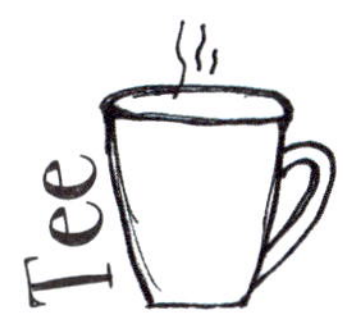

Salbeitee

gegen Hitzewallungen

Zubereitung
Den Salbei mit kochendem Wasser übergießen und 10 Minuten ziehen lassen.

Anwendung
2 Tassen Salbeitee täglich über einen Zeitraum von 4 bis 6 Wochen trinken.

Wirkung
Salbei hemmt das Schwitzen, die Entwässerung und die Milchbildung. In der Stillzeit ist Salbei deshalb nicht angebracht.

Zutaten
1 TL Salbei
500 ml Wasser

Wunden

Breitwegerich-Blasenpflaster
Malventee-Auflage
Schwarzer Tee
Pechsalbe

Wunden

Kleine Schürfwunden, blutige Kratzer und ähnliches begleiten uns ein Leben lang. Hier können wir die Blutung mit Gerbstoffen aus Schwarzem Tee oder Salbei stoppen. Auch Spitz- und Breitwegerich enthalten die zusammenziehenden Pflanzenstoffe und sind im Sommer überall stets frisch als Auflage verfügbar. Das wichtigste Wundheilmittel weit und breit ist die Pechsalbe aus den Harzen von Nadelbäumen. Sie desinfiziert, hemmt die Entzündung und verschließt die Wunde. Als milde hüllende Auflage eignet sich ein Auszug aus Malve.

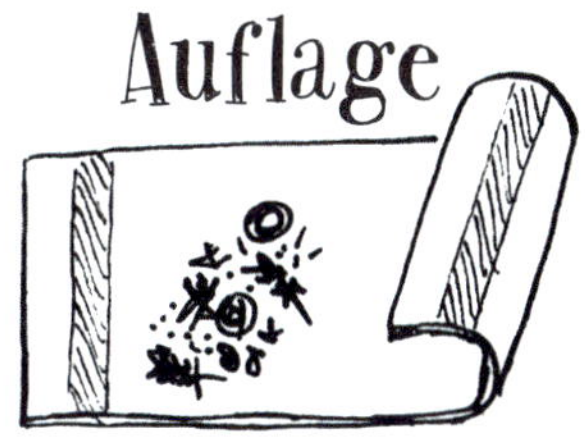

Breitwegerich-Blasenpflaster

für Wanderer

Anwendung
Bei Blasen an den Füßen ein Blatt Breitwegerich pflücken, auf die Blase legen und die Socke wieder anziehen.

Wirkung
Der Breitwegerich wirkt zusammenziehend und desinfizierend.

Zutat
1 Blatt
Breitwegerich

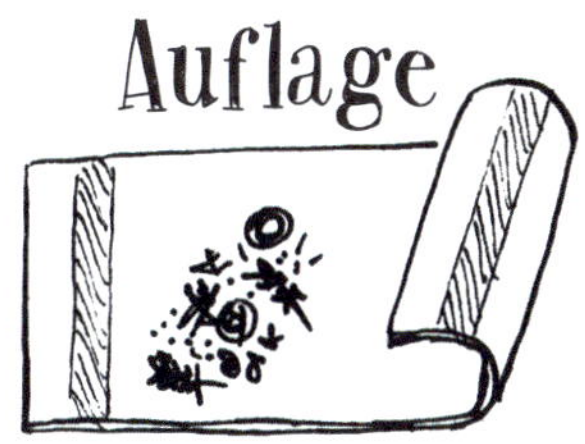

Malventee-Auflage

hüllt die Wunde ein

Zubereitung
Die Malvenblüten in kaltem Wasser für 2 Stunden ansetzen und dann abseihen.

Anwendung
Ein Baumwolltuch im Malventee tränken und auf die Wunde auflegen.

Varianten
Sowohl kultivierte Malven als auch wilde Malven können für die Wundauflage verwendet werden.

Zutaten
1 EL Malvenblüten
250 ml Wasser

Auflage

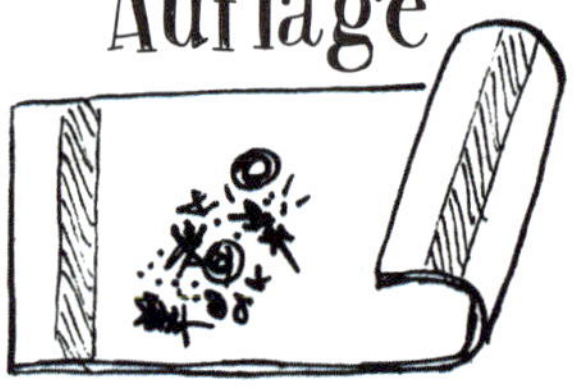

Schwarzer Tee

stillt kleine Wunden

Zutaten
1 TL oder
1 Teebeutel
Schwarzer Tee
100 ml Wasser

Zubereitung
Den Schwarzen Tee mit kochendem Wasser übergießen und mindestens 15 Minuten ziehen lassen.

Tee überkühlen lassen

Anwendung
Die Auflage von Schwarzem Tee ist für kleine offene Wunden geeignet: Schürf- oder Schnittwunden, offene Blasen und ähnliches. Mit einem sauberen Tuch oder Gaze den Schwarzen Tee auf die offene Stelle tupfen.

Wirkung
Der Schwarze Tee enthält bis zu 25 % Gerbstoffe, die durch die lange Ziehzeit aus dem Tee gelöst werden. Gerbstoffe wirken austrocknend, zusammenziehend und gerbend. Sie denaturieren die oberste Schicht der Eiweiße und verschließen so das Gewebe wieder. Das verdichtete Gewebe schützt vor dem Eindringen von Bakterien und Pilzen.

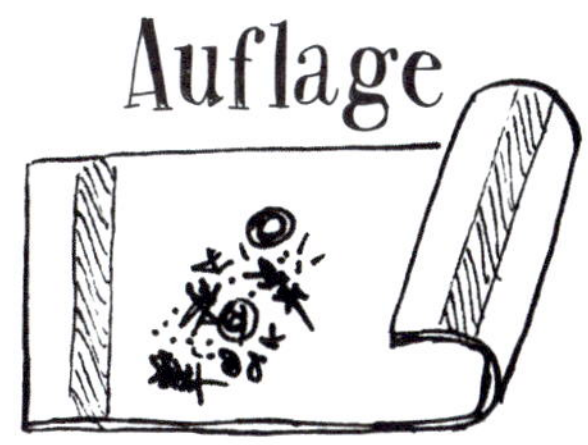

Pechsalbe

zieht zusammen und heilt

Zutaten
200 ml Olivenöl
80 g Fichtenharz
40 g Bienenwachs

Zubereitung
Das Olivenöl erwärmen und das Harz zugeben. Wenn sich die festen Teile der Harze aufgelöst haben, die unlöslichen Bestandteile abseihen und das Bienenwachs zugeben. Nochmals leicht erwärmen, bis sich das Wachs löst. In Glastiegel gießen, abkühlen lassen und zuschrauben.
Die Pechsalbe hält gut 2 Jahre.

Anwendung
Zuerst die Verträglichkeit der Pechsalbe an der Arminnenseite testen. Sie kann für kleine Schürf- und Schnittwunden verwendet werden.

Hilft bei
Schürfwunden, Schnittwunden und vielen anderen kleinen Wunden, Herpes, Schwielen, kalten Füßen, Muskelverspannungen, Nackenverspannungen, Hautentzündungen, Gelenksentzündungen

Notiz
Das Faulpech der Fichte klebt an Verletzungen des Baumes und kann abgeschabt werden.

Glossar

Acetylcholin: Botenstoff an den Nervenzellen
Akutes Stadium der Verbrennung: »brennende Phase«, etwa 20 Minuten
Amara acria: Bitterdrogen mit Scharfstoffen
Aminosäure: Eiweißbaustein
Anisfrüchte: Aniskörner aus der Gewürzschublade
Antiemetikum: Mittel gegen Brechreiz
Anti-Pneumoniefaktor: schützt vor Lungenentzündung
Aucubin: antibiotischer Pflanzenwirkstoff
Bakterien, gute: Bakterien, die den gesunden Darm besiedeln
Bitterstoffe: Pflanzenwirkstoffe, die bitter schmecken
Bitterrezeptoren: lassen die Geschmacksrichtung »bitter« wahrnehmen
Blausäure: giftige Säure (1-2 mg pro kg Körpergewicht sind tödlich)
Blutreinigungsmittel: bestimmte Pflanzenwirkstoffe (z.B. Scharfstoffe, Saponine)
Carotiniode: gelbe und orange Pflanzenfarben
Casein: stabiler Milcheiweißbestandteil
Curcumin: gelboranger Farbstoff aus Kurkuma
Darmflora: Bakterien und Pilze im Dickdarm
Elektrolyte: in Wasser gelöste Mineralstoffe und Spurenelemente
Faulpech: das Harz an Wunden von Nadelbäumen
Fenchelfrüchte: Fenchelkörner aus der Gewürzschublade
fermentierte Lebensmittel: vergorene Lebensmittel
gerben: oberflächliche Eiweiße denaturieren
Flimmerepithel: spezialisiertes Grenzgewebe in den Atemwegen
Gerbstoffe: denaturieren oberflächliche Eiweiße
Gingerole: Pflanzenwirkstoffe im Ingwer
Glucosinolate: Pflanzenwirkstoffe, die zu Senfölen abgebaut werden
Grippaler Infekt: Erkältung, durch Viren hervorgerufen
Inulin: Ballaststoff, gute Nahrung für das Darmmikrobiom (Prebiotikum)
Harnsäure: Indikator für Gicht im Blut
Hautflora: Bakterien und Pilze auf der Haut
Histamin: biogenes Amin, entsteht aus dem Eiweißbaustein Histidin
hitziger Magen: aktiver Magen, produziert eher zu viel Magensäure
Hydroxyzimtsäuren: Pflanzenwirkstoff
Kohl: Wirsing

Kohlenhydrate: süß- und nicht-süß schmeckende Zucker
komplementär: ergänzend
Kren: Meerettich
Kümmelfrüchte: Kümmelkörner aus der Gewürzschublade
Künstliche Süßstoffe: synthetisch hergestellt (z.B. Saccharin, Aspartam)
Laktoseintoleranz: Milchzuckerunverträglichkeit
Lauchöle: Scharfstoffe in Zwiebelgewächsen
Lebenselixier: Getränk für Gesundheit, Schönheit und langes Leben
Limbisches System: Teil des Gehirns
L-Tryptophan: Eiweißbaustein (Aminosäure)
Melatonin: Hormon, das den Tag-Nacht-Rhythmus steuert
Mikrobiom: Gesamtheit der Mikroorganismen
Milchsäure: organische Säure
Molkeneiweiß: leicht löslicher Milcheiweißbestandteil
Natron: leicht basisches Backtriebmittel
Nebenhöhlen: der Nasenhöhle angrenzender Hohlraum
Nichttrocknendes Öl: Öl, das nicht sofort mit Luft reagiert
Östrogenspiegel: Menge an weiblichen Sexualhormonen
Oligogalakturonide: Abbauprodukte von Pektinen
Omega-3-Fettsäuren: Gruppe ungesättigter Fettsäuren
Osmotische Abführmittel: bringen Wasser in den Darm
Peeling: Schälkur, um oberflächliche Hautzellen zu entfernen
Pektin: Ballaststoff, der Nahrung für die Darmflora ist (Prebiotikum)
pH-Wert: beschreibt Säure- oder Basenanteil einer Flüssigkeit
Phytoöstrogene: Pflanzenwirkstoffe, ähnlich aufgebaut wie Östrogene
Piperin: Pflanzenwirkstoff, z.B. in Schwarzem Pfeffer
Präbiotikum: Nahrung für die Darmbakterien
Probiotikum: Lebensmittel mit physiologisch günstigen Mikroorganismen
Prostaglandine: Gewebshormone
Psoriasis: Schuppenflechte
Purine: Bausteine für DNA, beim Abbau entsteht Harnsäure
Quendel: wilder Thymian
Räucherstövchen: Vorrichtung zum sanften Verräuchern
Salicylsäure: schmerzhemmender und fiebersenkender Pflanzenwirkstoff
Saponine: schäumende Pflanzenwirkstoffe

Scharfstoffe: Lauchöle und Senföle
Schleimstoffe: einhüllende Pflanzenwirkstoffe
Senföle: Scharfstoffe, z.B. in Kresse, Radieschen, Senf, Rettich
Selen: Spurenelement
Serotonin: Gewebshormon und Botenstoff
Speitelbrühe: Tee aus getrockneten Apfel- oder Birnenspalten
Sulfide: schwefelhaltige Pflanzenwirkstoffe in Zwiebelgewächsen
Symbioselenkung: Beeinflussung der Flora auf Haut oder Schleimhaut
Thein: Wirkstoff der Teepflanze, entspricht dem Koffein im Kaffee
Topfen: Quark
trocknendes Öl: oxidiert schnell an der Luft und wird fest
Tryptophan: Eiweißbaustein (Aminosäure)
ungesättigte Fettsäuren: Fettsäure mit Doppelbindungen
Wasserhaushalt: Aufnahme und Abgabe von Wasser in biologischen Systemen
Weihrauchgürtel: Heimatland des Weihrauches im Jemen und im Oman
Zitronensäure: organische Säure
Zuckeraustauschstoffe: süßschmeckende Zuckeralkohole (z.B. Sorbit, Xylit)

Literatur und Quellen

Achmüller, Arnold: *Die Alpenapotheke: Hausmittel zum Selbermachen.* München 2017.

Arnsperger, Irmela, Burkhardt-Sischka, Stefanie, Kopal, Thomas, Lenz, Angelika, Berli, Heike: *Großmutters Hausmittel neu entdeckt.* Stuttgart 2000.

Bachmann, Sandra, Längler, Alfred: *Hausmittel in der modernen Medizin* Tees, Wickel, Bäder & Co. München 2005.

Bäumler, Siegfried: *Heilpflanzenpraxis heute.* Band 1, 2. Aufl. München 2012.

Bäumler, Siegfried: *Heilpflanzenpraxis heute.* Band 2 Rezepturen und Anwendungen, 2. Auflage. München 2013.

Bayer, T., Wagner, H., Wray, V., Dorsch, W.: Inhibitors of cyclo-oxygenase and lipoxygenase in onions. In: *Lancet*, 2/1988, S. 906.

Brückel, Ines, Deman-Metschies, Catharina: *Wala Pflege Kompendium. Einführung in die Erwachsenenpflege mit ausgewählten WALA Arzneimitteln.* 4. Auflage, Bad Boll 2011

Buchart, Karin: *Vergessene Hausmittel.* Salzburg 2014.

Bühring, Ursel: *Praxis-Lehrbuch Heilpflanzenkunde.* Stuttgart 2014.

Cavelius, Andrea A., Frohn, Birgit: *Das große Buch der Volksheilkunde. Heilen mit den Kräften der Natur.* München 2005.

Derndorfer, Eva, Fischer, Elisabeth: *Alkoholfreie Drinks. Die perfekten Begleiter von Frühstück bis Dinner.* Wien 2016.

Dörler, Gerhard: *Alt-Tiroler Naturapotheke.* Innsbruck 1986.

Literatur und Quellen

Dorsch, Walter, Loibl, Marianne: *Hausmittel für Kinder. Kinder natürlich, schnell und sicher heilen.* München 2000.

Drösser, Christoph: *Hilft warmes Bier gegen Erkältungen?* Auf: https://www.zeit.de, 2014.

Elmadfa, Ibrahim, Leitzmann, Claus: *Ernährung des Menschen.* Stuttgart 2015.

ESCOP Monographs. Auf: http://www.escop.com.

European Medicines Agency: Herbal Monographs. Auf: http://www.ema.europa.eu.

Falk, Rita: *Arnika und Bohnerwachs. Oma Eberhofers bewährtes Wissen für Haushalt und Küche.* München 2013.

Frank, Renate: *Honig. Köstlich und gesund.* Stuttgart 2005.

Geiblinger, E.: *Pumperlg'sund. 101 Hausmittel für Ihre Gesundheit.* Salzburg 2002.

Goldmann, Melanie: *Hausmittel. Die sanfte Heilkraft der Natur.* Renningen 2015.

Green, Fern: *Gesunde Getränke. Reinigend und belebend. Tees, Tonics und Detox-Drinks zum Auftanken und Regenerieren.* München 2017.

Griffiths, G., Trueman, L., Crowther, T., Thomas, B., Smith, B.: »Onions – a global benefit to health«. In: *Phytother Res,* 16(7)/2002, S. 603–15.

Guthjahr, Markusine: *Gewürze. Kostbares Aroma für Genießer.* München 2011.

Haunschmid, Ulrike: *Erdapfel – das Universalgenie. Vital, gesund und schön durch die Kraft der Knolle.* Graz 2014.

Hauthaler, E.: *Meine Hausmittel mit Kräuter vom Garten und Feld.* Unveröffentlichte Projektarbeit (TEH Akademie) 2017.

Hell, Bodo, Kubelka P, Kubelka, Wolfgang, Wallnöfer, Elsbeth: *Herbe Garbe, Weiberkittel. Von Heiligen, Pflanzen und Substanzen.* Wien 2008.

Hirsch, Siegrid, Grünberger, Felix: *Die Kräuter in meinem Garten.* Linz 2014.

Houghton, P.J., Perry, E.K., Pickering, A.T., Wang, W.W.: »Medical Plants and Alzheimer's disease: From ethnobotany to phytotherapy.« In: *Journal of Pharmacy and Pharmacology,* 51(5)/1999, 527–534.

Jentsch, H., Fallah, M., Schwiertz, A.: *Periodontal Therapy via Subgingival Instrumentation with Adjunctive use of Essential Oils.* TMedPM Chiba 2018.

Kensok, Peter, Ley, Dietrich: *Hausmittel.* Reinbek 1991.

Kerckhoff, Annette, Weber, Edith: *Hausmittel aus aller Welt – Frauen berichten (Naturheilkunde für zu Hause).* Essen 2013.

Kerckhoff, Annette, Werner, Sieglinde: *Sanfte Hausmittel für Frauen. Für Heilung, Linderung und Wohlbefinden.* Berlin 2018.

Kerckhoff, Annette: *Von Frau zu Frau. Was wir weitergeben, was wir teilen.* München 2016.

Köstler, Gisela: *Wurzelsepp und Kräuterweibl.* Wien 1981.

Kovacs, Heike: *Heilen mit Hausmitteln. Kräuter, Wärme, Quark & Co.* München 2008.

Lammert, Gottfried: *Volksmedizin und medizinischer Aberglaube in Bayern und den angrenzenden Bezirken.* Breitbrunn 1981.

Madaus, Gerhard: *Lehrbuch der biologischen Heilmittel.* Ravensburg 1987.

Mayer, Johannes Gottfried, Uehleke, Bernhard, Saum, Kilian: *Handbuch der Klosterheilkunde. Neues Wissen über die Wirkung der Heilpflanzen.* München 2002.

Moss, M., McCready, J., Bussey, L., Earl, V., Irvine, K., Oliver, L.: *Rosemary – An Herb to Remember.* TMedPM Chiba 2018.

Niederkofler, Christina: *Die Kraft der Kräuter. Vom Umgang mit Heilpflanzen.* Bozen 2000.

Österreichische Apothekerkammer, auf: https://www.apotheker.or.at.

Pahlow, Mannfried: *Das große Buch der Heilpflanzen. Gesund durch die Heilkräfte der Natur.* Hamburg 2016.

Ploberger, Florian: *Das große Buch der Westlichen Kräuter aus der Sicht der Traditionellen Chinesischen Medizin.* Schiedlberg 2015.

Prentner, Angelika: *Heilpflanzen der Traditionellen Europäischen Medizin. Wirkung und Anwendung nach häufigen Indikationen.* Berlin 2017.

Schilcher, Heinz, Kammerer, Susanne, Wegener, Tankred: *Leitfaden Phytotherapie.* München 2010.

Salzburger Gebietskrankenkasse, Redaktion Seiwald, Kornelia: *Hausmittel für Erwachsene.* Salzburg 2015.

Seniorinnen aus Hirschbach im Mühlkreis: *Hausmittelschatz.* Hirschbach 2005.

Literatur und Quellen

Siemers, Margit: *Gesund mit natürlichen Haus- und Heilmitteln.* München 1995.

Verein Natur und Leben, Bad Ischl: *Wans wo weh tuat. Einwenig und Auswenig. Hausmittel und Lebensweisheiten.* Bad Ischl.

Von Au, Franziska: *Die Hausapotheke. Bewährte Naturheilmittel zur Selbstbehandlung.* München 2011.

Waller, Pip: *The Herbal Handbook for Home and Health.* Berkeley 2015.

Watzl, Bernhard, Leitzmann, Claus: *Bioaktive Substanzen in Lebensmitteln.* Stuttgart 2005.

WHO Monographs. Auf: https://www.who.int.

Zobl, S.: *Hausmittel.* Kniepass Schriften, Lofer 1973.

Zschocke, Anne Katharina: *Natürlich heilen mit Bakterien. Gesund mit Leib und Seele.* Aarau und München 2016.

Anwendungsverzeichnis

Anwendungsverzeichnis

Über die Autorin

Karin Buchart studierte Ernährungswissenschaften, ihre Doktorarbeit über biogene Arzneimittel ist die Grundlage für die TEH-Akademie. Die Lehrbeauftragte am Zentrum für Gastrosophie der Universität Salzburg ist Mitbegründerin des Europäischen Instituts für Angewandte Pflanzenheilkunde, Autorin mehrerer Bücher, Kolumnistin bei den »Salzburger Nachrichten« und beim Magazin »Servus in Stadt und Land« und leitet zahlreiche Seminare und Workshops zu den Themen Kräuterkunde, Ernährung und Gesundheit.